U0284331

『儿科疾病诊疗规范』丛书

儿童肾脏疾病诊疗规范

第2版

中华医学会儿科学分会　组织编写

人民卫生出版社

·北　京·

图书在版编目（CIP）数据

儿童肾脏疾病诊疗规范 / 丁洁，张爱华主编 . —2版 . —北京：人民卫生出版社，2023.3

ISBN 978-7-117-34296-4

Ⅰ. ①儿… Ⅱ. ①丁… ②张… Ⅲ. ①小儿疾病 – 肾疾病 – 诊疗 Ⅳ. ①R726.92

中国版本图书馆 CIP 数据核字（2022）第 248172 号

儿童肾脏疾病诊疗规范

Ertong Shenzang Jibing Zhenliao Guifan

第 2 版

主　　编：丁　洁　张爱华
组织编写：中华医学会儿科学分会
出版发行：人民卫生出版社（中继线 010-59780011）
地　　址：北京市朝阳区潘家园南里 19 号
邮　　编：100021
E - mail：pmph @ pmph.com
购书热线：010-59787592　010-59787584　010-65264830
印　　刷：三河市宏达印刷有限公司
经　　销：新华书店
开　　本：889 × 1194　1/32　　印张：12
字　　数：334 千字
版　　次：2016 年 9 月第 1 版　　2023 年 3 月第 2 版
印　　次：2023 年 4 月第 1 次印刷
标准书号：ISBN 978-7-117-34296-4
定　　价：79.00 元
打击盗版举报电话：010-59787491　E-mail：WQ @ pmph.com
质量问题联系电话：010-59787234　E-mail：zhiliang @ pmph.com
数字融合服务电话：4001118166　E-mail：zengzhi @ pmph.com

编写委员会

总 主 编　桂永浩　王天有

副总主编　孙　锟　黄国英　罗小平　母得志　姜玉武

主　　编　丁　洁　张爱华

副 主 编（按姓氏笔画排序）

王　芳　李　秋　沈　茜　周建华

编　　委（按姓氏笔画排序）

丁　洁　北京大学第一医院
王　芳　北京大学第一医院
王　墨　重庆医科大学附属儿童医院
毛建华　浙江大学医学院附属儿童医院
李　秋　重庆医科大学附属儿童医院
沈　茜　复旦大学附属儿科医院
沈　颖　首都医科大学附属北京儿童医院
张爱华　南京医科大学附属儿童医院
周建华　华中科技大学同济医学院附属同济医院
徐　虹　复旦大学附属儿科医院
黄松明　南京医科大学附属儿童医院
蒋小云　中山大学附属第一医院

序 言

第 2 版“儿科疾病诊疗规范”丛书是在深受欢迎的 2016 版基础上，本着高质量、高水平、同质化服务儿科人群的宗旨，由中华医学会儿科学分会率领全国儿科资深专家共同编写。

儿童保健和儿科医疗技术的发展日新月异，新理念、新技术、新方法不断涌现，尖端技术和设备不断更新。与此同时，我国有待进一步完善的儿科医疗资源和同质化的医疗质量需要与时俱进、相对统一的行业诊疗规范，并由此规范诊疗行为，缩小和消除不同地域、不同机构和不同医师之间存在的儿科医疗水平和服务效率的差距，提升临床诊治效果和降低诊疗费用。该诊疗规范同时可以作为卫生和健康管理机构培训和评价儿科医师岗位胜任力的宝贵资源。

在第 1 版所涉及的儿科临床领域基础上，该版的修订新增了儿童消化系统疾病、神经系统疾病、皮肤病、眼科疾病、罕见病、康复和儿科临床营养支持治疗这 7 个领域的诊疗规范，以及分别扩充了儿童保健和发育行为这两个领域。旨在有利于儿科医师跟踪和应对儿科世界的变化发展、疾病谱的变迁与医疗模式的调整、多维度医疗保健服务模式的建立以及慢性病与慢性病管理等。充分体现了儿科服务对象在行为习惯、社会条件以及环境状况等方面的因素将通过多维度复杂的相互作用对疾病产生影响。该版的修订突出了专业核心能力，并使之与主要实践环节相结合，加入相对成熟的新技术、新方法。在内容丰富的基础上，努力提升系统性、实用性和可读性。为了体现诊治思路且便于快速领会，特别更新突出了诊疗流程图。

使用该套丛书的儿科专业人员，在规范儿科临床服务的同时，可以借此学习儿科以及相关学科国内外新理念、新理论和新技术等新进展。可在一定程度上有助于儿科医疗工作者确定符合客观条件、符合社会需要的日常服务标准及研究方向，有助于选定具有学术意义、学术创新的研究课题，且与国家对儿科临床医学人才的专业素质要求相一致。期待本套丛书成为各级儿科从业人员日常学习和参考的案头工具书，为儿科学科发展起到积极的促进作用！

桂永浩　王天有

2023 年 3 月

前 言

儿童肾脏疾病是影响其生长发育及身心健康的常见和重要的疾病之一。尽管大部分儿童肾脏疾病经过及时合理的治疗能够获得痊愈,但仍有一些难以治愈,将逐渐进展至肾衰竭。根据我国部分住院儿童的回顾性统计资料,儿童慢性肾衰竭占泌尿系统疾病的构成比逐年增加,2000 年比 1990 年增长 4.3 倍。与此同时,随着医学的进步和科技的发展,越来越多的新技术、新药物和治疗措施应用于儿童肾脏病的诊治。但如何早期、及时、正确、规范地在临床实践中进行儿童肾脏疾病的诊治仍存在许多误区甚至盲区,故撰写此书。

作为“儿科疾病诊疗规范”丛书之一的《儿童肾脏疾病诊疗规范》的出版旨在为临床医生在诊治儿童肾脏疾病时提供清晰简要的参考、诊治思路以及实践指导,以提高儿童肾脏疾病的确诊率和治愈率。

在《儿童肾脏疾病诊疗规范》第 1 版出版六年后,结合国内外儿童肾脏系统疾病诊治新进展再次撰写成书。参与撰写的各位编委均为我国理论造诣高深、临床经验丰富的专家,以尽量保障本书述及的规范权威性、科学性及循证性,各位作者在撰写中遵循着详述已有规范、共识或指南的疾病诊治方法,简述尚未达成共识的疾病诊治方法。书中对常见的多种儿童肾脏/泌尿系统疾病或症状的诊治、肾脏替代治疗、肾活检术提出规范,以便于读者在临床实践中参考。本书的附录提供了不同年龄儿童肾功能检测值、肾脏大小及血压的正常值,希望能为临床医生在实践中提供更多参考。

衷心感谢为本书付出努力的所有编委！由于编者水平有限，书中难免有不当之处，恳请读者不吝赐教，欢迎发送邮件至邮箱renweifuer@pmph.com，或扫描封底二维码，关注“人卫儿科学”，对我们的工作予以批评指正，以期再版修订时进一步完善，更好地为大家服务。

丁 洁
北京大学第一医院儿科
2023 年 3 月

目　录

第一章 血 尿

【概述】

血尿(hematuria)是儿科泌尿系统疾病最常见的症状,可分为肉眼及镜下血尿。出血量超过 1ml/L 尿液,则可见肉眼血尿,大量出血可以呈鲜红色或烟灰水样,酸性尿时颜色偏暗红色,肉眼血尿放置久也呈暗红色。取 10ml 清洁新鲜中段尿(以晨尿为好),以 1 500 转/min 离心 5 分钟,取沉渣镜检,正常人每个高倍视野(high power field,HPF)仅见 0~2 个红细胞,当红细胞≥3 个/HPF 则考虑为血尿。

【病因】

血尿病因复杂,泌尿系统各部位的炎症、畸形、结石、外伤及肿瘤等均可引起血尿,还可见于全身血液系统疾病因凝血机制障碍所致的血尿。根据血尿来源,将血尿分为肾小球性血尿及非肾小球性血尿,儿童最多见的为肾小球性血尿。

1. **肾小球性血尿** 指血尿来源于肾小球。包括:①原发性肾小球疾病,如急性、慢性肾小球肾炎,肾病综合征(肾病),急进性肾炎,IgA 肾病,遗传性肾炎等;②各种继发性肾小球疾病,如狼疮肾炎(lupus nephritis,LN)、紫癜性肾炎、乙型肝炎病毒相关性肾炎、溶血尿毒综合征(hemolytic uremic syndrome,HUS)、肺出血肾炎综合征等。

2. **非肾小球性血尿** 血尿来源于肾小球以下泌尿系统:肾盏、肾盂、输尿管、膀胱或尿道。包括尿路急性及慢性感染,如细菌、病毒、结核、原虫及螺旋体感染;肾盂、膀胱、输尿管结石;特发性高钙尿症;左肾静脉压迫综合征(left renal vein entrapment syndrome)或称胡桃夹现象(nut cracker phenomenon);先天性肾及血管畸形如多囊肾、膀胱憩室,动静脉瘘,血管瘤等;肿瘤、外伤及异物;药物所致肾和膀胱损伤,如环磷酰胺、磺胺类、氨基糖苷类抗生素(如庆大霉素)等;全身疾病引起的出血,如血小板减少性紫癜、新生儿出血症、血友病等。

【诊断与鉴别诊断】

首先要鉴别为真性血尿还是假性血尿。假性血尿常可见于,①非尿路出血:阴道或下消化道出血混入,尤其是青春期女孩应排除月经污染;②红色尿:机体某些代谢产物如卟啉尿可使尿呈红色,利福平、酚红、刚果红、氨基比林、甲硝唑等也可使尿呈红色;某些食物、蔬菜中的色素可使尿呈红色,如红心火龙果;新生儿期由于尿中排出较多尿酸盐可使尿布红染;红色尿还见于血红蛋白尿及肌红蛋白尿。鉴别要点为尿镜检时无红细胞。

其次,确定血尿是肾小球性血尿,还是非肾小球性血尿。可通过血尿伴随症状、尿红细胞形态等方法区分血尿来源是肾小球还是肾小球外。

最后,根据各种检查结果确定血尿的具体病因。肾小球性血尿者通常需要进行肾活检来确定病因,非肾小球性血尿则需要较为详尽的泌尿系统影像学检查以发现病因,而遗传性疾病需要基因突变检测明确病因。

1. 病史　既往有无肉眼血尿发作史和常规尿检查史;家族中有无肾脏病及尿毒症病史、耳聋患者;发病有无前驱感染及诱因;有无发热、皮疹、关节肿痛、便血或咯血史;抗生素、磺胺类药物、环磷酰胺等药物使用史。引起血尿的原因按年龄分为:①新生儿期,可见于新生儿出血、严重缺氧、窒息、肾静脉血栓及急性肾乳头坏死等;②婴幼儿期,最常见的为尿路感染及先天性尿路畸形,其次为肾胚胎瘤、肾母细胞瘤、HUS、Alport综合征、薄基底膜肾病等;③儿童期,最常见的为急性肾小球肾炎、IgA肾病、紫癜性肾炎等,其次为尿路感染、结石、Alport综合征、薄基底膜肾病、高钙尿症及左肾静脉压迫综合征等。

2. **体格检查**　对有血尿的初诊患儿要做全面的体格检查，包括生长发育状况，有无水肿、高血压、贫血貌；皮肤有无出血点、瘀斑、皮疹；腹部有无包块，肾区有无叩击痛；有无耳聋特别是神经性耳聋、眼疾等；并检查外生殖器，特别是男孩有无包茎、包皮粘连。

3. **结合病史、临床表现及体格检查综合分析血尿病因**

(1)和感染有关的血尿：急性肾炎综合征常有较明显的前驱感染病史；病毒感染如腮腺炎或EB病毒感染可出现一过性血尿；细菌性心内膜炎可伴有肾梗死而出现血尿；流行性出血热有出血、发热和肾衰竭；HUS常有肠道感染史；肾结核不仅有血尿，还伴有脓尿；最常见的尿路感染可由细菌、病毒、衣原体等引起，表现为血尿伴尿路刺激症状，但小婴儿可仅表现为发热、拒食、哭闹及体重不增等。

(2)血尿伴蛋白尿、水肿和高血压：最常见的为急性肾小球肾炎，当血补体C3下降且在8周内恢复正常，并有血清抗链球菌溶血素"O"(anti-streptolysin O，ASO)试验升高，则可确诊为急性链球菌感染后肾小球肾炎；血尿伴有进行性少尿、肾功能急骤恶化者考虑为急进性肾炎的可能性大；儿童期发作性肉眼血尿且与上呼吸道关系密切，则应考虑为IgA肾病；持续低补体伴血尿及中度以上蛋白尿多见于膜增生性肾炎；生长发育障碍、中度以上贫血、持续高血压及肾功能不全首先考虑为慢性肾炎；血尿伴大量蛋白尿则为肾炎性肾病，病理可见多种形态改变，特别应注意微小病变也有13%可出现镜下血尿。

(3)系统性疾病及遗传性疾病的肾损害：常见于紫癜性肾炎、狼疮肾炎、肺出血肾炎综合征、Alport综合征和薄基底膜肾病(家族性良性血尿)、肝豆状核变性。典型的紫癜性肾炎及狼疮肾炎不难诊断，但应注意不典型病例及急、重型病例。血尿伴不明原因的发热、消瘦、贫血及咯血史应疑诊为肺出血肾炎综合征；发热伴面、颈、上胸部潮红，热退后有低血压、休克、少尿，继而出现血尿应考虑为流行性出血热；HUS除血尿、少尿外还有皮肤黏膜出血及黄疸；家族性良性血尿常有明确的家族史，当同时伴耳聋、眼疾、肾功能进行性恶化者，尤其是男孩，最多见为Alport综合征。肝豆状核变性也可以血尿为始发表现或唯一表现，检查血清铜蓝蛋白显著减低，尿铜增高，角膜K-F环阳性，可明确诊断。

4. **特殊类型血尿** 包括特发性高钙尿及胡桃夹现象。后者需通过尿红细胞形态、尿钙-肌酐比值、24小时尿钙定量及腹部B超鉴别。

5. **肉眼观察带有血凝块** 多来自下泌尿道，血块或混合黏膜样物质多来自膀胱，滴血多来自尿道。尿三杯试验：用三只白色透明容器收集患儿排尿过程中的初、中、终段的尿液（初及中段尿液不得少于20ml）。仅有初段血尿表示病变在尿道；终末滴血示病变在膀胱颈部和三角区、后尿道及前列腺等处；全程血尿则提示肾、输尿管或膀胱。

6. **肾小球性血尿特点** 肾小球性血尿为全程血尿，无血凝块；可有肾区钝痛；常合并蛋白尿及管型，特别是有红细胞管型更说明血尿来自肾实质；尿沉渣红细胞形态及容积分布曲线检查符合肾小球血尿特点。

【实验室检查】

1. **尿常规检查** 常用多联试纸法，可作为过筛及普查方法，灵敏度为90%，但假阳性率较高，需进一步做尿沉渣镜检以明确，当离心尿红细胞≥3个/HPF且3次以上则有病理意义；血尿如伴蛋白尿及红细胞管型则多为肾小球病变。

2. **尿红细胞形态** 近年来，采用光镜、相差显微镜及扫描电镜观察尿红细胞形态变化，肾实质病变时红细胞通过基底膜受挤压，并受肾小管渗透梯度作用而变形，故认为当尿中红细胞形态以变形红细胞为主时属肾小球性血尿，其变形程度和肾小球病变严重性一致。而红细胞形态基本正常、均一，则为非肾小球性血尿，多由尿路血管破裂出血而造成。当红细胞形态严重变形呈芽孢、环状、穿孔等改变，称为严重变形红细胞，当其数目≥30%考虑为肾性血尿，如以均一型红细胞为主，或变形红细胞数目<10%应考虑为非肾性血尿。需注意尿中红细胞<8 000/ml及低比重时结果不可靠。

血细胞自动分析仪测定尿红细胞形态容积分布曲线，对判断血尿来源有一定意义，当尿红细胞平均体积（mean corpuscular volume，MCV）<72fl，且呈小细胞分布，则提示为肾小球血尿。本法不受尿比重、pH值及主观影响，有一定临床应用价值。

3. **血常规及相应的血液系统检查** 如贫血程度、生血状况（网织红细胞计数）、血小板计数、出凝血时间、凝血酶原时间、纤维蛋白原水平及血浆抗凝血酶Ⅲ（antithrombin Ⅲ，ATⅢ）等，对于有血尿表现的各类原发性及继发性肾炎、慢性肾脏病、合并血栓，或全身血液疾病所致血尿的诊断及鉴别诊断有意义。

4. **其他肾性血尿相关化验** 血尿伴蛋白尿要进一步测定24小时尿蛋白定量，当尿蛋白≥1g/24h多提示有肾小球病变；抗链球菌溶血素“O”、血补体C3及乙型肝炎相关抗原测定可鉴别肾炎性质；血尿素氮、肌酐、肌酐清除率等指标可判断肾功能受损程度。

5. **尿钙测定** 当随意尿钙-肌酐比值≥0.21mg/mg时，则进一步检查血清钙和24小时尿钙定量，当血钙正常而24小时尿钙≥4mg/kg则应考虑为特发性高钙尿症，应反复检查核实。

6. **尿细菌检查** 尿沉渣涂片找细菌、尿细菌计数及尿培养以确定尿路感染引起血尿的病因，反复发作者要除外伴有膀胱输尿管反流。

7. **特殊检查** 疑为结石引起者行腹部X线检查；B型超声可观察肾脏大小、结构、肾静脉扩张、结石、畸形及肿物，对血尿诊断及鉴别诊断极为重要；静脉肾盂造影及膀胱逆行造影可根据需要选用；数字减影血管造影可明确有无动静脉瘘、血管病变及血栓等；肾CT检查可发现结石、积水、占位性病变等。

8. **肾活检** 可明确肾小球血尿的病因，对指导治疗及判断预后有一定帮助，但肾活检是一项创伤性检查，不宜范围过大，需把握一定指征：①血尿伴蛋白尿，且24小时尿蛋白定量≥1g，或伴高血压及氮质血症者；②血尿伴补体C3持续下降者；③有血尿和肾炎家族史者；④持续半年以上的无症状性肾小球性血尿，也可以考虑肾活检。

【治疗】

注意适当休息，避免感染，在此基础上根据不同病因予以相应治疗。

【预后】

血尿病因非常复杂，病因不同预后也好坏不一。Alport 综合征、泌尿系统恶性肿瘤等预后不佳，肾脏结石、左肾静脉压迫综合征等预后良好，病因诊断不明确者应长期随访，观察血尿程度变化，是否出现蛋白尿。

➢ 附：血尿诊断流程图

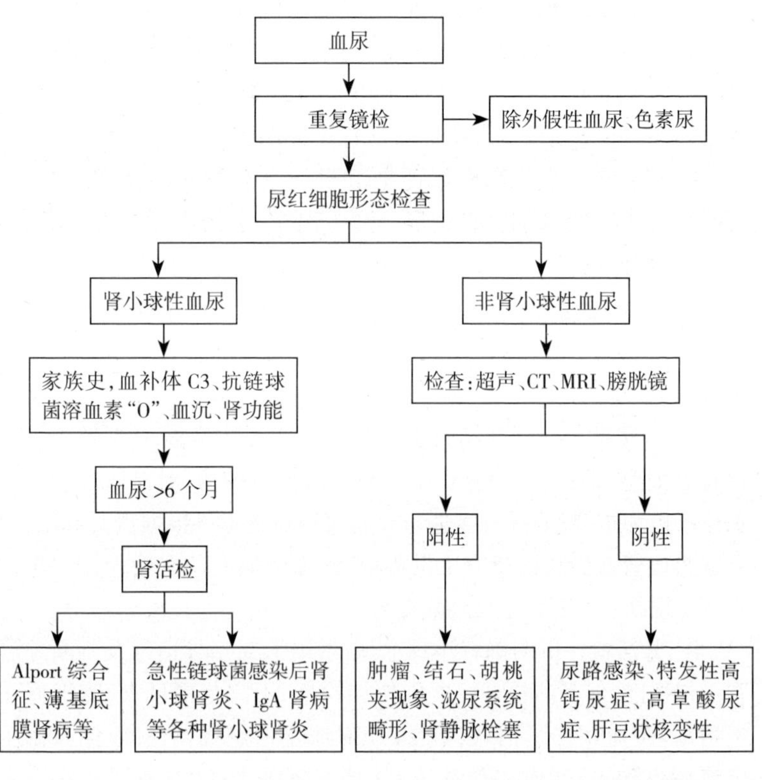

（周建华）

参考文献

[1] TROMPETER RS, BARRATTTM. Clinical Evaluation//BARRATT TM, AVNER ED, HARMON WE. Pediatric Nepbrology. 4th ed. Baltimore: Williams & Wilkins, 1998.

[2] BERGSTEINJM. Clinical evaluation of the child with hematuria//BEHRMAN RE. Nelson Textbook of Pediatrics. 16th ed. Vaughan: Vaughan Mckay Behrman, 2000: 1577.

第二章 蛋 白 尿

【概述】

蛋白尿(proteinuria)是指尿液中蛋白含量超过正常范围。正常人尿液里也含有微量蛋白质,但尿常规检查呈阴性,当尿液里蛋白质含量超过一定值时,尿常规检查结果呈阳性,此时称为蛋白尿。蛋白尿是肾脏疾病中最常见的表现,与肾脏损伤程度和疾病进展情况密切相关,蛋白尿也可见于某些非肾脏疾病。

【病因】

根据蛋白尿来源分为四类。

1. **肾小球性蛋白尿** 由于肾小球滤过膜屏障功能、结构改变和/或局部血流动力学改变导致肾小球血浆蛋白滤出增加,超过了肾小管的重吸收能力而产生蛋白尿。主要见于各种原发性或继发性肾小球疾病。根据蛋白尿组成不同可分为选择性蛋白尿和非选择性蛋白尿。肾小球滤过膜屏障受损较轻时,只有中小分子蛋白从尿中排出,常以白蛋白为主,称为选择性蛋白尿。肾小球滤过膜屏障功能严重障碍时,除中小分子蛋白外,大分子蛋白质亦从尿中排出,称为非选择性蛋白尿。

2. **肾小管性蛋白尿** 由于肾小管重吸收功能损害,使经正常肾小球滤出的蛋白回吸收功能下降所致,以低分子量蛋白为主。如临床常检测的 β_2 微球蛋白、α_1 微球蛋白、视黄醇结合蛋白等。常见于各种原因所致的小管间质病变,如肾盂肾炎、毒物或药物性肾损害、免疫性或过敏性间质性肾炎等。

3. **分泌性及组织性蛋白尿** 由于肾脏及泌尿道本身的结构蛋白或其分泌排泄的蛋白质混入尿中而致。如肾小管髓袢升支分泌的T-H

蛋白、尿路感染时的 IgA、肾小球基底膜成分、刷状缘膜蛋白等。可见于各种肾脏疾病、感染、中毒、缺血或肿瘤等。

4. **溢出性蛋白尿**　由于某些疾病导致血液中某种较低分子量(分子量 <6 万~7 万 D)的蛋白质异常增多，经肾小球滤出后超过了肾小管重吸收能力而致尿蛋白阳性。其尿蛋白成分可为免疫球蛋白轻链、肌红蛋白、血红蛋白及溶菌酶等。常见于多发性骨髓瘤、巨球蛋白血症、肌肉损伤溶解、溶血淋巴瘤或白血病等。此类疾病早期肾脏本身并无病变。

【诊断】

1. **诊断标准**　尿液检测尿蛋白定性(+)以上，一周内连续 2~3 次，或定量检测尿蛋白-肌酐比值≥0.2mg/mg，24 小时尿蛋白总量 >150mg 或 >4mg/(m^2·h)即可定义为蛋白尿。可根据尿蛋白定性和定量判断蛋白尿程度：轻度蛋白尿为尿蛋白定性(+~++)，24 小时蛋白尿 <50mg/kg 或 <1g/d；大量蛋白尿指持续尿蛋白定性(+++)以上，定量尿蛋白-肌酐比值≥2mg/mg，24 小时尿蛋白总量 >50mg/kg 或 >3.5g，或 >40mg/(m^2·h)，也称为肾病水平蛋白尿。

2. **临床表现**　轻度蛋白尿可无临床症状，常在体检时发现。肾脏疾病患者可出现水肿、少尿、高血压，尿中泡沫增多、血尿，部分患者可表现为尿频、尿急、尿痛、多饮、多尿等。继发于其他疾病的蛋白尿依原发病不同临床表现也不同。

3. **体格检查**　根据病因不同可伴有相应疾病体征，如生长发育异常、高血压、水肿、皮疹、关节异常、贫血等。

【鉴别诊断】

1. **暂时性蛋白尿**　又称一过性蛋白尿。指通过正常肾脏排出的一过性蛋白尿，是由于某些刺激因素使肾脏发生短暂血流动力学变化而产生轻度蛋白尿，一旦刺激因素解除，蛋白尿随即消失。主要见于新生儿期、急性发热、充血性心力衰竭、剧烈运动及冷水浴后等。

2. **直立性蛋白尿**　又称体位性蛋白尿。指直立体位时出现的蛋白尿，卧位时消失，当脊柱前突姿势时蛋白尿加重。主要靠直立及脊柱前突试验尿蛋白测定阳性诊断。在青少年中发病率高，临床可无症状,24 小时尿蛋白总量多 <1g,不伴其他实验室检查异常,部分患者与胡桃夹现象有一定相关。少数患者可转为持续性蛋白尿,其肾组织病理检查可有不同程度的病理改变,故需要定期随访观察。

3. **无症状持续性蛋白尿**　指直立体位及卧位时均出现蛋白尿,但蛋白尿可在直立时加重,患儿 24 小时尿蛋白大多 <1g,既往无肾脏病史,肾功能及影像学检查多正常。可见于某些肾小球疾病早期,应密切随访。

4. **原发性或继发性肾小球疾病**　急慢性肾小球肾炎、肾病综合征、IgA 肾病、狼疮肾炎、紫癜性肾炎、遗传性肾炎等。

5. **原发性肾小管间质性疾病**　如反流性肾病、肾发育不良及急慢性间质性肾炎等。

【治疗】

1. **膳食治疗**　根据病情可适当给予盐、蛋白摄入限制。因盐和蛋白质摄入量过多可引起肾小球灌注、滤过和内压增高,加重蛋白尿和肾损害。

2. **病因治疗**　根据蛋白尿轻重和病因而异,对已明确病因者应及时给予相应治疗。如暂时性蛋白尿,感染所致者积极抗感染治疗;肌红蛋白尿者卧床休息的同时碱化尿液,避免堵塞肾小管;直立性蛋白尿多不需特殊处理,适当避免长时间直立体位,需监测晨起卧位尿常规,长期随访;各种原发性或继发性肾脏疾病,需要根据病因及病情针对性进行治疗。

3. **减少尿蛋白,保护肾脏治疗**　对于持续性肾小球性蛋白尿者可应用血管紧张素转化酶抑制剂(angiotensin converting enzyme inhibitor,ACEI)或血管紧张素Ⅱ受体阻滞剂(angiotensin Ⅱ receptor blocker,ARB)阻断肾素-血管紧张素-醛固酮系统(renin-angiotensin-aldosterone system,RAAS)以改善肾血流动力学,降低肾小球"三高"而减少尿蛋白,同时有助于保护肾功能,延缓肾脏病持续进展。但应注意在双侧肾动脉狭窄、孤立肾伴肾动脉狭窄、严重肾功能损害患者中禁用。

【预防】

预防感染,合理营养膳食,避免毒物质及不合理应用肾毒性药物,定期健康体检等。

➤ **附:蛋白尿鉴别、诊治流程图**

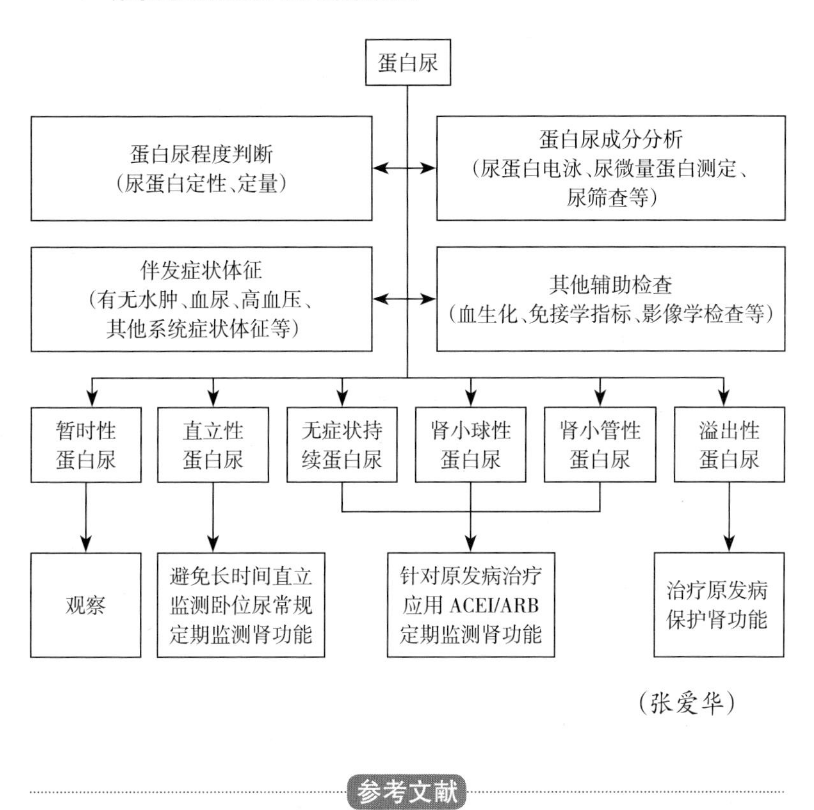

(张爱华)

参考文献

[1] 王天有,申昆玲,沈颖.诸福棠实用儿科学.9版.北京:人民卫生出版社,2022.

第三章　急性肾小球肾炎

【概述】

急性肾小球肾炎(acute glomerulonephritis,AGN)简称急性肾炎,是指一组急性起病,以血尿伴蛋白尿、高血压、水肿及肾小球滤过率减低为特点的肾小球疾病,又称为急性肾炎综合征。

【病因】

AGN 分为急性链球菌感染后肾小球肾炎(acute poststreptococcal glomerulonephritis,APSGN)和非链球菌感染后肾小球肾炎。小儿以急性链球菌感染后肾小球肾炎常见,多与 A 族 β 溶血性链球菌致肾炎菌株感染有关。咽部感染和皮肤感染是本病常见的前驱感染;潜伏期咽部感染 1~2 周,皮肤感染 2~4 周或更长时间。非链球菌感染后肾小球肾炎常见的病原为细菌、病毒、真菌、支原体、立克次体、梅毒螺旋体、寄生虫等。本节以急性链球菌感染后肾小球肾炎为代表叙述。

【诊断】

1. **前驱感染史**　发病前 1~3 周多有呼吸道感染或皮肤感染的链球菌感染病史。

2. **临床表现**　常见表现为血尿、蛋白尿、水肿、高血压,也可表现为无症状性血尿或蛋白尿。50%~70% 患儿肉眼血尿持续 1~2 周转为镜下血尿,轻者可仅为镜下血尿。蛋白尿程度不等,多为轻度,5%~10% 可表现为肾病范围蛋白尿。水肿为非可凹性,轻者仅眼睑水肿,严重者延及全身。发病初期 30%~80% 患儿可有程度不等的高血压,随尿量增多,水肿消退,血压逐渐恢复正常。

重症急性肾炎可出现:①循环充血,由于水钠潴留、血容量增加所致;②高血压脑病,表现为剧烈头痛、呕吐、黑矇,甚至惊厥、昏迷;③急性肾损伤,主要表现为少尿(尿量 <250ml/m^2),甚至无尿,血尿素氮和肌酐升高、血钾增高及代谢性酸中毒。

非典型临床表现包括:①无症状性急性肾炎,为亚临床病例,患儿仅有显微镜下血尿或血补体 C3 降低而无其他临床表现;②肾外症状性急性肾炎,患儿水肿、高血压明显,甚至有严重循环充血及高血压脑病,但尿改变轻微或尿常规检查正常,但有链球菌前驱感染和血补体 C3 水平明显降低;③似肾病综合征表现的急性肾炎,少数患儿以急性肾炎起病,但水肿和蛋白尿突出,伴轻度高胆固醇血症和低蛋白血症,临床表现似肾病综合征。

3. **实验室检查**　血液稀释可导致轻度贫血。尿常规除红细胞尿及蛋白尿外,可见红细胞管型和白细胞。急性期总补体(CH50)及补体 C3 多降低,6~8 周恢复正常。

链球菌感染的证据为咽培养阳性或免疫学检查——①抗链球菌溶血素“O”(ASO):50%~80% 患者感染后 2~3 周滴度开始升高,3~5 周达高峰;②抗脱氧核糖核酸酶测定:皮肤感染者阳性率高于 ASO。

【鉴别诊断】

1. **急性非链球菌感染后肾小球肾炎**　根据原发感染灶及各自临床特点相鉴别。ASO 及补体多正常。

2. **其他原发性肾小球疾病**　①IgA 肾病及非 IgA 系膜增生性肾炎:多于呼吸道感染同时或感染后 1~2 天内出现血尿,有时伴蛋白尿,血补体正常,病程呈反复发作,确诊依靠肾活检;②急进性肾小球肾炎:发病过程与本病相似,患儿进行性少尿,急剧发展的急性肾衰竭,需及时肾活检;③膜增生性肾小球肾炎:常伴有严重的蛋白尿、肾损害、持续低补体血症,确诊需行肾活检。

3. **慢性肾炎急性发作**　既往肾炎史不详,无明显前驱感染,除有肾炎症状外,常有贫血、肾功能异常、低比重尿或固定低比重尿,尿常规以蛋白尿为主。

4. **继发性肾小球疾病**　如狼疮肾炎、过敏性紫癜性肾炎、血管炎等可呈急性肾炎的临床表现,根据其全身其他表现多可鉴别。

5. **原发肾病综合征** 急性肾炎中大量蛋白尿者需与原发肾病综合征鉴别,一般根据观察病程变化及 ASO、补体 C3 检测有助于鉴别,必要时肾活检。

6. **C3 肾小球肾炎** C3 肾小球肾炎以急性肾炎综合征起病,可查补体水平和活性,必要时行肾脏病理检查鉴别。

7. **非肾小球疾病** 如急性肾小管间质性肾炎、溶血尿毒综合征及急性肾盂肾炎可出现急性肾炎的表现,但根据病史、相应疾病的临床表现不难鉴别。

【治疗】

1. **一般治疗** 急性期应卧床休息 2~3 周,直到肉眼血尿消失、水肿减退、血压正常。尿少且水肿重者限制液体入量(每日摄水量 = 不显性失水 + 尿量),低盐饮食[60mg/(kg·d)]。氮质血症者予以优质低蛋白饮食[0.5g/(kg·d)]。

2. **清除感染灶** 选用青霉素或头孢类抗生素,疗程为 7~10 天。

3. **对症治疗** 针对水肿、高血压采取对症措施,高血压是由于水钠潴留、循环血容量增多所致。轻症时应控制饮食,中度以上时合理应用以利尿剂(袢利尿剂)为基础的降压药治疗。

(1) 利尿:经控制水、盐入量后,水肿仍明显者,应加用利尿剂。①呋塞米,可口服 2~5mg/(kg·d)或每次注射 1mg/kg,每日 1~2 次;最大剂量可达 6mg/(kg·d)。②氢氯噻嗪,1~2mg/(kg·d),分 2~3 次口服。

(2) 降压:经休息、限制水钠、利尿后血压仍高者应加用降压药。①钙通道阻滞剂,如硝苯地平,口服或舌下含服 0.25~0.5mg/(kg·d),分 3~4 次。苯磺酸氨氯地平,2.5~5mg/次,每日 1 次;②ACEI,如卡托普利,剂量 0.5~1mg/(kg·d),分 2~3 次口服。

4. **重症病例治疗**

(1) 高血压脑病:硝普钠 5~10mg 溶于 10% 葡萄糖注射液中,以 1~8μg/(kg·min)的速度静脉滴注,根据血压调整滴速。

(2) 循环充血:硝普钠或酚妥拉明减轻心脏前后负荷,酚妥拉明

0.3~0.5mg/(kg·次)(≤10mg),溶于10%葡萄糖注射液中,每日1~3次。

(3) 急性肾衰竭:避免应用进一步肾损害的药物、维持水电平衡、降压利尿等对症治疗。必要时透析治疗。

【预防】

防治呼吸道和皮肤感染是预防急性肾小球肾炎的根本方法。及时、彻底治疗扁桃体炎、猩红热及脓疱病可以预防急性链球菌感染后肾小球肾炎的发生。感染后1~3周监测尿常规及时发现异常。

➢ **附:急性链球菌感染后肾小球肾炎诊治流程图**

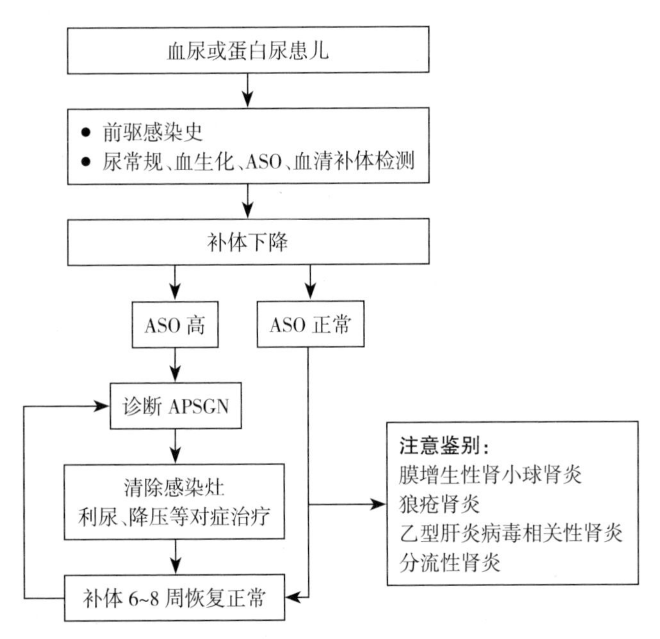

ASO. 抗链球菌溶血素“O”;APSGN. 急性链球菌感染后肾小球肾炎。

(沈　颖)

参考文献

[1] SATOSKAR AA, PARIKH SV, NADASDY T. Epidemiology, pathogenesis, treatment and outcomes of infection-associated glomerulonephritis. Nat Rev Nephrol, 2020, 16(1): 32-50.

[2] MOHAMMAD D, BARACCO R. Postinfectious glomerulonephritis. Pediatr Ann, 2020, 49(6): e273-e277.

第四章 肾病综合征

【概述】

肾病综合征(nephrotic syndrome,NS)是由于肾小球滤过膜对血浆蛋白的通透性增高、大量血浆蛋白自尿中丢失而导致一系列病理生理改变的临床综合征,具有以下四大特点:大量蛋白尿、低蛋白血症、高脂血症和不同程度的水肿。NS 按发病原因可分为原发性、继发性和遗传性三种类型;根据发病年龄又可分为先天性、婴儿型、儿童型、青少年及成人型。本章主要叙述原发性肾病综合征(primary nephrotic syndrome,PNS)。PNS 是小儿时期常见的肾小球疾病,国外报道 PNS 患儿年发病率为 2/10 万~4/10 万,患病率为 16/10 万。2014 年我国 37 所医院的调研显示:PNS 占泌尿系统疾病住院患儿的 20.0%,可见于各年龄组,3~5 岁为发病高峰年龄,男孩多见,男女比例为 3.2∶1~3.7∶1。

【病因】

PNS 的病因和发病机制目前尚未完全明确。

有关病因可能与以下几个方面有关。①感染:患儿起病或复发前常有前驱感染,尤其是呼吸道感染,占复发诱因的 88.1%。②特应性体质:临床可观察到特应性体质患儿吸入牧草、豚草花粉或真菌等可引起大量蛋白尿;蚊虫叮咬、荨麻疹后可引起 NS 复发。③遗传因素:国内报道激素敏感型肾病综合征患儿 HLA-DR7 抗原频率高达 38%,频繁复发患儿则与 HLA-DR9 相关,这些患儿用环磷酰胺治疗后仍有较高的复发率。PNS 还有家族性表现,且绝大多数是同胞患病。④人种和环境:黑人发病率高于其他人种,且病情较重,病理多表现为局灶节段性肾小球硬化,更易进展至终末期肾病(end-stage kidney disease，ESKD）。

有关PNS的发病机制涉及免疫、环境和遗传等因素。在环境、遗传的基础上，以及免疫因素的参与下，免疫复合物、细胞因子等炎症介质引起肾小球结构屏障的改变和/或电荷屏障的丢失，使肾小球足细胞损伤、滤过膜通透性增加，大量血浆蛋白自尿中丢失是肾病综合征发病机制的重要环节。儿童PNS最常见的病理类型为微小病变，其发病机制主要是肾小球滤过膜阴离子丢失增多，电荷屏障受损减弱，致使大量带阴电荷的中分子白蛋白滤出，形成高选择性蛋白尿，而引起电荷屏障改变的始动原因尚未完全明确，多数学者认为可能与T细胞功能紊乱，导致其分泌细胞因子（如IL-2、6、8）增加或产生血管内皮生长因子（vascular endothelial growth factor，VEGF）、肾小球通透因子（glomerular permeability factor，GPF）等，最终影响电荷屏障有关。而在非微小病变肾病综合征，常见免疫球蛋白和/或补体成分在肾内沉积，局部免疫病理过程可使孔径屏障受累，故大分子蛋白质也同时漏出，形成非选择性蛋白尿。

【诊断】

1. 诊断标准

（1）大量蛋白尿：24小时尿蛋白定量≥50mg/kg或晨尿蛋白-肌酐比值≥2.0mg/mg；1周内3次晨尿蛋白定性≥（+++）。

（2）低蛋白血症：血清白蛋白（albumin，ALB）<25g/L。

（3）高脂血症：血清胆固醇（cholesterol，Chol）≥5.7mmol/L。

（4）不同程度的水肿。

以上4项中以（1）和（2）为诊断的必要条件。

目前，国际上倾向于将低蛋白血症由血清白蛋白<25g/L改为<30g/L。

2. 临床分型标准

（1）依据临床表现可分为以下两型。

1）单纯型NS（simple type NS）：仅有上述表现者。

2）肾炎型NS（nephritic type NS）：除以上表现外，尚具有以下四项之一或多项者。①2周内3次离心尿镜检红细胞均≥10个/HPF，并证实为肾小球源性血尿;②反复或持续高血压[≥3 次于不同时间点测量的收缩压和/或舒张压大于同性别、年龄和身高的儿童青少年血压的第 95 百分位数],并排除糖皮质激素等原因所致;③肾功能异常,排除因血容量不足等所致;④持续低补体血症。

(2) 按激素的治疗反应可分为以下三型。

1) 激素敏感型 NS(steroid-sensitive NS,SSNS):泼尼松足量 2mg/(kg·d)或 60mg/(m^2·d)治疗≤4 周尿蛋白转阴者。

2) 激素耐药型 NS(steroid-resistant,SRNS):泼尼松足量 2mg/(kg·d)或 60mg/(m^2·d)治疗 >4 周尿蛋白仍阳性者。又可分为初治耐药(initial non-responder)和迟发耐药(late non-responder)。后者指激素治疗一次或多次缓解后,再次激素治疗 >4 周尿蛋白仍阳性者。在判断时应注意激素的用量是否足量、是否存在干扰激素疗效的因素,如合并感染、严重高凝状态、血栓形成以及合并用药对激素的影响,如利福平、苯妥英钠等。

3) 激素依赖型 NS(steroid-dependent NS,SDNS):对激素敏感,但连续 2 次减量或停药 2 周内复发者。

(3) 按免疫抑制剂治疗的反应分型:2020 年,改善全球肾脏病预后组织(Kidney Disease Improving Global Outcomes,KDIGO)肾小球肾炎临床实践指南新增了以下分型。

1) 钙调神经磷酸酶抑制剂(calcineurin inhibitors,CNIs)反应型 SRNS:使用适当剂量和/或适当血药浓度水平的 CNIs 治疗 6 个月达部分缓解和/或 12 个月达完全缓解者。

2) CNIs 抵抗型 SRNS:使用适当剂量和/或适当血药浓度水平的 CNIs 治疗 6 个月未达部分缓解者。

3) 多重药物抵抗型 SRNS:在标准剂量下,使用两种不同作用机制的免疫抑制剂治疗 12 个月仍未达完全缓解者。

3. NS 复发标准

(1) 复发(relapse):连续 3 天,晨尿蛋白由阴性转为(+++)~(++++),或 24 小时尿蛋白定量≥50mg/kg,或晨尿蛋白-肌酐比值≥2.0mg/mg。2021 年,改善全球肾脏病预后组织建议连续 3 天尿蛋白≥(+++)也可定义为复发。

(2) 非频复发(non-frequent relapse,nFR):首次完全缓解后6个月内复发1次,或任意病程1年内复发1~3次。

(3) 频复发(frequent relapse,FR):首次完全缓解后6个月内复发≥2次,或任意病程1年内复发≥4次。

4. **肾活检指征** 多数PNS患儿不需要肾活检。有下列指征时可行肾活检穿刺以了解肾组织病理改变。

(1) 发病年龄<1岁者。

(2) 临床分型为肾炎型者。

(3) 原发或继发激素耐药者。

(4) CNIs治疗中出现进行性肾功能减退者。

(5) FR或SDNS者,非必需指征,但对治疗方案的选择有帮助。

5. **PNS转归判断标准**

(1) 未缓解:晨尿蛋白≥(+++)。

(2) 部分缓解(partial remission,PR):晨尿蛋白阳性但≤(++),和/或水肿消失、血清白蛋白>25g/L。

(3) 完全缓解(complete remission,CR):尿检查和血生化检查完全正常。

(4) 临床治愈:完全缓解,停止治疗>3年无复发。

【鉴别诊断】

PNS需与伴有肾病综合征表现的先天性、继发性或某些原发性肾小球疾病相鉴别。

1. **先天性NS** 起病时间早,在出生时或生后3个月内发病,肾活检病理特征性的改变为弥漫性近曲小管囊性扩张,激素和免疫抑制剂治疗无效,预后差。

2. **急性肾小球肾炎** 2%~5%的急性肾小球肾炎患儿可表现为肾病综合征,这些患儿常急性起病,有前驱感染史,血尿明显,抗链球菌溶血素"O"升高,血补体下降,为自限性过程,必要时可行肾活检,病理表现为毛细血管内增生性肾炎。

3. **急进性肾炎** 25%~40%的急进性肾炎患儿有大量蛋白尿,但该病在短期内肾功能进行性恶化，持续性少尿、无尿，贫血明显。PNS在起病或复发时也可出现肾功能不全，但多为肾前性肾衰竭，程度轻，经利尿扩容后肾功能可很快恢复。必要时肾活检病理检查有助于鉴别。

4. **紫癜性肾炎**　常伴有出血性皮疹、关节痛、腹痛、呕血、便血等可有助于鉴别。

5. **狼疮肾炎**　学龄期女孩好发，有多器官系统受损的表现，血清狼疮抗体等检查有助于鉴别。

6. **乙型肝炎病毒相关性肾炎**　患儿血清乙肝病毒标志物阳性，肾组织切片中找到乙肝病毒抗原或DNA，肾组织病理主要表现为膜性肾病。

7. **IgA肾病**　常有反复发作的肉眼血尿或持续性镜下血尿，部分患儿血IgA可升高，肾活检免疫荧光检查见系膜区有IgA为主的免疫球蛋白沉积。

【治疗】

1. **一般治疗**

(1) 休息：除高度水肿、低血容量和并发感染外，一般不需卧床休息。需卧床者应在床上转动体位，以避免血管栓塞并发症。病情缓解后可逐渐增加活动量，但不可过累。学龄儿童肾病活动期大剂量激素应用时应暂时休学，缓解3~6个月后可逐渐参加学习。

(2) 饮食

1) 多数患儿不必限制水盐的摄入，但水肿、高血压患儿予以少盐饮食[<2mmol(kg·d)]，严重水肿和严重高血压病例应戒盐，但须按血钠水平加以调整，不宜长期戒盐。高度水肿和/或尿少者适当限制入水量。

2) 给予同龄儿正常需要量的热量和蛋白质，不宜高蛋白饮食。蛋白质摄入以1.5~2g/(kg·d)为宜，所供蛋白质应为高生物学效价的动物蛋白(如乳、鱼、蛋、禽、牛肉等)。

3) 低脂饮食有利于减轻高脂血症。目前推荐的饮食中，脂肪含量<总热量的30%，胆固醇含量<200mg/d，饱和脂肪酸的含量<总热

量的 7%,单体及多聚不饱和脂肪酸含量分别为总热量的 10%~15% 和 10%,故宜多食富含亚油酸、亚麻酸和植物纤维的食物。

4) 在应用激素过程中应视血 25-(OH)-维生素 D 水平适时补充维生素 D,同时加服钙剂。服药期间须监测血钙,以免血钙过高。

5) 持续大量蛋白尿患儿应予以补充维生素 B_6。

(3) 防治感染

1) 加强护理:注意皮肤、口腔的清洁,避免交叉感染。

2) 一旦发生感染应及时治疗,避免使用肾毒性药物。不宜常规预防性使用抗生素。结核菌素试验皮试阳性(++),虽临床无结核感染的证据,若病情需要用激素和/或免疫抑制剂时,需预防性抗结核治疗。异烟肼 10mg/(kg·d),早晨一次顿服,疗程 6 个月;或同时用利福平 10mg/(kg·d),疗程 3 个月。因利福平对激素疗效的影响,一般不主张 PNS 患儿同时使用异烟肼和利福平预防。

3) 疫苗接种:接受大剂量激素和/或免疫抑制剂的患儿禁忌接种活疫苗。接受小剂量激素者虽可接种减毒活疫苗,但要充分评估安全性,尽可能地停用激素 2~3 周后再接种。减毒活疫苗应在停用环磷酰胺 >3 个月,停用钙调神经磷酸酶抑制剂(如环孢素 A、他克莫司)、来氟米特、吗替麦考酚酯 >1 个月后再接种。接受生物制剂如利妥昔单抗治疗者建议停药 6 个月后再接种疫苗。推荐所有 2 岁以上的缓解期患儿及非每日使用激素的患儿接种肺炎球菌疫苗。对于未接种过水痘疫苗的患儿,建议在缓解期及停用激素后接种 2 次水痘疫苗,间隔 4 周。对接触水痘的患儿,应在接触后 96 小时内予以水痘-带状疱疹病毒免疫球蛋白注射,也可静脉注射丙种球蛋白(intravenous immunoglobulin,IVIG) 2.5~5g/d。患水痘的 PNS 患儿,应激素减量、使用 IVIG、口服或静脉用阿昔洛韦 40~60mg/(kg·d)。对于未接种过麻疹疫苗的 PNS 患儿,接触麻疹患者后应预防性使用 IVIG。

4) 疾病宣教:使父母及患儿很好地了解肾病的有关知识,增强治病信心,积极配合治疗,提高治疗的依从性,教会家人使用试纸检验尿蛋白的方法。

2. **水肿的治疗**

(1) 限制钠盐的摄入。

(2) 使用利尿剂：轻度水肿患儿在限盐和激素治疗7~10天后可利尿，一般不必应用利尿剂，但严重水肿和高血压者可予以利尿治疗。

1) 氢氯噻嗪：2~5mg/(kg·d)，分2~3次口服，当肾小球滤过率低于30%时，该药无效。

2) 螺内酯：1~3mg/(kg·d)，分2~3次口服。NS患儿常有醛固酮分泌增多，故加用螺内酯可增强利尿效果。因此药属保钾利尿剂，故肾功能不全、高血钾时忌用。

3) 呋塞米：1~2mg/(kg·次)，口服。口服无效时可予以静脉注射，先用1mg/kg静脉推注，然后以1mg/kg持续静脉滴注。如仍无效，可增加2~3倍剂量，但应严密监测，防止因大量利尿而加重血容量不足，出现低血容量性休克或诱发血栓形成和电解质紊乱。

4) 布美他尼：剂量为0.01~0.05mg/(kg·次)，每日2~3次。

5) 人血清白蛋白：25%人血清白蛋白1g/(kg·次)静脉滴注，然后予以呋塞米1~2mg/kg静脉注射。可用于严重低蛋白血症(血清白蛋白<15g/L)、重度水肿、一般利尿剂无效的患儿。快速输入白蛋白可迅速扩张血容量，有出现高血压、心力衰竭和肺水肿的危险，一般应在2~4小时缓慢输入，并监测心率、血压和呼吸。建议谨慎使用，不宜反复应用。有高血容量、高血压、心功能不全的患儿禁用。

(3) 积极促进肾病缓解：上述利尿效果不佳时要考虑患儿是否有严重增生性肾小球病变(如重度系膜增生性肾小球肾炎、膜增生性肾小球肾炎)或微小病变伴滤过系数严重降低，此时不应强求利尿，应积极治疗肾小球病变，以促使疾病尽快缓解。

(4) 顽固性水肿伴肾小球滤过率下降：可考虑采用连续性肾脏替代治疗(continuous renal replacement therapy，CRRT)，如连续性动脉-静脉、静脉-静脉血液透析等，需在严密监测下进行。

(5) 顽固性肾性腹水：近年来认为不仅因低蛋白血症所致，更与肾病时的高凝状态及血栓形成有关，可加用抗凝治疗。

1) 抗凝治疗指征：血清白蛋白<15g/L、胆固醇>15mmol/L、血细

胞比容 >0.5、血小板计数 >600 × 10^9/L、纤维蛋白原 >6g/L 或抗凝血酶原Ⅲ<70%。膜性肾病或膜增生性肾小球肾炎容易产生血栓，常规抗凝。

2）抗凝药物：①肝素，50~100U/(kg·次)，静脉滴注，每日 2~3 次，目标是使活化部分凝血活酶时间（activated partial thromboplastin time，APTT）延长 1 倍；②小分子肝素钠/低分子量肝素钙，0.01ml(100U/mg)/(kg·次)，皮下注射，每日 1~2 次；③华法林，小于 1 岁的患儿 0.1~0.75mg/(kg·d)，1~5 岁患儿 0.05~0.6mg/(kg·d)，大于 5 岁患儿 0.04~0.2mg/(kg·d)，须根据凝血酶原时间、活化部分凝血活酶时间调整剂量；④肠溶阿司匹林，3~5mg/(kg·d)，每日 1 次；⑤双嘧达莫，3~5mg/(kg·d)，分 3 次。

(6) 大量腹水自体回输治疗：是治疗 NS 低蛋白性水肿的有效方法，可在短时间内清除大量腹水，回收腹水中的蛋白，使临床症状迅速好转，但需专业人员和技术设备，并注意防治感染。

3. 初发 NS 的治疗

(1) 治疗原则：采取以糖皮质激素为主的综合治疗措施，尽快诱导缓解，防止复发，防治并发症，尽可能地减轻药物副作用。

(2) 激素治疗方案：初发 NS 的激素治疗需足量、足疗程，以中长程激素疗法为主，可降低 1~2 年复发率。治疗方案分为诱导缓解和巩固维持两个阶段。

1）诱导缓解阶段：足量泼尼松 60mg/(m^2·d) 或 2mg/(kg·d)（按身高的标准体重计算），最大剂量 60mg/d，先分次口服，尿蛋白转阴后改为每日晨起顿服，共 4~6 周。如患儿足量激素治疗 2 周内达完全缓解，诱导缓解阶段采用 4 周疗法；如在 2 周后才达完全缓解，诱导缓解阶段采用 6 周疗法。

2）巩固维持阶段：泼尼松 2mg/(kg·d)（按身高的标准体重计算），最大剂量 60mg/d，隔日晨起顿服，维持 4~6 周，然后逐渐减量，总疗程 9~12 个月。

4. 非频复发 NS 的治疗

(1) 积极寻找复发诱因，积极控制感染，尤其是隐匿性感染，如慢性扁桃腺炎、鼻窦炎、龋齿等。少数患儿控制感染后可缓解。

(2) 激素治疗

1) 重新诱导缓解:泼尼松 2mg/(kg·d)(按身高的标准体重计算)或 60mg/(m^2·d),最大剂量 60mg/d,分次或晨起顿服,直至尿蛋白连续转阴 3 天后改为 1.5mg/kg 或 40mg/m^2,隔日晨起顿服 4 周,然后用 4 周以上的时间逐渐减量。

2) 在感染时增加激素维持量:患儿在巩固维持阶段患上呼吸道或胃肠道感染时,改隔日口服激素治疗为同剂量每日口服,连用 1 周,可降低复发率。

5. 频复发 NS/激素依赖型 NS 的治疗

(1) 激素的使用

1) 拖尾疗法:同非频复发 NS,重新诱导缓解后泼尼松每 4 周减量 0.25mg/kg,给予能维持缓解的最小有效激素量(0.5~0.25mg/kg),隔日口服,连用 9~18 个月。

2) 若隔日激素治疗出现反复,可用能维持缓解的最小有效激素量(0.5~0.25mg/kg),每日口服。

3) 在感染时增加激素维持量:患儿在巩固维持阶段患上呼吸道或胃肠道感染时,改隔日口服激素治疗为同剂量每日口服,连用 1 周,可降低复发率。若未及时改隔日口服为每日口服,出现尿蛋白阳性,仍可改隔日激素为同剂量每日顿服,直到尿蛋白转阴 2 周再减量。如尿蛋白不转阴,重新开始诱导缓解或加用其他药物治疗。

4) 促肾上腺皮质激素(adrenocorticotropic hormone,ACTH)治疗:ACTH 0.4U/(kg·d)(总量不超过 25U)静脉滴注 3~5 天,然后激素减量,同时再用 1 次 ACTH 预防复发。每次激素减量均按上述处理,直至停激素。近年来,国内报道的 ACTH 用法为 1U/(kg·d)(最大剂量控制在 50U 以下),静脉滴注 3~5 天为 1 疗程,每个月 1 疗程。用 2 个疗程后,激素每个月减量 1.25~5mg。一般 ACTH 用 6 个疗程或激素减停后继续再用 ACTH 治疗 2 个疗程。

5) 更换激素种类:如用泼尼松者可换为等剂量甲泼尼松。

(2) 免疫抑制剂治疗:频复发 NS/激素依赖型 NS 患儿出现激素相

关不良反应时,需加用免疫抑制剂治疗。但在应用时应考虑免疫抑制剂的不良反应、治疗的时间和费用,结合患儿的个体差异和对药物的耐受情况,由医生、患儿和/或家属共同选择,同时要注意避免过度和不恰当的使用,以免药物的滥用和不良反应。

常用的免疫抑制剂有以下几种。

1) 环磷酰胺(cyclophosphamide,CTX):剂量,2~3mg/(kg·d),分次口服,或8~12mg/(kg·d),静脉注射,每2周连用2天,或每月1次静脉注射、500mg/(m^2·次),总剂量≤168mg/kg。

用药时注意:①治疗时患儿的年龄大于5.5岁时效果较好,但应避免在青春期用药;②频复发NS治疗效果优于激素依赖型NS;③注意近期毒副作用(如胃肠道反应、骨髓抑制、肝功能损害、出血性膀胱炎等),并严格掌握总累积量,以防止远期对性腺的损伤;④冲击时注意水化,嘱多饮水及适当补液(增加补液>20ml/kg,用1/3~1/4张液体),必要时可用美司钠(巯乙磺酸钠)预防出血性膀胱炎;⑤每次冲击前复查血常规和肝、肾功能。白细胞计数<4×10^9/L时,CTX用量减半;白细胞计数<3×10^9/L、转氨酶升高3倍以上时,暂停使用;⑥近2周内有严重感染或使用其他细胞毒药物者慎用。

2) 环孢素A(cyclosporin A,CsA)

诱导缓解阶段:初始剂量4~6mg/(kg·d),每12小时1次,餐前1小时或餐后2~3小时服用。于服药后1周查CsA血药浓度,维持血药谷浓度在80~120μg/L。如血药浓度<100μg/L,肾病未缓解,可增加CsA剂量1mg/(kg·d);如>200μg/L,则减少CsA剂量0.5~1mg/(kg·d)。连续使用CsA 6个月,尿蛋白-肌酐比值不能达到<2g/g,可考虑CsA耐药,应停用CsA改用其他治疗;有效则建议诱导6个月后逐渐减量维持。

巩固维持阶段:CsA应缓慢减量,每个月减少0.5mg/(kg·d),减至1mg/(kg·d)时维持,总疗程为1~2年。

注意事项:因本药可致肾间质小管的损伤,用药期间需定期监测血药浓度。建议在诱导缓解阶段每个月监测血药浓度和肝、肾功能,在巩固维持阶段每3个月监测肝、肾功能(包括肾小管功能)

1 次。如果血肌酐较基础值增高 >30%(即使增加在正常范围内)或伴有肾小管功能异常时,应将 CsA 剂量减少 25%~50% 或停药;当肾功能迅速下降、血肌酐增加与尿蛋白减少相分离、接受 CsA 治疗 2 年以上时,应考虑肾活检以及时发现肾毒性的组织学依据。除肾毒性外尚可致多毛、齿龈增生、肝功能异常、震颤、碱性磷酸酶增高、低血镁等。

3) 吗替麦考酚酯(mycophenolate mofetil,MMF):剂量 20~30mg/(kg·d)或 800~1 200mg/m^2,分 2 次口服(最大剂量 1g,每日 2 次),疗程 12~24 个月。连续使用 MMF 4 个月无效者可认为 MMF 耐药。

注意事项:MMF 毒副作用主要有胃肠道反应和感染;少数患儿可出现骨髓抑制,如贫血、白细胞减少、肝脏损害等。治疗初期有严重消化道症状者剂量可减半,待症状减轻后逐渐加至治疗剂量。治疗过程定期复查血常规,如白细胞计数 $<3\times10^9$/L,剂量减半;如白细胞计数 $<2\times10^9$/L,暂停使用 MMF。并发感染如肺炎时,MMF 减至半量或暂停,待感染完全控制后 1 周加至原剂量。

4) 他克莫司(tacrolimus,TAC):剂量 0.10~0.15mg/(kg·d),每 12 小时 1 次,餐前 1 小时或餐后 2~3 小时服用,维持血药浓度 5~10μg/L。

连续使用 6 个月尿蛋白-肌酐比值仍 >2g/g,即认为 TAC 耐药,应停用 TAC 改用其他治疗;有效则建议诱导 6 个月后逐渐减量维持,每 3 个月减少 25%,总疗程 12~24 个月。注意事项同 CsA。

5) 长春新碱(Vincristine,VCR):剂量 1mg/m^2,每周 1 次,连用 4 周,然后 1.5mg/m^2,每个月 1 次,连用 4 个月。

能诱导 80% 激素依赖型 NS 缓解,对部分使用 CTX 后仍频复发的患儿能减少复发次数。不良反应较轻,主要为骨髓抑制、肢端麻木、感觉异常、腱反射减弱、外周神经炎等。

6) 利妥昔布(rituximab,RTX):剂量 375mg/(m^2·次),每周 1 次,用 1~4 次。

对上述治疗无反应、副作用严重的激素依赖型 NS 患儿,RTX 能有效地诱导完全缓解,减少复发次数,能完全清除 CD19 细胞 6 个月或更长，与其他免疫抑制剂合用有更好的疗效。用药期间注意感染等并发症。

(3) 免疫调节剂：左旋咪唑一般作为激素辅助治疗，适用于常伴感染的频复发 NS 和激素依赖型 NS。剂量 2.5mg/kg，隔日服用，至少维持 12 个月。该药副作用轻微，可表现为胃肠不适、流感样症状、皮疹、中性粒细胞减少，停药即可恢复。

6. SRNS 患儿的治疗

(1) 治疗原则

1) 去除可能存在的病因，如隐匿性感染、高凝状态、血栓形成等。

2) 肾活检明确病理类型。

3) 评估患儿的肾功能。

4) 激素逐步改为隔日顿服，加用或换用免疫抑制剂。

5) 对可致肾病缓慢进展的因素，如蛋白尿、高血压、高血脂等进行治疗。

6) 对原发性 SRNS 的儿童进行基因检测。建议对有家族性病例包括有蛋白尿、血尿家族史，病因不明的慢性肾脏病（chronic kidney disease，CKD）、有肾外临床表现，以及正在准备进行肾移植的患者优先进行基因检测。

(2) 治疗目的：继续采用各种方法以诱导完全缓解；若经多种治疗或已经肾活检证实目前尚难达到完全缓解的病理类型，治疗的目的应为尽可能地减少蛋白尿，预防肾小球硬化，维持肾功能，延缓进展至终末期肾病。

(3) 激素和免疫抑制剂治疗

1) 缺乏肾脏病理检查时：可采用激素序贯疗法与 CTX 冲击治疗（即激素口服-冲击-CTX 冲击）。激素序贯疗法，即泼尼松 2mg/（kg·d）治疗 4 周后尿蛋白仍阳性时，可考虑大剂量甲泼尼龙（methylprednisolone，MP）15~30mg/（kg·d），隔天 1 次，连用 3 次为 1 疗程，最大剂量不超过 1g。冲击治疗 1 疗程后如尿蛋白转阴，泼尼松按激素敏感方案减量；如尿蛋白仍阳性，应加用免疫抑制剂，同时隔日晨起顿服泼尼松 2mg/kg，随后每 2~4 周减少 5~10mg，随后以一较小剂量长期隔日顿服维持,少数可停用。

注意事项:MP 冲击治疗时可引起高血压、电解质紊乱和心律失常,注意冲击前后血压监测和心电监护。下列情况下慎用 MP 治疗,①伴活动性感染;②高血压;③有胃肠道溃疡或活动性出血。

2)根据不同病理类型制订治疗方案:由于 SRNS 病理类型不同,对各种免疫抑制剂的治疗反应不同,其预后及自然病程有很大差别。因此,明确 SRNS 患儿的病理类型非常必要。一旦临床明确诊断 SRNS,有条件的医疗机构应尽早进行肾组织活检以明确病理类型。

在需要联合免疫抑制剂治疗时,应考虑不同的药物机制,采用多靶点用药理念,力求增加疗效和避免副作用。推荐方案如下。

A. 病理类型为肾小球轻微病变:可选择 CTX 冲击、CsA。

B. 病理类型为局灶节段性肾小球硬化:可选择 TAC、CsA、MP 联合 CTX 冲击、VCR、RTX 或 MMF。

C. 病理类型为系膜增生性肾小球肾炎:可选择 CTX 冲击、CsA 或 TAC。

D. 病理类型为膜增生性肾小球肾炎:可选择 MP 联合 CTX 冲击,CsA、TAC 或 MMF。

E. 病理类型为膜性肾病:可选 CsA、TAC 或咪唑立宾。

(4)辅助治疗

1)一线非免疫抑制治疗:一旦确诊为 SRNS,可使用 ACEI 或 ARB 治疗,不建议使用 ACEI/ARB 类药物联合治疗,且 CKD 4 期患者应慎用。如患儿出现血容量减少、急性肾损伤、高钾血症或频繁呕吐/腹泻等表现,则禁止或停止使用 ACEI/ARB 类药物。

儿童患者常选用以下药物:①依那普利,起始剂量 0.08mg/(kg·d),最大剂量 0.6mg/(kg·d)(最大量 40mg/d),每日 1 次或分 2 次;②贝那普利,起始剂量 0.2mg/(kg·d),最大剂量 0.6mg/(kg·d)(最大量 40mg/d),每日 1 次或分 2 次服用;③福辛普利,体重 <50kg 者起始剂量 0.1mg/(kg·d),最大剂量 40mg/d,每日 1 次;④氯沙坦,起始剂量 0.7mg/(kg·d),最大剂量 1.4mg/(kg·d)(最大量 100mg/d),每日 1 次。

应用此类药物时要注意肾功能损伤和高血钾。为避免首剂低血压，应从小剂量起始，早期每2周检测1次肾功能和血钾。如出现血肌酐（serum creatinine，SCr）上升<30%，可继续使用；如血肌酐上升>50%，应停用；如上升30%~50%时，应减量，并注意寻找和排除诱因，如低血容量、低血压及同时使用利尿剂等。发生高钾血症时应停药，并按高钾血症处理。血肌酐>256mmol/L不建议使用这类药物。双侧肾动脉狭窄者禁用。

2）抗凝治疗：可用双嘧达莫、肝素、华法林等，适应证及用量见前所述。

3）控制高血压：伴高血压患儿，应积极控制血压。采取以下措施将目标血压控制为小于相应年龄、性别和身高的第90百分位数。①限制饮食中钠盐的摄入。②伴蛋白尿时可首选ACEI/ARB类药物。③钙通道阻滞剂，硝苯地平0.25~0.5mg/（kg·次），每隔4~6小时1次；长效制剂氨氯地平，6~17岁儿童2.5~5mg/次，每日1次。④β受体阻滞剂，伴心率增快时可酌情加用。美托洛尔起始剂量为1mg/（kg·d），最大剂量6mg/（kg·d）（200mg/d），每12小时1次。⑤已用ACEI/ARB类药物的患儿如需加利尿剂，应避免保钾利尿剂且剂量应减少，并监测肾功能和血钾。

4）降脂治疗：给予低脂饮食，控制体重，防止增加过快。对持续血脂异常者，可考虑使用他汀类降脂药，但儿童需慎重，>4岁可用阿托伐他汀，起始剂量为10mg/d，最大剂量为40mg/d，每日1次。>10岁可用辛伐他汀，起始剂量为10mg/d，最大剂量为40mg/d，晚上1次服用。与CsA同用时，起始剂量为5mg/d，不应超过10mg/d。轻至中度肾功能不全者，起始剂量为5mg/d，重度肾功能不全者慎用。

附：原发性肾病综合征诊治流程图

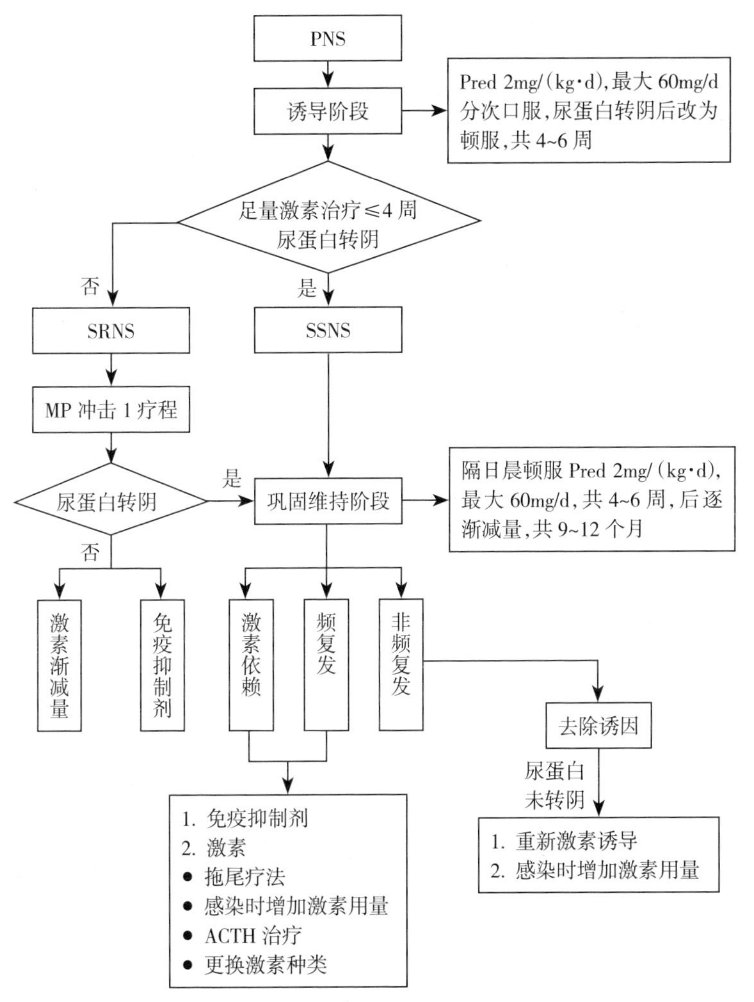

ACTH. 促肾上腺皮质激素；PNS. 原发肾病综合征；SSNS. 激素敏感型肾病综合征；SRNS. 激素耐药型肾病综合征；Pred. 泼尼松；MP. 甲泼尼龙。

（蒋小云）

参考文献

[1] 中华医学会儿科学分会肾脏学组．儿童激素敏感、复发/依赖肾病综合征诊治循证指南(2016). 中华儿科杂志,2017,55(10):729-734.

[2] TRAUTMANN A,VIVARELLI M,SAMUEL S,et al. IPNA clinical practice recommendations for the diagnosis and management of children with steroid-resistant nephrotic syndrome. Pediatr Nephrol,2020,35(8):1529-1561.

[3] PASINI A,BENETTI E,CONTI G,et al. The Italian Society for Pediatric Nephrology (SINePe) consensus document on the management of nephrotic syndrome in children:Part Ⅰ-Diagnosis and treatment of the first episode and the first relapse. Ital J Pediatr,2017,43(1):41.

[4] 中华医学会儿科学分会肾脏学组．激素耐药型肾病综合征诊治循证指南(2016). 中华儿科杂志,2017,55(11):805-809.

[5] FLOEGE J,BARBOUR SJ,CATTRAN DC,et al. Management and treatment of glomerular diseases(part 1):conclusions from a Kidney Disease:Improving Global Outcomes(KDIGO) Controversies Conference. Kidney Int,2019,95:268-280.

[6] ROVIN BH,CASTER DJ,CATTRAN DC,et al. Management and treatment of glomerular diseases(part 2):conclusions from a Kidney Disease:Improving Global Outcomes(KDIGO) Controversies Conference. Kidney Int,2019,95(2):281-295.

第五章　急进性肾小球肾炎

【概述】

急进性肾小球肾炎(rapidly progressive glomerulonephritis，RPGN)，简称急进性肾炎，系急进性肾炎综合征。临床呈急性起病，可有大量蛋白尿和血尿，红细胞管型尿，除水肿和高血压外，可出现持续性少尿或无尿，肾功能急剧恶化，迅速发展为尿毒症。主要病理改变以广泛的肾小球上皮新月体形成为特点。因此临床又称其为“新月体肾小球肾炎”。

本病在儿童中的确切发病率不清楚。成年人 RPGN 占肾小球肾炎的 2%~5%。儿童较成人少见，一般占小儿肾小球肾炎的 2% 以内。

【病因】

急进性肾炎可见于多种疾病：①继发于全身性疾病，如系统性红斑狼疮、肺出血肾炎综合征、结节性多动脉炎、过敏性紫癜、溶血尿毒综合征等；②严重链球菌感染后肾小球肾炎或其他细菌感染所致者；③原发性急进性肾炎，只限于排除链球菌感染后肾小球肾炎及全身性疾病后才能诊断。

原发性病因不明。部分患者常有上呼吸道感染，但实验室多无链球菌或病毒感染的依据。目前认为主要由免疫性损害和凝血障碍两方面引起，而免疫损害是关键，凝血障碍是病变持续发展和肾功能进行性减退的重要原因。另外，患儿免疫遗传易感性亦可能是本病发病的重要因素。在抗肾小球基底膜抗体型 RPGN 患者中，HLA-DRW2 和 B7 的频率增加；在原发性 RPGN 患者中，HLA-DRW2、MT3 和 BfF 的频率增高。

【病理】

肾脏表面光滑、肿大、苍白，可见多数出血点。光镜下除可见肾小球基底膜和内皮细胞增生及炎症细胞浸润外，半数以上肾小球内形成新月体为本病主要病理特征。新月体通常充满整个肾小囊，或部分围绕肾小球毛细血管丛。细胞型新月体中含有内源性增殖的肾小球上皮细胞（脏层和壁层）和外源性浸润的巨噬细胞。病变弥漫严重者，肾小囊被完全阻塞，毛细血管袢被压缩甚至关闭。链球菌感染后RPGN可见系膜增殖和中性粒细胞浸润。而在原发性RPGN中，系膜或内皮细胞的增殖少见或无。早期可见不同程度的间质炎症和肾小管损害。晚期肾小球新月体纤维化甚至玻璃样变，病理变化发展迅速者，可在数周内出现严重肾小球硬化，使肾小球功能丧失。间质纤维化和肾小管萎缩更明显。

根据免疫荧光检查结果，RPGN分为三型。Ⅰ型：抗肾小球基底膜抗体型，IgG和补体C3沿肾小球基底膜呈线性沉积，同样的沉积亦可见于肾小管基底膜；在肺出血肾炎综合征，此线性沉积也可见于肺泡基底膜。Ⅱ型：免疫复合物型，IgG和补体C3沿毛细血管袢和系膜区呈颗粒状沉积。Ⅲ型：肾小球毛细胞血管袢荧光染色阴性，新月体中纤维蛋白染色阳性。

电镜下可见新月体内除有增殖的上皮细胞外，尚可见较多的纤维及红细胞等。毛细血管袢呈屈曲萎缩状态，有的显示毛细血管基膜变性、断裂及纤维素沉积。内皮细胞下有高电子致密物沉积，有时亦见于上皮细胞下或系膜内。Ⅲ型在电镜下显示无沉积。

【诊断】

1. 临床表现　本病最常见于成人，平均年龄约40岁，儿科常见于较大儿童及青春期，男多于女。病前2~3周内可有疲乏、无力、发热、关节痛等症状。约1/3~1/2患者可有上呼吸道前驱感染。起病多与急性肾小球肾炎相似，一般在起病数天至2~3个月内发生少尿、无尿及肾功能不全。尿比重低，大量蛋白尿、血尿、管型尿，伴有氮质血症、酸中毒并逐渐加重，持续性高血压，常累及心、脑，并有全身水肿。可出现各种水、电解质的紊乱；持续少尿、无尿或反复加重，多表明肾实质损害严重，病情进展，预后不好。

少数病例也可具有肾病综合征特征，如低蛋白血症、高胆固醇血症等。在儿童中继发性 RPGN 比原发性更常见,其临床症状依原发病而定,如链球菌感染后肾小球肾炎、狼疮肾炎、紫癜性肾炎及膜增生性肾小球肾炎等,均可并发 RPGN。

2. **实验室检查** 尿常规检查示蛋白尿多为中度或重度,随病程进展尿蛋白可减少。中度血尿,或肉眼可见血尿,血尿持续是本病重要特点。尿沉渣检查可见大量红细胞、白细胞、各种管型及肾上皮细胞。肾功能检查见血尿素氮上升,血肌酐明显升高,肌酐清除率明显降低,尿比重低而恒定。

部分患者血抗基底膜抗体可阳性,血清免疫复合物可阳性。补体 C3 多正常,但因链球菌感染所致者可有一过性补体降低。血冷球蛋白可阳性,血纤维蛋白原可升高,尿纤维蛋白裂解产物可持续阳性。抗中性粒细胞胞浆抗体(antineutrophil cytoplasmic anti-body,ANCA)测定,可检出 ANCA 阳性的 RPGN。Ⅰ型 RPGN 中约 30% 病例可见抗肾小球基底膜抗体和 ANCA 同时阳性,Ⅲ型中约 80% 患者 ANCA 阳性,说明 RPGN 中有相当一部分病例存在原发性小血管炎。

3. **诊断标准** 典型病例诊断不难。目前较公认的诊断标准:①发病 3 个月以内肾功能急剧恶化;②少尿或无尿;③肾实质受累,表现为大量蛋白尿和血尿;④病理变化为 50% 以上肾小球呈新月体病变。有条件的医疗机构对诊断困难者,应作肾活体组织检查。

【鉴别诊断】

本病主要与急性链球菌感染后肾小球肾炎及溶血尿毒综合征鉴别。

1. **急性链球菌感染后肾小球肾炎** 其临床表现与 RPGN 类似,链球菌感染是两者的先驱感染,血清均可有链球菌感染的证据,补体 C3 降低,但 RPGN 的肾功能呈进行性衰竭,而急性链球菌感染后肾小球肾炎少尿持续时间较短,伴急性肾损伤者肾功能恢复较快(2~4 周内)。其肾病理改变以内皮细胞和系膜细胞增殖性病变为主,伴有多核粒细胞的浸润,偶有局灶性新月体形成。而 RPGN 除内皮细胞和系膜细胞增殖外,具有弥漫性新月体形成是其特征。

2. **溶血尿毒综合征**　多见于婴幼儿，临床表现为三大特征：①急性微血管性溶血性贫血；②急性进行性肾衰竭；③血小板减少伴出血症状。典型病例与 RPGN 不难鉴别，但急速进展的肾衰竭需与 RPGN 鉴别。溶血尿毒综合征贫血较重，实验室检查血液呈溶血改变，网织红细胞增多，周围血涂片可见大量破碎红细胞及异形红细胞，出血倾向明显伴血红蛋白尿与 RPGN 可资鉴别。

【治疗】

本病无特异治疗，目前治疗多主张采用综合治疗措施。

1. **保护残存肾功能**　及时采取对症治疗，矫正和防止由于急性肾损伤引起的水、电解质紊乱，以及减慢氮质血症的发展速度，给肾脏逐渐恢复的时间，禁用对肾有损害的药物和积极防治感染。

2. **肾上腺皮质激素冲击疗法**　甲泼尼龙 15~30mg/kg，最大量不超过 1 000mg/d，每日 1 次，连续 3 日为一疗程。继以泼尼松 1~2mg/kg，每日或隔日口服继续治疗，可以改善临床症状和肾功能。必要时可重复使用甲泼尼龙冲击疗法 2~3 个疗程。甲泼尼龙冲击可有短暂的头痛、心慌、发热感、出汗和精神异常等。有学者提出冲击疗法期间尽量避免使用利尿剂，以保持药物效果。

3. **抗凝疗法**　①肝素：50~100U/(kg·d)，每日 1 次，疗程 2~4 周。如病情好转可改用口服华法林，参考凝血时间调整剂量使 INR 值达 2~3。有学者认为肝素在无尿前应用效果较好。②双嘧达莫：25~50mg/次，每日 3 次，饭前服。

4. **四联疗法**　采用泼尼松 2mg/(kg·d)，环磷酰胺 1.5~2.5mg/(kg·d)或硫唑嘌呤 2mg/(kg·d)，肝素或华法林，以及双嘧达莫等联合治疗可取得一定疗效。

5. **血浆置换疗法**　可降低血浆免疫活性物质，清除有害介质，即抗原抗体复合物、抗肾小球基底膜抗体、补体、纤维蛋白原及其他凝血因子等，因此阻止和减少免疫反应，中断或减轻病理变化。每次置换血浆容量为 50ml/kg，每日或隔日 1 次，一般持续 2 周或至循环抗肾小球基底膜抗体消失。需同时使用免疫抑制剂治疗。

6. **透析疗法**　本病显著的临床症状为进行性肾衰竭，故主张早期进行透析治疗。一般可先作腹膜透析,不满意时可考虑作血液透析。

7. **肾移植**　肾移植需等待至血中抗肾小球基底膜抗体阴转后才能进行,否则效果不好。一般需经透析治疗维持半年后再行肾移植。

【预后】

本病预后较差,多数患者在几个月至一年内发展为严重肾衰竭而死亡。临床上出现少尿于发病 1 周后,少尿持续 3 周以上,严重高血压、水肿、肉眼血尿、大量蛋白尿、明显贫血、出血、神经症状等均提示预后恶劣。病程短于半年,肌酐 >440~530μmol/L 者预后尤为恶劣。链球菌感染后发病者预后较好。预后情况与新月体的百分数及体积有关。新月体百分数和体积越大,病死率越高。

➢ **附:急进性肾小球肾炎诊治流程图**

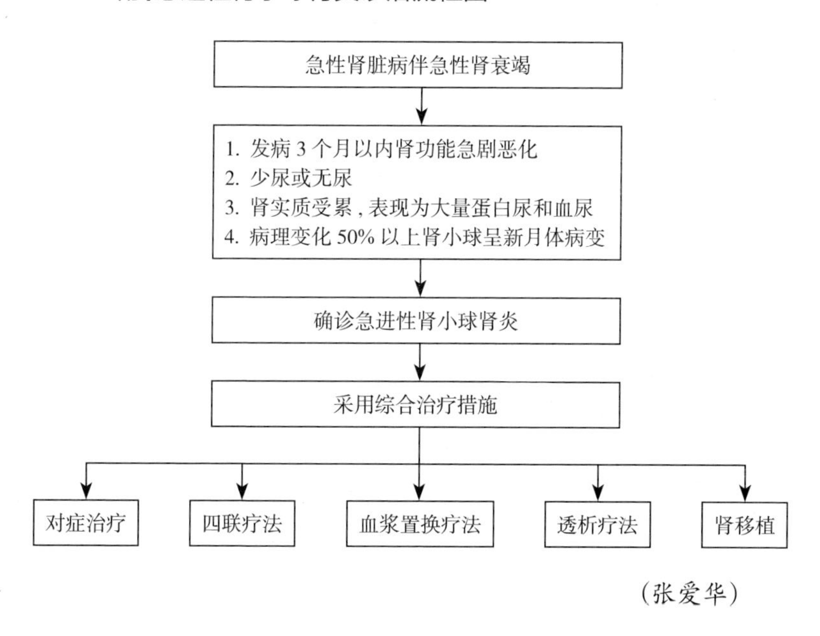

（张爱华）

参考文献

[1] 王天有,申昆玲,沈颖.诸福棠实用儿科学.9版.北京:人民卫生出版社,2022.

[2] 徐虹,丁洁,易著文.儿童肾脏病学.北京:人民卫生出版社,2021.

第六章 急性肾衰竭(急性肾损伤)

【概述】

急性肾衰竭(acute renal failure,ARF),是由多种原因引起的短期内肾功能急剧下降或丧失的临床综合征,患儿出现氮质血症,水、电解质紊乱和代谢性酸中毒等症状。为有利于肾功能损伤的早期诊断和治疗,现渐以急性肾损伤(acute kidney injury,AKI)的概念取代急性肾衰竭。当 AKI 进展至 3 期时,则为急性肾衰竭。其病因可分为肾前性、肾性和肾后性三类(表 6-1)。

表 6-1 急性肾衰竭的病因分类

病因分类	定义	常见病因
肾前性	各种原因引起的有效循环血容量降低,致使肾血流量不足、肾小球滤过率显著降低	绝对血容量不足:呕吐、腹泻、大面积烧伤、手术或创伤出血等 相对血容量不足:休克、低蛋白血症、严重心律失常、心脏压塞和心力衰竭等
肾性	各种肾实质病变所致的肾衰竭,或由于肾前性肾衰竭未能及时去除病因、进展所致	急性肾小管坏死、急性肾小球肾炎、溶血尿毒综合征、急性间质性肾炎、肾血管病变、慢性肾脏病伴肾功能急剧衰退等
肾后性	各种原因所致的尿路梗阻引起的急性肾衰竭	输尿管肾盂连接处狭窄、肾结石、肿瘤压迫、血块堵塞等

【诊断】

当患儿存在诱发急性肾损伤的基础疾病或因素时,需警惕和预防 AKI 的发生。尿量持续减少、肾功能急剧恶化时,均应考虑 AKI 的可能;当患儿尿量急剧减少、肾功能急剧恶化时,应考虑ARF的可能。

1. **临床表现**　除有诱发病因的症状外,患儿可因尿量减少、肾功能下降而出现水钠潴留、电解质紊乱、代谢性酸中毒,以及因氮质血症引起的各系统中毒症状。

2. **AKI的诊断标准**　临床常用的标准为:①改善全球肾脏病预后组织指南推荐(表6-2),48小时血肌酐升高绝对值≥26.5μmol/L(0.3mg/dl);或7天内血肌酐较原水平升高≥50%;或尿量<0.5ml/(kg·h),超过6小时;②急性透析质量倡议(ADQI)修订的儿童RIFLE标准(pRIFLE标准)为7天内估算的肌酐清除率下降≥25%,或尿量<0.5ml/(kg·h),超过8小时(表6-3)。

表6-2　AKI的改善全球肾脏病预后组织诊断标准及分期

分期	血肌酐	尿量
1期(risk)	血肌酐达基线水平的1.5~1.9倍,或血肌酐上升值≥26.5μmol/L(≥0.3mg/dl)	<0.5ml/(kg·h)持续6~12小时
2期(injury)	血肌酐达基线水平的2.0~2.9倍	<0.5ml/(kg·h)持续≥12小时
3期(failure)	血肌酐达基线水平的3倍以上,或血肌酐上升值≥353.6μmol/L(≥4.0mg/dl),或需要肾脏替代治疗,或肾小球滤过率<35ml/(min·1.73m^2)	<0.3ml/(kg·h)持续≥24小时或无尿持续≥12小时

表6-3　儿童AKI的pRIFLE的诊断标准及分期

分期	估算的肌酐清除率	尿量
风险期(risk)	下降≥25%	<0.5ml/(kg·h)持续8小时
损伤期(injury)	下降≥50%	<0.5ml/(kg·h)持续16小时
衰竭期(failure)	下降≥75%;或<35ml/(min·1.73m^2)	<0.3ml/(kg·h)持续24小时;或无尿12小时
丧失期(loss)	衰竭期持续超过4周	
终末期(end stage)	衰竭期持续超过3个月	

此外,我国学者根据儿童血肌酐范围制定了儿童 AKI 标准(pROCK 标准):7 天内血肌酐增加≥20μmol/L 且较基线水平上升≥30%(表 6-4)。

表 6-4 儿童 AKI 的 pROCR 分期及标准

分期	血肌酐
1 期(risk)	20μmol/L≤血肌酐增加值 <40μmol/L 基线水平的 0.3 倍≤血肌酐增加值 < 基线水平的 0.6 倍
2 期(injury)	40μmol/L≤血肌酐增加值 <80μmol/L 基线水平的 0.6 倍≤血肌酐增加值 < 基线水平的 1.2 倍
3 期(failure)	血肌酐增加值≥80μmol/L 血肌酐增加值≥基线水平的 1.2 倍

【鉴别诊断】

ARF 诊断一旦确定,须进一步鉴别是肾前性、肾性还是肾后性 ARF。①肾前性和肾性 ARF 的鉴别见表 6-5。②肾后性 ARF:泌尿系统影像学检查有助于发现导致尿路梗阻的病因。腹部平片、超声波、CT、磁共振等检查有助于了解肾脏的大小、形态,血管及输尿管、膀胱有无梗阻,也可了解肾血流量、肾小球和肾小管的功能,使用造影剂可能加重肾损害,须慎用。

表 6-5 肾前性和肾性肾衰竭的鉴别

指标	肾前性	肾性
脱水征	有	无或有
尿沉渣	偶见透明管型、细颗粒管型	粗颗粒管型和红细胞管型
尿比重	>1.020	<1.010
尿渗透压	>500mOsm/L	<350mOsm/L
尿肌酐/血肌酐	>40	<20(常 <5)
肾衰指数*	<1	>1
尿钠	<20mmol/L	>40mmol/L
滤过钠排泄分数▽	<1%	>1%

续表

指标	肾前性	肾性
中心静脉压	<50mmH$_2$O	正常或增高
补液试验□	尿量增加	无效
利尿试验†	有效	无效

注:

$$^{*}\text{肾衰指数}=\frac{\text{尿钠(mmol/L)}\times\text{血肌酐}(\mu\text{mmol/L})}{\text{尿肌酐}(\mu\text{mmol/L})}$$

$$^{\nabla}\text{滤过钠排泄分数}=\frac{\text{尿钠(mmol/L)}\times\text{血肌酐}(\mu\text{mmol/L})}{\text{血清钠(mmol/L)}\times\text{尿肌酐}(\mu\text{mmol/L})}\times100\%$$

□补液试验:用2∶1等张液,15~20ml/kg快速输入(半小时内输完),2小时尿量增加至6~10ml/kg,为肾前性少尿;尿量无增加则可能为肾性肾衰竭。

†利尿试验:如补液后无反应可使用20%甘露醇注射液0.2~0.3g/kg,在20~30分钟内推注,2小时尿量增加至6~10ml/kg为有效,需继续补液改善循环;无反应者给予呋塞米1~2mg/kg,2小时尿量增加至6~10ml/kg为有效;若仍无改善,为肾性肾衰竭。对已有循环充血者,慎用甘露醇。

【治疗】

治疗原则:去除病因,积极治疗原发病,减轻症状,改善肾功能,防止并发症的发生。

1. **去除病因和治疗原发病**　肾前性ARF应注意及时纠正全身循环血流动力学障碍,包括补液、输注血浆和白蛋白、控制感染等。避免接触肾毒性物质,严格掌握肾毒性抗生素的用药指征,并根据肾功能调节用药剂量,密切监测尿量和肾功能变化。

2. **饮食和营养**　应选择高糖、低蛋白、富含维生素的食物,尽可能供给足够的能量。供给热量210~250J/(kg·d),蛋白质0.5g/(kg·d),应选择优质动物蛋白,脂肪占总热量的30%~40%。

3. **控制水和钠摄入**　根据基础病因和全身血容量选择不同治疗,对于低血容量患儿,首先需要静脉补液;对于非低血容量,尤其是容量负荷重的患儿要坚持“量出为入”的原则,严格限制水、钠摄入[钠摄入限制在2~3mmol/(kg·d),以预防水钠潴留引起高血压],有透析支持则可适当放宽液体入量。每日液体量控制在：尿量 + 显性失水(呕吐、大便、引流量)+ 不显性失水 - 内生水。无发热患儿每日不显性失水为 300ml/m^2，体温每升高 1℃，不显性失水增加 75ml/m^2；内生水在非高分解代谢状态约为 100ml/m^2。所用液体均为非电解质液。袢利尿剂(呋塞米)对少尿型 ARF 可短期试用。

4. **纠正代谢性酸中毒轻、中度代谢性酸中毒** 一般无须处理。当血浆[HCO_3^-]<12mmol/L 或动脉血 pH 值 <7.2，可补充 5% 碳酸氢钠注射液 5ml/kg，提高二氧化碳结合力(CO_2CP) 5mmol/L。纠正酸中毒时应注意防治低钙性抽搐。

5. **纠正电解质紊乱** 包括高钾血症、低钠血症、低钙血症和高磷血症的处理。严重高钾血症，特别是伴有心电图改变(QRS 波增宽、T 波高尖)时，应予以紧急处理：①10% 葡萄糖酸钙溶液，0.5~1ml/kg，最大剂量为 20ml，3~5 分钟内静脉推注；②5% 碳酸氢钠溶液，1~2mmol/kg(最大剂量 50mmol)，5~10 分钟内静脉推注；③标准胰岛素 0.1U/kg(最大剂量为 10U)，加入 1ml/kg 的 50% 葡萄糖溶液中，1 小时内静脉滴注(<5 岁，加入 10% 的葡萄糖溶液 5ml/kg，≥5 岁的儿童，加入 25% 的葡萄糖溶液 2ml/kg，最大剂量为 25g)。吸入性 β 受体激动剂亦可降低血钾，但接受该类药物治疗时需要除外心律失常并在治疗期间予以心电监护。严重低钠血症，出现惊厥或血钠低于 120mmol/L 时，可给予 3% 氯化钠注射液静脉滴注，钠的毫摩尔数 = 0.6 × 体重(kg)× [125- 血钠浓度(mmol/L)]。

6. **透析治疗** 凡上述保守治疗无效者，均应尽早进行透析。透析的指征：①严重水潴留，有肺水肿、脑水肿、心力衰竭的倾向和药物难以控制的高血压；②非透析治疗无效的血钾≥6.5mmol/L 或心电图有高钾表现；③严重酸中毒，血浆[HCO_3^-]<12mmol/L 或动脉血 pH 值 <7.2；④严重氮质血症，血尿素氮 >28.6mmol/L，或血肌酐 >707.2μmol/L，特别是高分解代谢的患儿；现透析指征有放宽的趋势。透析的方法包括腹膜透析、血液透析和连续动静脉血液滤过三种技术，儿童尤其是婴幼儿以腹膜透析最为常用。

➤ 附:急性肾衰竭(急性肾损伤)诊治流程图

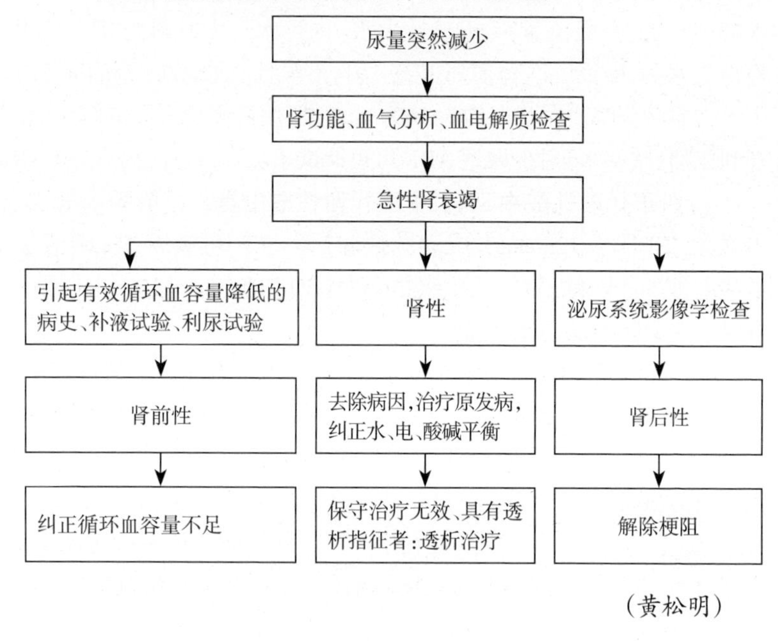

(黄松明)

参考文献

[1] OSTERMANN M, BELLOMO R, BURDMANN EA, et al. Controversies in acute kidney injury: conclusions from a Kidney Disease: Improving Global Outcomes (KDIGO) Conference. Kidney Int, 2020, 98: 294-309.

[2] KHWAIA A. KDIGO Clinical practice guidelines for acute kidney injury. Nephron Clin Pract, 2012, 120: c179-c184.

[3] AKCAN-ARIKAN A, ZAPPITELLI M, LOFTIS LL, et al. Modified RIFLE criteria in critically ill children with acute kidney injury. Kidney Int, 2007, 71: 1028-1035.

[4] XU X, NIE S, ZHANG A, et al. A new criterion for pediatric AKI based on the reference change value of serum creatinine. J Am Soc Nephrol, 2018, 29: 2432-2442.

[5] 孙锟,沈颖,黄国英. 小儿内科学. 6版. 北京:人民卫生出版社,2020.

第七章　慢性肾脏病

【概述】

慢性肾脏病(chronic kidney disease,CKD)因其病程长、医疗资源消耗多已成为21世纪人类面临的全球性公共健康问题,现定义为肾脏损伤(肾脏结构或功能异常)≥3个月,且这种结构或功能的异常对健康有影响。可有或无肾小球滤过率(glomerular filtration rate,GFR)下降,表现为以下任何一条:①病理学检查异常;②肾损伤的指标,包括血、尿成分异常或影像学检查异常。2002年NKF-K/DOQI指南将CKD依据GFR水平分为5期(表7-1)。

表7-1　慢性肾脏病的分期

单位:ml/(min·1.73m^2)

分期	描述	肾小球滤过率
1期	肾损伤,肾小球滤过率正常或升高	≥90
2期	肾损伤,肾小球滤过率轻度下降	60~89
3期	肾小球滤过率中度下降	30~59
4期	肾小球滤过率严重下降	15~29
5期	肾衰竭	<15或透析

慢性肾衰竭(chronic renal failure,CRF)属CKD 5期,由于多种肾脏疾病引起的慢性持久性肾功能减退,使肾脏排泄调节功能和内分泌代谢功能严重受损,导致含氮代谢废物在体内潴留,水、电解质和酸碱平衡紊乱而出现一系列综合征。

【病因】

儿童 CKD 的常见病因有:①遗传性肾脏病;②围产期低血氧或某些引起肾缺血、栓塞等的疾病;③肾发育异常及不全者;④梗阻性泌尿系统疾病;⑤反流伴反复尿路感染、肾瘢痕者;⑥有急性肾炎或肾病综合征病史者;⑦溶血尿毒综合征史;⑧紫癜性肾炎;⑨系统性红斑狼疮等。各种原因引起的肾单位丢失、肾小管间质损伤、肾小球硬化,最终可导致肾小球滤过功能的下降、代谢产物的体内蓄积。随着儿童肾小球疾病防治水平的提高,获得性肾小球疾病引起的慢性肾衰竭逐渐减少,而先天性肾脏和尿路畸形、遗传性肾脏疾病、反流性肾病等逐渐成为引起小儿慢性肾衰竭的主要原因。

【诊断】

除原发病症状外,随着肾脏功能的下降,CKD 可有非特异性表现,如乏力、食欲缺乏、生长迟滞等。随病情进展至氮质血症或尿毒症时则出现多系统表现。消化系统表现为恶心、呕吐;血液系统有贫血、出血倾向;循环系统有高血压、心功能不全、心律失常、心包炎;神经系统则有淡漠、周围神经系统症状;水、电解质及酸碱平衡表现为水钠调节差(一方面易水钠潴留、水肿,另一方面又可发生低钠血症),血钾可正常但晚期尿少时则血钾增高,多有高磷、低血钙、代谢性酸中毒症状。

对慢性肾脏病患者定期进行血压监测、血常规、血生化、电解质测定,B 超随访观察肾脏大小、形态、结构。对初次诊断的 CKD 患者必须积极查找原发病,部分原发病,如过敏性紫癜、系统性红斑狼疮、结节性多动脉炎、韦格纳肉芽肿病等积极治疗后肾脏损害可能减轻甚至痊愈。

根据慢性肾脏病史、临床表现有生长发育迟滞、乏力、食欲缺乏、恶心、呕吐、夜尿多、高血压、贫血等多系统改变。化验尿比重低,比重固定于 1.010,尿常规异常,血生化示氮质血症、代谢性酸中毒,即可诊断慢性肾衰竭。

【鉴别诊断】

有无肾盂肾炎;或慢性肾脏病急性发作,即慢性肾脏病基础上因某些诱因(如脱水、感染、尿路梗阻、某些肾毒性药物的应用)而致暂时性肾功能减退。此类诱因去除后,肾功能常可恢复至原水平。

【治疗】

1. **治疗原则**　治疗原发疾病，控制肾功能恶化因素，预防并发症（如贫血、骨病、营养不良），提高生存率和生活质量（表 7-2）。对已有的肾脏疾患或可能引起肾损害的疾患进行及时有效的治疗，防止 CKD 的发生；对肾功能已有轻至中度损害的患者进行治疗，延缓疾病的进展，防止终末期肾病的发生。

表 7-2　不同分期慢性肾脏病的治疗计划

分期	肾小球滤过率/ml·$(min·1.73m^2)^{-1}$	治疗计划
1 期	≥90	病因诊断和治疗，治疗合并症、延缓疾病进展
2 期	60~89	评估疾病是否进展及进展速度，延缓疾病进展
3 期	30~59	评价和治疗并发症
4 期	15~29	准备肾脏替代治疗或透析
5 期	<15	肾脏替代治疗

2. **控制导致儿童 CKD 的常见恶化因素**　脱水、低血压导致血流量不足，肾脏灌注下降；肾毒性药物（如抗生素、造影剂、前列腺素合成抑制剂）；肾内外的梗阻；感染；严重高血压；水、电解质紊乱；体内高分解状态等。

3. **饮食、营养**　为慢性肾脏病患儿管理的重要组成部分，既要维持小儿的生长发育，还要有助于减轻氮质血症和延缓病情进展。

（1）避免高蛋白饮食，同时应避免因过度限制蛋白摄入导致营养不良。不同年龄的蛋白质和热量需求量不同，年龄越小蛋白质和热量需求越多。一般选用优质蛋白（如蛋、牛奶、鱼、肉、禽等；因牛奶中含磷高，可采用低磷奶粉），热量不足部分以碳水化合物及脂肪补充。2020 年，儿童肾脏营养组制定了儿童 2~5D 期 CKD 的能量和蛋白质摄入推荐指南。对于能量的摄入，2~5D 期 CKD 患儿与健康同龄儿相仿；对于体重和生长不理想的患儿，建议能量摄入在推荐饮食摄入（suggested dietary intake，SDI）范围的高限。对于蛋白质的摄入，2~5D 期 CKD 患儿建议蛋白质摄入不应低于 SDI 推荐的最低剂量；对于透析患儿,考虑在透析中有蛋白质的丢失,这类患儿蛋白质的摄入应高于非透析患儿的SDI推荐;对于高尿素水平的患儿,在除外其他因素引起的血尿素增高后,将蛋白质摄入调整为SDI推荐的下限(表7-3)。具体需结合我国儿童营养状况进一步研究。

表7-3 0~18岁CKD 2~5D期患儿能量和蛋白质摄入量推荐表

年龄	SDI推荐热量/kcal·(kg·d)$^{-1}$		SDI推荐蛋白/g·(kg·d)$^{-1}$	SDI推荐蛋白/g·d^{-1}
<1个月	93~107		1.52~2.50	8~12
1个月	93~120		1.52~1.80	8~12
2个月	93~120		1.40~1.52	8~12
3个月	82~98		1.40~1.52	8~12
4个月	82~98		1.30~1.52	9~13
5个月	72~82		1.30~1.52	9~13
6~9个月	72~82		1.10~1.30	9~14
10~11个月	72~82		1.10~1.30	9~15
12个月	72~120		0.90~1.14	11~14
年龄	SDI推荐热量/kcal·(kg·d)$^{-1}$		SDI推荐蛋白/g·(kg·d)$^{-1}$	SDI推荐蛋白/g·d^{-1}
	男	女	—	—
2岁	81~95	79~92	0.90~1.05	11~15
3岁	80~82	76~77	0.90~1.05	13~15
4~6岁	67~93	64~90	0.85~0.95	16~22
7~8岁	60~77	56~75	0.90~0.95	19~28
9~10岁	55~69	49~63	0.90~0.95	26~40
11~12岁	48~63	43~57	0.90~0.95	34~42
13~14岁	44~63	39~50	0.80~0.90	34~50
15~17岁	40~55	36~46	0.80~0.90	男:52~65 女:45~49

注:如果是生长发育落后的患儿,建议以身高位于生长发育曲线中50%水平对应的年龄作为标准,选择SDI推荐剂量。

(2) 无水肿及高血压者一般不严格限钠,每日钠摄入不超过2~3mmol/(kg·d)。

(3) 减少患者饱和脂肪酸的摄入,并注意补充水溶性维生素如维生素 B_1、B_2、B_6、C 等。肾功能进一步恶化或摄入困难者可给予必需氨基酸或 α-酮酸制剂,有助于利用体内尿素氮转为氨基酸,降低尿素氮水平。控制高血脂,对伴有高血脂者应给予低脂饮食(低脂、低胆固醇及高多聚不饱和脂肪酸)。

4. **水、电解质、酸碱失衡的治疗** 限制水、盐摄入。对有高血钾者应限制含钾丰富的食品摄入(如橘子、香蕉、干果、巧克力、蘑菇等);对含钾盐或影响钾代谢的药物(如青霉素钾盐、醛固酮拮抗剂)应慎用,避免输注库存血,当血钾 >5.8mmol/L 时应给予药物治疗[详见第六章急性肾衰竭(急性肾损伤)]。当出现呼吸深快等代谢性酸中毒临床症状或血[HCO_3^-]<15mmol/L 时,可给予碳酸氢钠纠正。纠正酸中毒过程中应避免因游离钙下降而诱发手足搐搦。

5. 对于发生慢性肾脏病矿物质和骨异常的患儿,主要治疗包括降低高血磷、维持正常血钙和继发性甲状旁腺功能亢进。降磷治疗应首先限制富含磷的饮食,再根据病情选择含钙磷结合剂或非含钙磷结合剂。对于继发性甲状旁腺功能亢进患儿,纠正高磷低钙血症后可使用活性维生素 D 类似物,如骨化三醇或维生素 D 类似物阿法骨化醇等,然后根据血清钙、磷及甲状旁腺激素水平调整剂量,如常规治疗均无效可能需行甲状旁腺切除术。

贫血患者应注意补充营养,可给予叶酸、铁剂及促红细胞生成素等治疗,当血红蛋白 <60g/L、有脑缺氧症状或伴发感染、出血时应输注新鲜红细胞,并注意监测有无循环负荷过重。

控制高血压,防止某些靶器官(如心、脑)的损伤及合并症(如心力衰竭、脑血管病),延缓慢性肾衰竭的进展。

6. **血管紧张素转化酶抑制剂(ACEI)、血管紧张素Ⅱ受体拮抗剂(ARB)** 此类药物可改善肾脏血流动力学,减少蛋白尿,延缓肾小球硬化,但目前在儿童 CKD 中的治疗作用仍存有争议,在儿童 CKD 1~3 期中有蛋白尿或高血压者,建议使用 ACEI/ARB。对于 CKD 4 期和 5

期的患儿,治疗应个体化,需动态监测以预防严重并发症。如患儿出现低血压、高钾血症、肾功能迅速下降等需及时停止用药。此外,需注意使用该类药物的禁忌证,如新生儿、肾动脉狭窄、难以纠正的高血钾等。

7. **透析和肾移植** 对于 CKD 4 期的患者,应行肾脏替代治疗前准备,5 期患者应开始肾脏替代治疗(包括腹膜透析、血液透析和肾脏移植)。

➢ **附:慢性肾脏病诊治流程图**

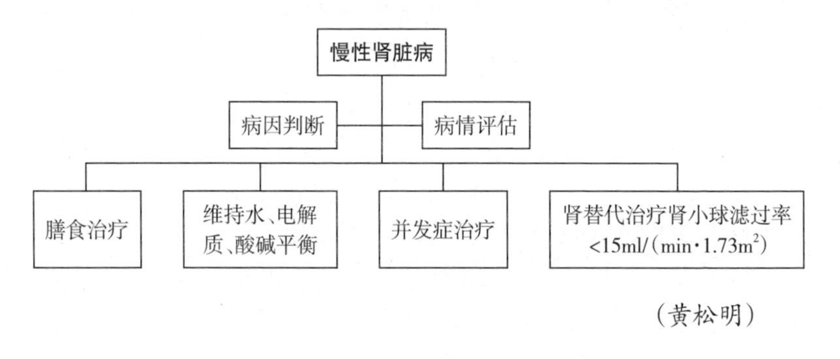

(黄松明)

参考文献

[1] 孙锟,沈颖,黄国英. 小儿内科学. 6 版. 北京:人民卫生出版,2020.

[2] KIDGO. KDIGO 2012 Clinical practice guideline for the evaluation and management of chronic kidney disease. Kidney Int Supplements,2013,3(1):1-150.

[3] VANESSA SHAW,NONNIE POLDERMAN,JOSÉ RENKEN-TERHAERDT,et al. Energy and protein requirements for children with CKD stages 2-5 and on dialysis-clinical practice recommendations from the Pediatric Renal Nutrition Taskforce. Pediatr Nephrol,2020,35(3):519-531.

第八章　IgA 肾病

【概述】

IgA 肾病（IgA nephropathy）是一组以肾小球系膜区 IgA（主要为含 J 链的 IgA1）为主的免疫复合物沉积为免疫病理特征的临床综合征，并排除了各种继发原因所致的 IgA 沉积的原发性肾小球疾病。IgA 肾病是世界上最常见的原发性肾小球疾病，尤其好发于亚洲的黄色人种区域，多见于年长儿和青年，男女比例约为 2∶1，起病前多有上呼吸道感染等诱因。临床表现类型多样，以发作性肉眼血尿和持续性镜下血尿最为常见，可伴有不同程度的蛋白尿；部分患儿表现为肾病综合征、急性肾炎综合征，甚至急进性肾炎综合征，可合并高血压及肾功能减退。本病多呈慢性进展，5%~14% 的儿童患者随访 5 年左右出现肾功能下降≥50% 或进展至终末期肾病（end-stage kidney disease，ESKD），20% 的儿童患者诊断 20 年后发生肾功能下降≥50% 或进展至终末期肾病，故 IgA 肾病是导致终末期肾病的主要疾病之一。

【病因】

IgA 肾病的确切发病机制尚未完全清楚，多种因素在其发病的多个不同环节中发挥作用。其中感染（以上呼吸道最多）导致的致病性 IgA1 分子的形成可能是 IgA 肾病发病的始动环节，且为与其他原发肾小球疾病发病机制不同的关键所在。IgA 肾病患者血清 IgA1 分子铰链区存在半乳糖化不佳，半乳糖化不佳的 IgA1（galactose-deficient IgA1）分子不仅更易自身聚合，还与血清中特异性识别半乳糖化不佳的 IgA1 的 IgG 抗体结合，从而形成以多聚 IgA1 分子为主的大分子免疫复合物，沉积在肾脏的肾小球系膜区，介导系膜细胞和局部补体旁路及凝集素途径的激活，触发炎症反应，引起 IgA 肾病的发生和发展。其他如 IgA1 分子结构异常使肝脏清除减少，以及遗传因素等在 IgA 肾病的发生及加重中也有一定的作用。

【诊断】

目前尚无有效地用于诊断 IgA 肾病的血液或尿液生物标志物，故 IgA 肾病确诊需依赖肾活检。2021 年，改善全球肾脏病预后组织的 IgA 肾病指南建议对表现为血尿、蛋白尿及补体 C3 水平正常的疑似 IgA 肾病的患儿进行肾活检，以明确诊断并评估炎症程度及有无坏死。

IgA 肾病的共同特点是免疫荧光可见系膜区和/或肾小球毛细血管袢有 IgA 或以 IgA 为主的免疫复合物沉积。光镜下有不同程度的肾小球系膜细胞增生和细胞外基质的堆积。诊断必须排除各种原因所致的继发性 IgA 肾病。

1. **临床分型** IgA 肾病虽然在免疫病理上是具有上述共同免疫病理特征的一组疾病。但此病在临床和病理表现具有很大的多样性，根据 2017 年中华医学会儿科学分会肾脏病学组发布了《原发性 IgA 肾病诊治循证指南(2016)》，指出临床上宜将我国儿童原发性 IgA 肾病临床表现分为以下 7 种类型。

(1) 孤立性血尿型(包括复发性肉眼血尿型和孤立性镜下血尿型)。

(2) 孤立性蛋白尿型(24 小时尿蛋白定量 <50mg/kg)。

(3) 血尿和蛋白尿型(24 小时尿蛋白定量 <50mg/kg)。

(4) 急性肾炎型。

(5) 肾病综合征型(24 小时尿蛋白定量 <50mg/kg)。

(6) 急进性肾炎型。

(7) 慢性肾炎型。

临床分型有助于分型施治、确定个体化治疗方案和进行随访观察。

2. **病理分型** 虽然在 2009 年以前 Lee 分级系统被广泛用于 IgA 肾病病理分级，但此分型系统对预测 IgA 肾病临床预后及应用中可重复性均显不足。而基于循证的 2017 年发表的 IgA 肾病牛津分类

2016（MEST-C 评分，表 8-1）显示系膜细胞增生、内皮细胞增生、节段性肾小球硬化、肾小管萎缩/间质纤维化及新月体具有预测肾脏结局的价值，且基于肾活检时临床资料和牛津 MEST 评分的国际 IgA 肾病预测工具可以预测该病成人患者肾活检 5 年时肾功能下降 50% 或出现终末期肾病的风险，以及儿童患者肾活检 5 年时肾功能下降 30% 或出现终末期肾病的风险。因此，我国儿童原发性 IgA 肾病活检报告应纳入基于 MEST-C 存在与否的数值评分。

表 8-1　IgA 肾病牛津分类（MEST-C 评分）*

组织学参数	定义	评分
系膜细胞增生	肾小球系膜区系膜细胞超过 4 个	M0：<50% 的肾小球系膜细胞增生 M1：>50% 的肾小球系膜细胞增生
内皮细胞增生	肾小球毛细血管腔细胞数目增加所致的增生	E0：没有内皮细胞增生 E1：任意肾小球呈现内皮细胞增生
节段性肾小球硬化	部分而不是整个肾小球毛细血管丛粘连或硬化（基质致毛细血管腔闭塞）	S0：没有 S1：任意肾小球有
肾小管萎缩/间质纤维化	估计呈现肾小管萎缩或间质纤维化的皮质区百分比，以较高者为准	T0：0%~25% T1：26%~50% T2：>50%
新月体	存在细胞性和/或纤维细胞性新月体的肾小球百分比	C0：没有 C1：0%~25% 的肾小球 C2：≥25% 的肾小球

注：M. 系膜细胞增生；E. 内皮细胞增生；S. 节段性肾小球硬化；T. 肾小管萎缩/间质纤维化；C. 新月体；* 肾小球 <8 个的活检预后价值不确定。

【鉴别诊断】

1. **继发性 IgA 肾病**　儿童中引起继发性 IgA 肾病常见的原因有 IgA 血管炎肾炎、系统性红斑狼疮、慢性乙型肝炎、类风湿关节炎、强直性脊柱炎、混合性结缔组织病等。其中，IgA 血管炎肾炎临床表现、肾活检免疫病理特征及发病机制同 IgA 肾病，故有学者提出两者是临床表现不同的同一疾病。然而这一假说少有科学依据证实。IgA 血管炎肾炎通常伴有皮肤、消化道及关节受累，而 IgA 肾病没有皮肤表现，可以此鉴别两者。

2. **良性家族性血尿** 本病多有家族史，临床上 90% 表现为持续性镜下血尿，仅少数伴间歇性发作性血尿。一般无症状，多在体检或尿常规检查中发现。家族史及肾活检可资鉴别；其电镜为薄基底膜肾病（基底膜厚度约为正常人的 1/3~2/3），预后多良好。

3. **左肾静脉压迫综合征** 属非肾性血尿，无肾小球肾炎的临床表现。

4. **特发性高钙尿症** 表现为持续性镜下血尿，或伴有发作性肉眼血尿，为非肾小球性血尿，多有家族史。≥2 岁儿童尿钙-肌酐比值若 >0.21mg/mg（>0.6mmol/mmol）可怀疑本病。24 小时尿钙定量 ≥4mg/（kg·d）（≥0.1mmol/（kg·d）可确诊。

【治疗】

由于本病临床有多样性、反复性、慢性进展性及临床病理的不平行性等特点，宜采取个体化、因人而异的治疗措施，治疗方案应尽量采取病理分级作为不同治疗的参考，在临床症状中蛋白尿的程度为公认的制订治疗方案及评价治疗效果的指标，因蛋白尿为肾脏疾病进展的独立危险因素和最重要因素之一。其他需监测的指标还有肾功能、肾小球滤过率、血压等。基于目前循证医学研究的成果，目前本症的治疗多为针对临床主要表现，以及肾脏病变轻重，采用分型治疗、多药联合（即“鸡尾酒式治疗”）、低毒性、长疗程（一般 1~2 年以上）的治疗原则。目的是保护肾功能，减慢病情进展。主要包括肾上腺糖皮质激素和多种免疫抑制剂、ACEI/ARB，旨在抑制异常的免疫反应、清除免疫复合物、修复肾脏损伤、延缓慢性进展及对症处理（降压、利尿）。

2021 年，改善全球肾脏病预后组织 IgA 肾病指南建议：儿童患者一旦出现蛋白尿应予以 ACEI/ARB 治疗，同时应低盐饮食、健康生活方式，以及控制收缩压至低于同年龄、性别和身高儿童的第 90 百分位数。对于 24 小时尿蛋白 >1g/d 或尿蛋白-肌酐比值 >1g/g（100mg/mmol）伴或不伴系膜细胞增生的儿童患者，在应用肾素-血管紧张素系统阻滞剂的基础上，采用约 6 个月的激素治疗。对于病理类型为微小病变的 IgA 肾病儿童患者，按激素敏感型肾病综合征予以治疗；对于表现为快速进展型 IgA 肾病儿童患者，予以激素（通常采用甲泼尼龙冲击）联合环磷酰胺治疗。该病治疗目标包括蛋白尿 <200mg/d[<400mg/(1.73m^2·d)] 或尿蛋白-肌酐比值 <200mg/g [<0.2g/g(<20mg/mmol)]，收缩压至低于同年龄、性别和身高儿童的第 90 百分位数。

2017 年，中华医学会儿科学分会肾脏病学组发布的儿童《原发性 IgA 肾病诊治循证指南(2016)》建议：

1. 以血尿为主要表现的原发性 IgA 肾病的治疗

(1) 持续镜下血尿：目前多数观点认为孤立性镜下血尿、肾脏病理 Lee Ⅰ级或Ⅱ级无须特殊治疗，但需定期随访，如随访中出现病情变化（如合并蛋白尿、持续性肉眼血尿、高血压等）应重新评价。

(2) 肉眼血尿：对与扁桃体感染密切相关的反复发作性肉眼血尿，可酌情行扁桃体摘除术。对临床持续 2~4 周以上的肉眼血尿者，在确定排除各种感染隐患后，可试用甲泼尼龙冲击治疗 1~2 个疗程。

2. 合并蛋白尿时原发性 IgA 肾病的治疗

(1) 轻度蛋白尿：指 24 小时蛋白尿定量 <25mg/(kg· d)，以及肾脏病理 Lee Ⅰ级、Ⅱ级，是否需要药物治疗并未达成一致看法。可以考虑应用 ACEI 如赖诺普利 0.4mg/(kg· d)，每日 1 次，每日最大剂量 <20mg 治疗；雷米普利、卡托普利、依那普利等。贝那普利，5~10mg/d。依那普利每日 0.4mg/kg，逐渐加量，每日最多不超过 20mg。

(2) 中度蛋白尿：指 24 小时尿蛋白定量 25~50mg/(kg· d)，或肾脏病理仅显示中度以下系膜增生，建议应用 ACEI 降低尿蛋白，也可以联合应用 ACEI/ARB 以增加降低蛋白尿的疗效。注意当内生肌酐清除率 <30ml/(min·1.73m^2) 时慎用。

(3) 肾病综合征型或伴肾病水平蛋白尿：指 24 小时尿蛋白定量 >50mg/(kg· d)，或肾脏病理显示中度以上系膜增生，在应用 ACEI/ARB 的基础上，采用长程激素联合免疫抑制剂治疗。免疫抑制剂首选环磷酰胺(CTX)；也可以采用其他多种药物联合治疗，或糖皮质激素联合肝素、双嘧达莫等，其疗效优于单独应用糖皮质激素的疗效。激素为泼尼松口服 1.5~2mg/(kg·d),4 周后可改为隔日给药并渐减量,总疗程 1~2 年。此外,关于吗替麦考酚酯(MMF)、来氟米特等药物的应用需结合临床实际及具体应用经验酌情应用。

3. **伴新月体形成的原发性 IgA 肾病的治疗**　当新月体肾炎或肾病理中新月体形成累及肾小球数 >25%~30% 时,可以考虑首选大剂量甲泼尼龙冲击治疗,15~30mg/(kg·d),最大剂量≤500mg/次,连续 3 日,然后口服泼尼松(用法同上),并每个月予以 0.5g/m² CTX 冲击治疗共 6 个月;也可试用 CTX(冲击治疗或每日口服 1.5mg/kg)联合小剂量泼尼松龙(0.8mg/kg)治疗。

4. **其他**　避免感冒、劳累和使用肾毒性的中西药物。注意呼吸道感染的预防和控制。由于 IgA 肾病仍可在多年后复发,故该病即便缓解亦应继续随访。

➤ 附:IgA 肾病诊治流程图

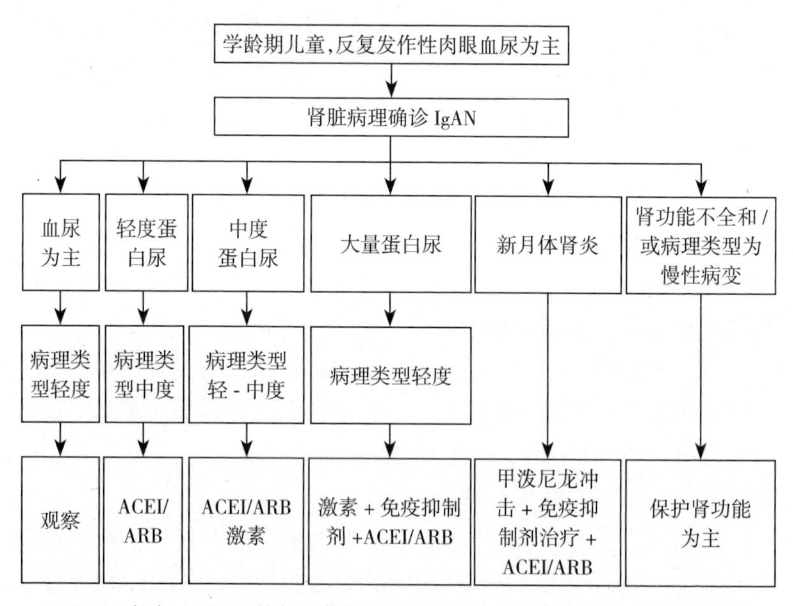

IgAN. IgA 肾病;ACEI. 血管紧张素转化酶抑制剂;ARB. 血管紧张素Ⅱ受体阻滞剂。

(丁　洁　王　芳)

参考文献

[1] BARBOUR SJ, COPPO R, ER L, et al. Updating the international IgA nephropathy prediction tool for use in children. Kidney Int, 2021, 99(6): 1439-1450.

[2] COPPO R. Pediatric IgA nephropathy in Europe. Kidney Dis (Basel), 2019, 5(3): 182-188.

[3] WU H, FANG X, XIA Z, et al. Long-term renal survival and undetected risk factors of IgA nephropathy in Chinese children-a retrospective 1243 cases analysis from single centre experience. J Nephrol, 2020, 33(6): 1263-1273.

[4] Kidney Disease: Improving Global Outcomes (KDIGO) Glomerular Diseases Work Group. KDIGO 2021 clinical practice guideline for the management of glomerular diseases. Kidney Int, 2021, 100(4S): S1-S276.

[5] 中华医学会儿科学分会肾脏学组. 原发性IgA肾病诊治循证指南(2016). 中华儿科杂志, 2017, 55(9): 643-646.

[6] TRIMARCHI H, BARRATT J, CATTRAN DC, et al. Oxford Classification of IgA nephropathy 2016: an update from the IgA Nephropathy Classification Working Group. Kidney Int, 2017, 91: 1014-1021.

[7] BARBOUR SJ, COPPO R, ZHANG H, et al. Evaluating a new international risk-prediction tool in IgA nephropathy. JAMA Intern Med, 2019, 179(7): 942-952.

[8] 中华医学会儿科学分会肾脏学组. 紫癜性肾炎诊治循证指南(2016). 中华儿科杂志, 2017, 55(9): 647-651.

第九章 膜性肾病

【概述】

膜性肾病(membranous nephropathy,MN)是成人原发性肾小球肾炎中常见的病理类型之一,儿童中并不常见。其病理改变主要表现为肾小球基底膜增厚,毛细血管袢上皮侧致密复合物沉积。MN 的发病率约为 1/100 000。MN 的致病机制尚不明确,研究显示,抗磷脂酶 A2 受体 1(PLA2R1)及 HLA 单核苷酸多态性、环境污染等可能增加 MN 的易感性。MN 多以大量蛋白尿起病,栓塞发生率高,但肾脏预后较好。足细胞上抗磷脂酶 A2 受体(PLA2R)为 MN 最常见的靶抗原,血清中 PLA2R 抗体检测有助于鉴别原发性 MN 和继发性 MN,评估治疗效果及预测预后。

【病因】

MN 是一种自身抗体介导的肾小球疾病,我们常将 MN 分为原发性 MN 和继发性 MN。

原发性 MN:指对正常足细胞抗原产生体液自身免疫反应,同时除外继发因素。与原发性 MN 相关的抗原主要有 PLA2R 抗体、I 型血小板域蛋白 7A 抗原(THSD7A)抗体、神经表皮生长因子(NELL-1)抗体、Semaphorin-3B 抗体、Exostosin1/Exostosin2 抗体等。

继发性 MN:约占 30%,继发因素包括感染、恶性肿瘤、自身免疫疾病或胶原血管疾病、药物、毒物等。在继发性 MN 中,其确切病理机制和靶抗原尚不明确。通常认为循环抗原(内源性或外源性)、免疫复合物、单克隆免疫球蛋白可能会因大小和/或电荷而“植入”肾小球基底膜上皮下侧,从而启动免疫复合物在上皮下位置的形成。

同种免疫病因:当宿主和受体抗原之间存在差异时,同种免疫就会产生,其特征是对以前不熟悉的抗原产生免疫反应。在器官移植中,尤其是肾移植中很常见，是肾移植中新生 MN 晚期发展的可能机制。

【诊断】

1. 起病特点　MN 好发于中老年人，男性多见，发病高峰年龄为 50~60 岁，但其发病年龄分布广泛，从儿童至老年人均可发生。在儿科人群中，原发性 MN 较少见，诊断 MN 后应考虑除外继发性 MN 的可能，如乙型肝炎病毒感染或系统性红斑狼疮相关的 MN。在非常年幼的儿童中，还应考虑 Semaphorin-3B 或阳离子牛血清白蛋白相关的 MN。

MN 起病隐匿，可无前驱感染史，70%~80% 的患者以肾病综合征起病，偶伴血尿、血压升高等。成人原发性 MN 患者中 70%~85% 可有 PLA2R 抗体阳性，3%~5% 有 THSD7A 阳性。

2. 常见并发症

（1）静脉血栓：是 MN 患者最常见的并发症，7.2%~51.2% 的 MN 患者在病程中可能出现静脉血栓，常见部位为肾静脉、肺静脉及下肢静脉。低蛋白血症及男性是发生静脉血栓的高危因素，评估出血风险后，需加强抗凝治疗。

（2）动脉栓塞：据报道，MN 患者 1 年、3 年及 5 年的累积动脉栓塞率分别为 4.4%、8.2% 及 8.8%，常合并心脑血管事件。对于肾病综合征持续不缓解及既往有心脑血管事件患者，极易再次出现动脉栓塞事件，需加强抗血小板凝聚治疗。

（3）感染：由于大量蛋白随尿液排出，血中免疫球蛋白 IgG 大量丢失，导致患者免疫力低下，较易出现反复感染。感染又易致疾病难以缓解。因而，对于反复不缓解患者，需注意排查潜在感染灶。

（4）急性肾损伤：需根据肾前性、肾性及肾后性原因进行鉴别，常见的病因为血容量不足、药物相关性肾损伤等，需及时诊断，多数治疗后可缓解。

3. 诊断　对于疑似 MN 患者，排除继发因素后，可通过肾穿刺病理进一步明确诊断。PLA2R 抗体对 MN 诊断及预测疗效、评估预后具有重要价值。

（1）肾脏穿刺活检病理表现

1）光镜：肾小球毛细血管基底膜弥漫性增厚，毛细血管袢上皮侧可见致密复合物沉积。在病程早期,可以没有沉积物的证据。琼斯银染色突出了抗肾小球基底膜的细胞外基质元素,但不染色免疫沉积物。通过仔细观察,可以在疾病早期见到代表沉积物的半透明区域("陨石坑")。随着沉积物持续存在并增大,受损的足细胞在沉积物之间沉积增加的基质,并导致银染可见的尖峰状突起。随着反应的进行,基质环绕沉积物,导致抗肾小球基底膜出现花边状分裂或梯状外观。

2) 免疫荧光:IgG 和补体 C3 沿毛细血管壁或抗肾小球基底膜弥漫颗粒样沉积。IgG 亚群中,以 IgG4 沉积为主,PLA2R 抗原多为阳性。对于常规病例,通常对冷冻的肾脏活检组织切片进行 IgG、IgA、IgM、补体 C3 和补体 C1q 染色。在原发性 MN 中,IgG 和补体 C3 几乎总是呈阳性。

3) 电镜:抗肾小球基底膜上皮下或内、散在或规则分布的电子致密物沉积,上皮细胞广泛足突融合。

(2) 肾穿刺活检病理分期

Ⅰ期:光镜下肾小球无明显异常。电镜下可见抗肾小球基底膜和上皮细胞足突间隙区域中有少量电子致密物质沉积。

Ⅱ期:光镜下可见抗肾小球基底膜不均匀增厚,伴"钉突"形成。电镜下发现抗肾小球基底膜上皮细胞侧可见电子致密物沉积。

Ⅲ期:光镜下可见抗肾小球基底膜明显增厚。电镜下可见电子致密物沉积在抗肾小球基底膜上皮下或内。

Ⅳ期:光镜下可见抗肾小球基底膜明显增厚。电镜下可见电子致密物部分被吸收,在不规则增厚的抗肾小球基底膜中出现不规则的电子透亮区。

(3) 血清 PLA2R 抗体检测:目前认为,血清 PLA2R 抗体检测可以辅助 MN 诊断、鉴别诊断,监测疾病活动,评估治疗效果及预测疾病预后。研究显示,血清 PLA2R 抗体在其他肾小球肾炎中检出率较低,因此对于不能耐受肾穿刺的患者,可通过酶联免疫吸附试验测定血清 PLA2R 抗体水平,辅助诊断。通常认为 <14RU/ml 为阴性,但部分研究表明,在 2~14RU/ml 范围内可能代表非常低的抗 PLA2R 滴度,需进一步验证。同时需要注意的是,部分乙型肝炎病毒感染及肿瘤相关

MN 也可伴有较高水平 PLA2R 抗体，仅狼疮肾炎中血清 PLA2R 抗体检出率较低。血清 PLA2R 抗体水平可有效提示疾病活动情况，且较尿蛋白更为灵敏、反应更早。部分研究提示，血清 PLA2R 抗体低水平者较高水平者更易出现自发缓解概率，预后更优。

【鉴别诊断】

原发性 MN 需与继发性 MN 进一步进行鉴别。常见的继发因素如下。

1. **感染性疾病相关的膜性肾病**　最常见的为乙型病毒性肝炎、丙型病毒性肝炎等。患者常有明确的感染史，血清中可见相关病毒指标阳性，部分可见病毒复制活跃。病理上可见乙型或丙型肝炎病毒抗原沉积，以此确诊。

2. **自身免疫性疾病相关的膜性肾病**　最常见的为系统性红斑狼疮等。患者常呈多系统受累，血清中相关免疫指标阳性。病理上除膜性肾病改变外，可见“白金耳”“铁丝圈”“满堂亮”等，IgG 亚型中以 IgG2 及 IgG3 为主。

3. **恶性肿瘤相关的膜性肾病**　以实体肿瘤较为常见，好发于肺癌、胃癌及肾癌等。半数在肾穿刺时可确诊，部分病例在肾穿刺 1 年内诊断。手术彻底切除肿瘤或化疗肿瘤完全缓解后，膜性肾病也缓解；肿瘤复发后，膜性肾病再次出现或加重。病理上可见肾小球炎细胞浸润，IgG 分型中以 IgG1 及 IgG2 为主。

4. **重金属及药物相关的膜性肾病**　常见的药物有非甾体抗炎药（nonsteroidal anti-inflammatory drug，NSAID）等，患者多有相关药物使用史，对有职业接触史的患者可行重金属毒物检测。一般停药或停止接触后，多数患者可缓解。

【治疗】

改善全球肾脏病预后组织推荐 MN 初始治疗应以 ACEI/ARB 为主。对于治疗 6 个月无效者加用糖皮质激素及免疫抑制剂。近年来，利妥昔单抗、促肾上腺皮质激素等都被应用于 MN 的治疗，显示出了不俗的疗效及较高的安全性。

1. **治疗原则**　基于修订的改善全球肾脏病预后组织（2021）成人原发性 MN 指南建议，首先对患者进行风险评估，分为低、中、高和极高风险。根据不同风险者给予不同临床处理。

低风险(肾小球滤过率正常且24小时尿蛋白 <3.5g 和/或血清白蛋白 >3.0g/dl):观察。

中风险(肾小球滤过率正常,24小时尿蛋白 >4g 且经过 ACEI/ARB 保守治疗6个月尿蛋白缓解 <50%,PLA2R 抗体 <50RU/ml):观察或利妥昔单抗或钙调神经磷酸酶抑制剂(CNI)。

高风险[肾小球滤过率 <60ml/(min·1.73m^2),24小时尿蛋白 >8g 且持续时间6个月,PLA2R 抗体 >150RU/ml]:利妥昔单抗、环磷酰胺、CNI 联合利妥昔单抗。

极高风险(其他原因无法解释的危及生命的肾病综合征,肾功能急速下降):环磷酰胺。

2. 一般治疗

(1) 水肿明显患者应适当限制水钠摄入。

(2) 排除双肾动脉狭窄后,可加用 ACEI/ARB 降尿蛋白,使用期间应注意检测肾功能、血钾等。

(3) 加强抗凝及抗血栓治疗。

(4) 预防感染,疫苗接种,如肺炎链球菌疫苗、流感疫苗等。

3. 其他治疗 目前认为,糖皮质激素单一疗法已被证明作为免疫抑制剂应用于成人原发性 MN 无效,应避免使用。但儿童患者有所不同,大部分患儿的病程更趋于良性,自发缓解率更高,并且通常从一开始就经验性地使用糖皮质激素治疗。如果糖皮质激素不能缓解儿童 MN,则应尝试使用利妥昔单抗或 CNI。

【预后】

肾脏预后:进入终末期肾脏者较少。研究显示,高龄、基线肾功能较差、基线尿蛋白水平较高、血清 PLA2R 抗体滴度高、肾小管间质纤维化程度重等均为 MN 进入终末期肾病的独立危险因素。

自发缓解:约1/3肾病综合征起病型 MN 患者会出现自发缓解。研究显示,女性、基线无肾功能损害、尿蛋白水平较低、血清 PLA2R 抗体滴度低,使用 ACEI/ARB 及1年内尿蛋白水平较基线下降超过 50% 等提示出现自发缓解可能性更高。

附：膜性肾病诊治流程图

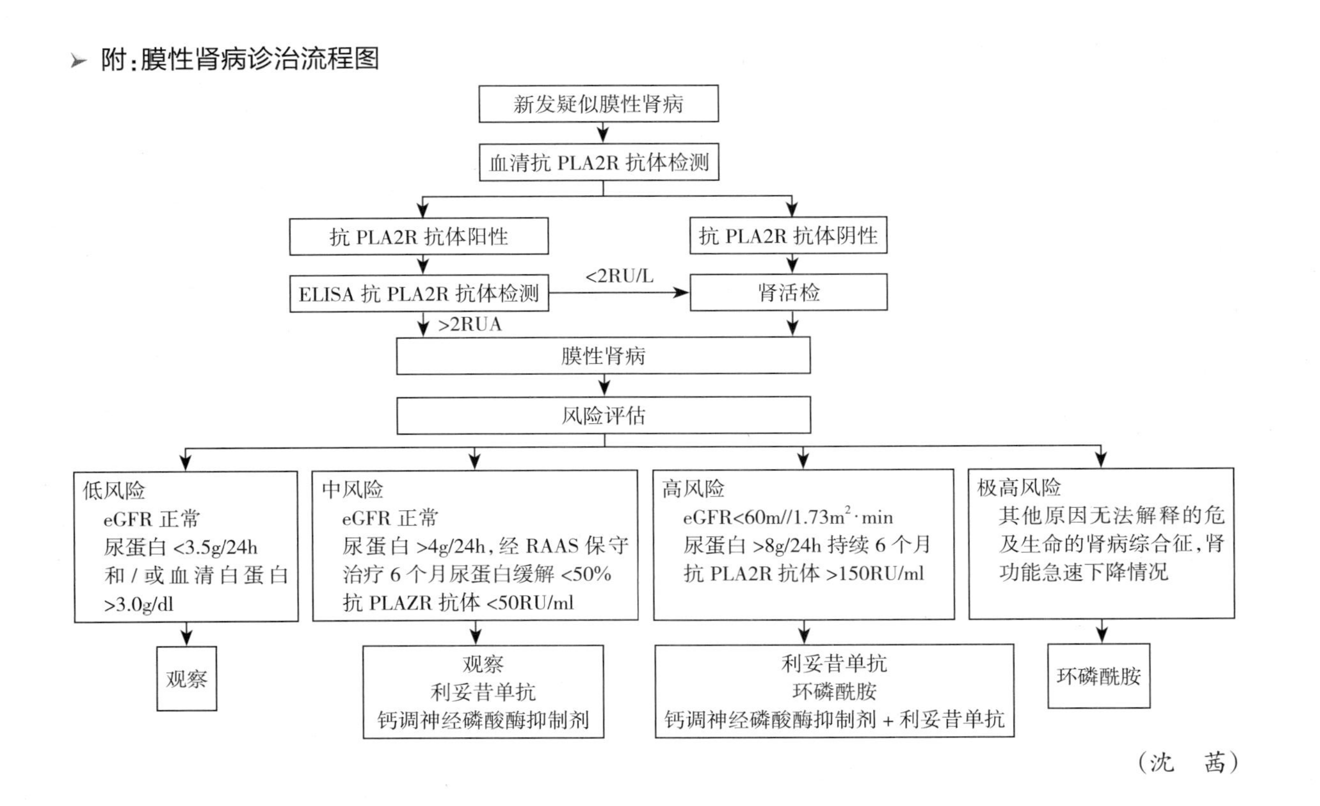

（沈　茜）

参考文献

[1] ALSHARHAN L,BECK LH JR. Membranous nephropathy:core curriculum 2021. Am J Kidney Dis,2021,77(3):440-453.

[2] POZDZIK A,TOUZANI F,BROCHÉRIOU I,et al. Molecular classification of membranous nephropathy. Current Opinion in Nephrology and Hypertension, 2019,28(4):336-344.

[3] GAUCKLER P,SHIN JI,ALBERICI F,et al. Rituximab in membranous nephropathy. Kidney Int Rep,2021,6(4):881-893.

[4] RONCO P,PLAISIER E,DEBIEC H. Advances in membranous nephropathy. J Clin Med,2021,10(4):607.

第十章　C3 肾小球病

【概述】

C3 肾小球病(C3 glomerulopathies)指肾脏病理免疫荧光以补体 C3 沉积为主,伴或不伴少量免疫球蛋白沉积的一类肾小球疾病,是罕见的肾脏疾病,其发生率为(0.2~2)/100 万,患病率为(14~140)/100 万,男女比例大致相等,平均发病年龄为 21 岁,儿童占 40%。C3 肾小球病分为 C3 肾小球肾炎(C3 glomerulonephritis,C3GN)、致密物沉积病(dense deposit disease,DDD)、补体 H 因子相关蛋白 5(complement factor H-related protein 5 nephropathy,CFHR5)肾病、家族性Ⅲ型膜增生性肾小球肾炎(familial Ⅲ membranoproliferative glomerulonephritis)和单纯补体 C3 沉积的Ⅰ型膜增生性肾小球肾炎(isolated C3 Ⅰ membranoproliferative glomerulonephritis)。

【病因】

C3 肾小球病的发病机制与补体旁路途径及共同的终末通路遗传性或后天获得性调节异常相关。

遗传性:补体旁路途径中编码蛋白基因突变,如携带补体 C3 相关基因或 C3 转化酶相关调节蛋白基因的变异。

获得性:①机体内存在特异性抗体,C3 肾炎因子(C3NeF)、C4 肾炎因子(C4NeF)、C5 肾炎因子(C5NeF)、抗补体因子 H 抗体(anti-CFH);②链球菌感染等因素触发。

【诊断】

1. 临床表现　C3 肾小球病临床起病多样,慢性化、易反复,儿童及成人差异较大。可表现为轻度蛋白尿、镜下血尿,肾功能和血压正常,仅补体 C3 下降,无其他阳性发现;感染时或感染后肉眼血尿伴不同程度蛋白尿,偶有血肌酐和血压升高,循环补体C3下降而C4正常且持续超过8~12周,病程反复迁延;肾病综合征伴有镜下血尿、红细胞管型等,自身抗体[抗核抗体(antinuclear antibody, ANA)、抗双链DNA抗体(anti-dsDNA antibody)]阴性,常伴有血肌酐和血压升高;还可表现为不典型溶血尿毒综合征(atypical hemolytic uremic syndrome, aHUS)的典型症状,伴肾病综合征范围蛋白尿、镜下血尿和补体C3下降,肾活检可显示血栓性微血管病与增生性肾小球肾炎并存的特征,可发生于同一患者或相同遗传背景的不同个体。

2. 诊断

(1) 肾脏活检:肾脏病理活检可明确诊断C3肾小球病。①C3GN,光镜形态学以膜增生性肾小球肾炎(membrano-proliferative glomerulonephritis, MPGN)多见,亦见于毛细血管内增生性病变、局灶节段性肾小球硬化病变,部分可见新月体形成,免疫荧光见补体C3呈颗粒状或团块状沉积于系膜区,电子致密物沉积于系膜区和基膜内皮下,部分沉积于上皮侧,无肾小球基膜(glomerular basement membrane, GBM)致密层电子致密物沉积。②DDD,光镜下病理表现多样,除较常见的MPGN外,部分表现为系膜增生性病变、毛细血管内增生性病变,可伴新月体形成,免疫荧光主要以补体C3沿肾小球基底膜沉积,伴系膜区C3沉积,部分包囊壁和肾小管也见类似沉积。

(2) 补体血清学试验:检测血清补体水平可辅助诊断C3肾小球病,并根据疾病初期、疾病过程中血清补体变化水平指导治疗方案、监测治疗效果。目前主要检测包括,①血清补体蛋白,C3、C4、C5、CFH、CFI、CFB、裂解素;②补体裂解产物,C3d、C3c、Bb、sC5b-9、C3bBbP、C5a;③补体功能分析,CH50、AP50、CFH功能;④相关抗体,C3Nef、C4Nef、C5Nef、抗CFH抗体、抗CFB抗体、抗C3b抗体。补体旁路途径激活可表现为低C3、正常C4、低CFB、高C3d、高Bb、高C3bBbP,其中DDD更多见为低C3、高C3d、高C3bBbP,C3GN更多见低C5、高sC5b-9、高C5a、低裂解素。

(3) 基因检测：研究报道，约45%的C3肾小球病患者携带补体相关基因突变，包括*CFH*、*CFHR1-5*、*CFB*、*C3*、*CFIC3*、*MCP*、*CD46*等基因突变及*CFH-CFHR*相关拷贝数变异。

【鉴别诊断】

C3肾小球病需与急性链球菌感染后肾小球肾炎进一步进行鉴别。急性链球菌感染后肾小球肾炎可表现为低血清C3，肾小球肾炎的肾活检可仅表现为C3沉积，电镜下也能观察到“驼峰状”沉积物。但低C3一般在8周内恢复正常。在C3肾小球病提出后，既往诊断为急性链球菌感染后肾小球肾炎的患者中，蛋白尿和血尿持续不缓解，持续低补体，重新回顾分析后被修正为C3肾小球病。因此，对于诊断为链球菌感染后肾小球肾炎的患儿，若表现为持续低C3、治疗中缓解较慢或无明显缓解，应行补体血清学试验及基因遗传学分析。

【治疗】

C3肾小球病尚无明确有效的治疗手段，治疗目的为延缓肾功能进展。

1. **一般治疗**　对症治疗包括低盐饮食、控制血压、降蛋白、降血脂、利尿、肾脏保护等。肾素-血管紧张素-醛固酮系统（RAAS）抑制剂可尝试在有蛋白尿者中应用，可有保护肾功能的作用。所有C3肾小球病患儿均应评估血脂情况，可使用他汀类治疗，以降低心血管事件的发生风险。

2. **非靶向治疗**

(1) 免疫抑制剂：临床评估轻至中度者（一般治疗后仍有24小时尿蛋白>0.5g，或肾活检提示中度炎症浸润和/或合并肾功能进展）建议口服足量泼尼松或泼尼松龙（2mg/kg）4周，6~12个月减停，若仍持续显著蛋白尿，则可加用常规剂量吗替麦考酚酯治疗。临床评估重度者（常规免疫抑制剂联合一般治疗后，仍有24小时尿蛋白>2g或肾活检提示中重度炎症浸润，明显毛细血管内/外增生，伴/不伴新月体形成和/或肾小球滤过率<90ml/（min·1.73m^2）建议静脉甲基泼尼松龙（MP）冲击+环磷酰胺（CTX），若治疗无效，条件允许下需考虑补体旁

路途径靶向治疗。

(2) 血浆置换:适用于明确补体 H 因子基因突变或 H 因子缺乏的患者,血浆置换目的为补充 H 因子,儿童相关报道罕见。针对明确 H 因子缺乏者,如果同时存在血肌酐或蛋白尿水平升高,且肾脏活检证实为 C3GN 或 DDD 者,需定期输注新鲜冷冻血浆以替代缺失或变异的蛋白,或行血浆置换。据报道,每 2 周规律输注新鲜冷冻血浆 10~15ml/kg 可维持肾功能。然而对于由自身抗体(如 C3NeF)引起但 H 因子水平正常的患者,是否应采用血浆置换进行治疗,尚无定论。

(3) 肾脏替代治疗:肾移植有一定的原发疾病复发风险,儿童报道少,成人复发报道多于儿童。大量蛋白尿是目前发现与复发相关的可能因素。

3. **靶向治疗** 补体旁路途径异常激活是 C3 肾小球病发病的关键机制,因此补体抑制剂是治疗该病最精准的方式。依库珠单抗(eculizumab)是单克隆抗补体 C5 抗体,与补体 C5 结合后可防止 C5 转化酶将其裂解为 C5a 及 C5b,进而阻断补体终末产物的形成及细胞的溶解。2008 年被美国 FDA 及欧洲 ECMP 批准用于阵发性睡眠性血红蛋白尿(paroxysmal nocturnal hemoglobinuria,PNH)的治疗,2011 年被批准用于治疗不典型溶血尿毒综合征。目前,在小样本临床试验和病例报道中,依库珠单抗可以明显改善 C3GN 患者的肾功能。但目前的证据不足以推荐依库珠单抗作为一线药物。对于未从非靶向免疫抑制治疗中获益的病例,可以尝试使用依库珠单抗。

【预后】

儿童 C3 肾小球病预后较成人好,但 DDD 整体预后较差,50%~70% 的患者在 10 年内发展至终末期肾病,DDD 患者行肾移植后 50%~100% 在移植后 1 年内会出现复发,有个例报告依库珠单抗可成功治疗复发性 DDD,其有效性值得进一步研究。

附：C3 肾小球病诊治流程图

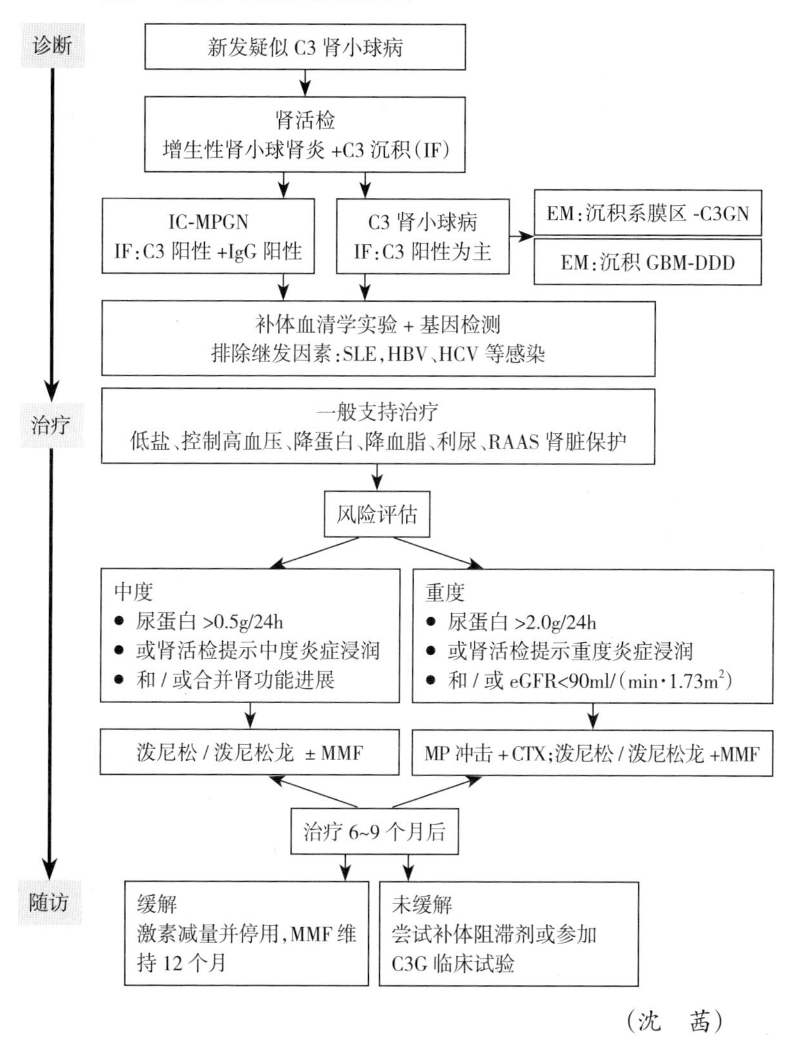

（沈　茜）

参考文献

[1] PICKERING MC，D'AGATI VD，NESTER CM，et al. C3 glomerulopathy：consensus report. Kidney Int，2013，84（6）：1079-1089.

[2] VIVARELLI M, VAN DE KAR N, LABBADIA R, et al. A clinical approach to children with C3 glomerulopathy. Pediatr Nephrol, 2022, 37(3): 521-535.

[3] GOODSHIP TH, COOK HT, FAKHOURI F, et al. Atypical hemolytic uremic syndrome and C3 glomerulopathy: conclusions from a "Kidney Disease: Improving Global Outcomes" (KDIGO) Controversies Conference. Kidney Int, 2017, 91(3): 539-551.

[4] RIEDL M, THORNER P, LICHT C. C3 glomerulopathy. Pediatr Nephrol, 2017, 32(1): 43-57.

[5] AHMAD SB, BOMBACK AS. C3 glomerulopathy: pathogenesis and treatment. Adv Chronic Kidney Dis, 2020, 27(2): 104-110.

第十一章 紫癜性肾炎

【概述】

过敏性紫癜(anaphylactoid purpura,Henoch-Schönlein purpura)是以感染、药物、过敏等因素为诱因,以坏死性小血管炎为主要病理改变的全身性疾病。年发生率为(14~20)/10万,其中90%的病例见于儿童,好发年龄为3~10岁。过敏性紫癜常累及皮肤、关节、胃肠道和肾脏,30%~50%的患儿可出现血尿和/或蛋白尿等肾脏损害,称为紫癜性肾炎(Henoch-Schönlein purpura nephritis)。近年来,渐以IgA血管炎(IgA vasculitis,IgAV)和IgA血管炎相关肾炎(IgAV associated nephritis,IgAVN)取代过敏性紫癜和紫癜性肾炎。

【诊断】

1. **病史** 有过敏性紫癜病史,可根据双下肢特征性的对称分布、高出皮面、出血性的皮疹诊断。但约25%的病例,以先于皮疹出现的腹痛和/或关节肿痛为首发症状,此类患者诊断困难。

2. **临床表现** 我国40所医院调查资料显示,74%患儿为过敏性紫癜起病1个月内即出现肾损害,97%患儿的肾损害在起病6个月内出现。临床症状轻重不一,与肾外症状的严重程度无一致性关系。多数患儿表现为镜下血尿和/或蛋白尿,也可进展或表现为肾炎综合征或肾病综合征。虽然有些患儿的血尿、蛋白尿持续数月甚至数年,但大多数都能完全恢复,少数发展为慢性肾炎,2%~5%可进展至慢性肾功能不全。

3. **诊断标准** 在过敏性紫癜病程6个月内,出现血尿和/或蛋白尿。其中,血尿和蛋白尿的诊断标准分别如下。

(1)血尿:肉眼血尿或1周内3次镜下血尿红细胞≥3个/HPF。

(2) 蛋白尿:满足以下任一项者,①1周内3次尿常规定性示尿蛋白阳性;②24小时尿蛋白定量>150mg或尿蛋白-肌酐比值>0.2mg/mg;③1周内3次尿微量白蛋白高于正常值。

4. **临床分型**　①孤立性血尿型;②孤立性蛋白尿型;③血尿和蛋白尿型;④急性肾炎型;⑤肾病综合征型;⑥急进性肾炎型;⑦慢性肾炎型。

5. **肾活检**　病理检查是判断肾脏损伤程度的"金标准",目前常用的病理分级标准为1974年国际小儿肾脏病科研协作组(ISKDC)和2000年中华医学会儿科学分会肾脏病学组制定的(表11-1)。近年来研究发现,肾小管间质损伤程度与紫癜性肾炎的疗效及转归密切相关,在病理诊断时需关注(表11-2)。

表11-1　紫癜性肾炎病理分级

病理分级	分级标准
Ⅰ级	肾小球轻微异常
Ⅱ级	单纯系膜增生,分为:a. 局灶/节段;b. 弥漫性
Ⅲ级	系膜增生,伴有<50%肾小球新月体形成/节段性病变(硬化、粘连、血栓、坏死),其系膜增生可为:a. 局灶/节段;b. 弥漫性
Ⅳ级	病变同Ⅲ级,50%~75%的肾小球伴有上述病变,分为:a. 局灶/节段;b. 弥漫性
Ⅴ级	病变同Ⅲ级,>75%的肾小球伴有上述病变,分为:a. 局灶/节段;b. 弥漫性
Ⅵ级	膜增生性肾小球肾炎

表11-2　肾小管间质病理分级

病理分级	分级标准
-级	小管间质基本正常
+级	肾小管轻度变形扩张
++级	间质纤维化、小管萎缩<20%,散在炎症细胞浸润
+++级	间质纤维化、小管萎缩占20%~50%,散在和/或弥漫性炎症细胞浸润
++++级	间质纤维化、小管萎缩>50%,散在和/或弥漫性炎症细胞浸润

【鉴别诊断】

1. **IgA 肾病**　IgA 肾病与紫癜性肾炎肾组织病理改变较为相似，均表现为肾组织以 IgA 沉积为主，但 IgA 肾病临床只表现为肾损害，无皮疹、关节肿痛、腹痛。

2. **急性肾炎**　紫癜性肾炎在皮疹等肾外表现不明显时应注意与急性肾炎鉴别，此时追问病史，包括皮疹形态和分布、关节和胃肠道症状，有助于本病诊断，且急性肾炎水肿、高血压明显，可出现补体 C3 降低、ASO 增高等。

3. **狼疮肾炎**　该病可有皮疹、关节痛和肾损害，故需与紫癜性肾炎鉴别，但两者皮疹在形态和分布上均有显著区别，且狼疮肾炎可同时伴其他多系统损害，实验室检查可出现补体降低、抗核抗体阳性等免疫学检查指标异常，肾活检病理免疫荧光检查则表现为“满堂亮”。

【治疗】

紫癜性肾炎患儿的临床表现与肾病理损伤程度并不完全一致，后者能更准确地反映病变程度。没有条件获得病理诊断时，可根据其临床分型选择相应的治疗方案。

1. **孤立性血尿或病理Ⅰ级**　仅对过敏性紫癜进行相应治疗，目前未见对镜下血尿有确切疗效的报道。应密切监测患儿病情变化，至少随访 3~5 年。

2. **孤立性蛋白尿、血尿和蛋白尿或病理Ⅱa 级**　可使用 ACEI/ARB，ACEI 常用制剂为贝那普利，5~10mg/d，口服；ARB 制剂常用氯沙坦，25~50mg/d，口服。

3. **非肾病水平蛋白尿或病理Ⅱb、Ⅲa 级**　改善全球肾脏病预后组织指南建议对于持续蛋白尿 >1g/（d·1.73m^2）、已应用 ACEI/ARB 治疗、估算肾小球滤过率 >50ml/（min·1.73m^2）的患儿，给予糖皮质激素治疗 6 个月。也可选用激素联合免疫抑制剂治疗。如激素联合环磷酰胺治疗，泼尼松 1.5~2mg/（kg·d），口服 4 周后渐减量；环磷酰胺常用方法为，①8~12mg/（kg·d），静脉滴注，连续应用 2 天、间隔 2 周为一疗程；②500~750mg/（m^2·次），每个月 1 次，共 6 次。环磷酰胺累计量≤168mg/kg。或糖皮质激素联合吗替麦考酚酯、钙调蛋白抑制剂等治疗。

4. **肾病水平蛋白尿、肾病综合征或病理Ⅲb、Ⅳ级**　该组患儿临床症状及病理损伤均较重，进展至慢性肾功能不全的比例高。多采用激素联合免疫抑制剂治疗，其中疗效最为肯定的是糖皮质激素联合环磷酰胺治疗。若临床症状较重、肾病理呈弥漫性病变或伴有 >50% 新月体形成者，除口服糖皮质激素外，可加用甲泼尼龙冲击治疗，15~30mg/(kg·d)，每日最大量不超过 1.0g，每日或隔日冲击，3 次为一疗程。

当环磷酰胺治疗效果欠佳或患儿不能耐受环磷酰胺时，可选用吗替麦考酚酯、钙调蛋白抑制剂等治疗。

5. **急进性肾炎或病理Ⅳ、Ⅴ级**　这类患儿临床症状严重、病情进展较快，现多采用三至四联疗法，常用方案为：甲泼尼龙冲击治疗 1~2 个疗程后，口服泼尼松、环磷酰胺（或其他免疫抑制剂）、肝素 50~10U/(kg·d)[最大量不超过 5 000U/d]和双嘧达莫 5mg/(kg·d)。或采用甲泼尼龙联合尿激酶冲击治疗（1 000~3 000U/kg，最大剂量 6 万 U，静脉滴注）、口服泼尼松、环磷酰胺、华法林和双嘧达莫联合治疗。

除药物治疗外，血浆置换治疗可有效去除患者血浆中抗体、补体及免疫反应介质等，从而缓解患儿病情进展。

6. **辅助治疗**　在以上分级治疗的同时，对于有蛋白尿的患儿，无论是否合并高血压，改善全球肾脏病预后组织指南均建议加用 ACEI/ARB。此外，可加用抗凝剂和/或抗血小板聚集药，多为口服双嘧达莫 3~5mg/(kg·d)，以改善患儿高凝状态。

附:紫癜性肾炎诊治流程图

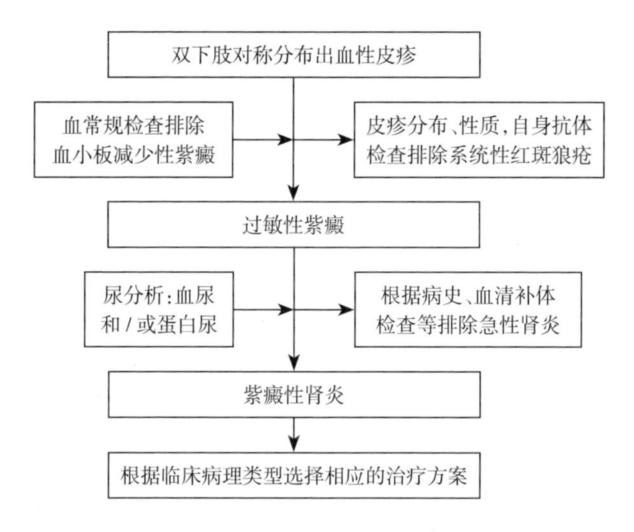

(黄松明)

参考文献

[1] 全国儿童肾脏病诊治现状调研工作组.儿童紫癜性肾炎诊治现状多中心回顾性调查分析.中华儿科杂志,2013,51(12):881-887.

[2] 中华医学会儿科学分会肾脏学组.紫癜性肾炎诊治循证指南(2016).中华儿科杂志,2017,55(9):647-651.

[3] 中华医学会儿科学分会肾脏病学组.紫癜性肾炎的诊断与治疗.中华儿科杂志,2001,39:748.

[4] Kidney Disease:Improving Global Outcomes(KDIGO) Glomerular Diseases Work Group. KDIGO 2021 Clinical practice guideline for the management of glomerular diseases.Kidney Int,2021,100(4S):S115-S127.

[5] OZEN S,MARKS SD,BROGAN P,et al. European consensus-based recommendations for diagnosis and treatment of immunoglobulin A vasculitis-the SHARE initiative. Rheumatology(Oxford),2019,58:1607-1616.

第十二章 狼疮肾炎

【概述】

狼疮肾炎(lupus nephritis,LN)是自身免疫疾病——系统性红斑狼疮(systemic lupus erythematosus,SLE)的肾脏损害,是SLE最常见和最重要的肾脏并发症,其临床表现多样,从无症状血尿和/或蛋白尿到肾病综合征,到伴有肾功能损害的急进性肾炎不等。LN发病和进展在不同性别、种族、年龄段之间均有差异。SLE患儿肾脏受累率高达67%~82%,且LN患儿较成人有更高的狼疮疾病活动度,更大的激素治疗需求量,以及更高的不良反应发生率。

【病因】

SLE/LN的病因和发病机制复杂,为多种基因和环境因素相互作用的结果。

1. **遗传因素** SLE患者起病呈现家族聚集性特点,常与多基因遗传有关;也有少部分早发患者的发病由单基因突变引起,包括DNA清除相关蛋白编码基因及补体通路基因等。SLE易感性与核型中X染色体数量相关,因而女性SLE发病率更高。

2. **环境因素** 目前认为可能的致病因素包括以下几方面:①感染,如人类疱疹病毒、人类细小病毒B19等;②药物,如肼屈嗪、普鲁卡因、青霉胺等;③化学制剂,如肼、柠檬黄、染发剂、除草剂、杀虫剂等;④含有L-刀豆氨酸的食物(如紫苜蓿等);⑤紫外线照射,日晒紫外线可使40%的患者病情加重;⑥雌激素,雌激素增高可加重病情。

3. **基因与环境的相互作用** 环境因素能通过改变相关基因的表观遗传修饰状态而影响该基因的表达,进而导致SLE易感者发病。DNA甲基化修饰异常是SLE最常见的表观遗传修饰异常,DNA低甲基化可导致干扰素（interferon，IFN）和Toll样受体（TLR）信号通路相关基因的过表达，与炎症因子分泌及SLE疾病活动度密切相关。在基因易感性、表观遗传修饰异常及环境因素刺激等基础上，凋亡细胞产生过多或吞噬清除机制发生缺陷，可导致自身抗原持续暴露于免疫系统，在IFN的介导下持续激活自身免疫系统，引起自身反应性T细胞和B细胞扩增，产生大量自身抗体而导致SLE发病及病程慢性化。自身抗体可与系膜基质或肾脏固有细胞表面抗原结合形成原位免疫复合物，也可与肾小球植入抗原结合形成免疫复合物。免疫复合物的沉积可激活局部免疫反应和炎症反应，释放炎症介质，促进免疫细胞的浸润，加剧免疫炎症反应。肾脏固有细胞在炎症环境的作用下，可释放多种细胞因子，发生病理性增殖和纤维化，造成肾病进展。

【诊断】

1. SLE诊断 目前，多采用2012年系统性狼疮国际临床合作组（Systemic Lupus International Collaborating Clinics，SLICC）制订的SLE诊断标准（表12-1）。确诊SLE需要至少满足4条标准，且至少1条临床标准和1条免疫学标准；或肾活检符合LN组织学表现，且伴抗核抗体（antinuclear antibody，ANA）或抗双链DNA抗体（anti-dsDNA antibody）阳性。

表12-1 2012年系统性狼疮国际临床合作组SLE诊断标准

临床标准	免疫学标准
急性或亚急性皮肤狼疮	ANA阳性
慢性皮肤型狼疮	抗dsDNA抗体阳性(或酶联免疫吸附试验>2倍参考值)
口腔或鼻腔溃疡	抗Sm抗体阳性
非瘢痕性脱发	抗磷脂抗体阳性，符合以下任一项即可：狼疮抗凝物阳性、梅毒血清学试验假阳性、抗心磷脂抗体中高滴度升高、抗β_2-糖蛋白Ⅰ抗体阳性
累及2个关节以上的滑膜炎	C3、C4、CH50降低

续表

临床标准	免疫学标准
浆膜炎（胸膜炎和/或心包炎）	直接抗人球蛋白试验阳性（排除溶血性贫血）
肾脏受累（尿蛋白 >0.5g/d 或红细胞管型）	
神经受累（癫痫、精神病、多发性单神经炎、脊髓炎、外周或脑神经病变、急性意识模糊）	
溶血性贫血	
白细胞减少（$<4\times10^9$/L，≥1 次）	
血小板减少（$<100\times10^9$/L，≥1 次）	

2. **LN 诊断**　在确诊为 SLE 的基础上，患儿有下列任一项肾受累表现者即可诊断为 LN。

（1）尿蛋白检查满足以下任一项者：1 周内 3 次尿蛋白定性检查阳性；或 24 小时尿蛋白定量 >150mg；或尿蛋白-肌酐比值 >0.2mg/mg，或 1 周内 3 次尿微量白蛋白高于正常值。

（2）离心尿每高倍镜视野红细胞 >5 个。

（3）肾小球和/或肾小管功能异常。

（4）肾穿刺组织病理活检异常，符合 LN 病理改变。

3. **LN 临床分型**　儿童狼疮肾炎的临床表现分为以下 7 种类型：孤立性血尿和/或蛋白尿型；急性肾炎型；肾病综合征型；急进性肾炎型；慢性肾炎型；肾小管间质损害型；亚临床型，SLE 患儿无肾损害的临床表现，但存在轻重不一的肾病理损害。

4. **LN 病理分型**　LN 的病理分型标准着重肾小球的病理损害，了解肾脏病理分型对于 LN 治疗及判断预后十分重要。但肾小球损害的同时往往合并有肾小管间质及血管病变，甚至是与肾小球病变程度不对应的严重病变。

（1）肾活检指征

1）未经治疗的 SLE 患者有活动性 LN 的临床证据。

2）24小时尿蛋白定量≥1g或≥0.5g且同时有红细胞或细胞管型者。

(2) 分型标准：目前，临床主要应用2003年国际肾脏病学会和肾脏病理学会（International Society of Nephrology/Renal Pathology Society，ISN/RPS）制定的LN病理分型系统（表12-2）。

表12-2　2003年国际肾脏病学会和肾脏病理学会LN病理分型标准

病理类型	病理表现
Ⅰ型	轻微系膜性 光镜：正常肾小球 免疫荧光/电镜：可见系膜沉积
Ⅱ型	系膜增生性 光镜：系膜及基质增殖，伴系膜沉积，无上皮及内皮下沉积 免疫荧光及电镜：可见少量上皮下或内皮下沉积
Ⅲ型	局灶性 肾小球内增生、膜增生和中重度系膜增生，可伴新月体形成 受累肾小球 <50%，呈局灶节段性或球性分布 局灶性内皮下沉积，可伴系膜病变 Ⅲ(A)：活动性病变 Ⅲ(A/C)：活动性和慢性病变 Ⅲ(C)：慢性病变
Ⅳ型	弥漫性 肾小球内增生、膜增生和中重度系膜增生 可呈新月体性肾小球肾炎 受累肾小球≥50%，呈弥漫节段性或球性分布 弥漫性内皮下沉积，可伴系膜病变 Ⅳ(A)：活动性病变 Ⅳ(A/C)：活动性和慢性病变 Ⅳ(C)：慢性病变
Ⅴ型	膜性 肾小球基底膜弥漫增厚 弥漫性或节段上皮下沉积，可伴系膜病变
Ⅲ+Ⅴ型	复合型

续表

病理类型	病理表现
Ⅳ+Ⅴ型	复合型
Ⅵ型	严重硬化型 球性硬化≥90%

注:A. 活动性;C. 慢性。

2016年,国际肾脏病理学工作组会议提出对LN病变定义和分型进行第一阶段修订(表12-3),对LN的部分病变包括系膜细胞增多,细胞、纤维细胞和纤维性新月体等病变定义做了修订。把"毛细血管内增殖"(endocapillary proliferation)修订为"毛细血管内细胞增多"(endocapillary hypercellularity)。取消LN-Ⅳ型球性(G)和节段性(S)亚型的分类。LN-Ⅲ型和Ⅳ型中活动性(A)和慢性化(C)名称修订为NIH活动性和慢性化指数评分(表12-4)。活动性指数评分中包含纤维素样坏死。针对目前证据不足及有争议的问题,将在第二阶段利用临床病理研究来探讨,对新修订定义的病变和分型的可重复性及意义进行观察验证。

(3) 肾小管损害:肾小管损害的病理表现包括肾小管上皮细胞核固缩、肾小管细胞坏死、肾小管细胞扁平、肾小管腔内有巨噬细胞或上皮细胞、肾小管萎缩、肾间质炎症和肾间质纤维化,在进行病理诊断时应注明肾小管萎缩、肾间质细胞浸润和纤维化的程度和比例。肾小管间质损害型,此型为孤立的肾小管间质改变,以肾小管损伤为主要表现,肾小球病变轻微,肾小球病变与肾小管间质病变不平行。

(4) 血管损伤表现

1) 狼疮性血管病变:表现为免疫复合物(玻璃样血栓、透明血栓)沉积在微动脉腔内或叶间动脉,也称为非炎症坏死性血管病。

2) 血栓性微血管病:与狼疮性血管病变在病理及临床表现上相似,其鉴别要点为存在纤维素样血栓。

3) 坏死性血管炎:动脉壁有炎症细胞浸润,常伴有纤维样坏死。

4) 微动脉纤维化:微动脉内膜纤维样增厚不伴坏死、增殖或血栓形成。

表 12-3　狼疮肾炎病变定义和分型的修订

分类	修订	对原 ISN/RPS-LN 病理分型的述评
Ⅱ型	系膜区细胞增多定义调整：系膜区被基质包绕的细胞核≥4个，不包括球门部	系膜区细胞增多的界值定义不明确
Ⅲ型和Ⅳ型	毛细血管内增殖的命名调整为毛细血管内细胞增多	毛细血管内增殖的定义不明，尤其是“增殖”定义不明
	新月体定义：毛细血管外细胞增多，由不同类型的细胞组成（足细胞、壁层上皮细胞、单核/巨噬细胞），可混有纤维蛋白或纤维性基质；至少占 10% 的包囊壁周长	原定义新月体至少占 25% 的包囊壁周长
	细胞性：>75% 细胞成分和纤维素，<25% 纤维基质	无纤维细胞性和纤维性新月体的定义
	纤维性：>75% 纤维基质，<25% 细胞成分和纤维蛋白 纤维细胞性：25%~75% 细胞成分和纤维蛋白，其余为纤维基质 粘连定义：孤立的细胞外基质将血管袢与囊壁相连，无明显硬化	无粘连定义
	纤维素样坏死定义：血管袢抗肾小球基底膜断裂和/或系膜基质溶解，伴纤维蛋白，不需要同时出现核碎裂	无纤维素样坏死定义
	取消Ⅳ型的球性/节段性病变亚型	节段和球性病变的定义不明确，不同观察者间可重复性差，临床意义不明确
	修订美国国立卫生研究院关于 LN 的活动性/慢性化评分系统（活动性指数、慢性化指数）评分，替代现有的“A，C，A/C”	“A，C，A/C”太宽泛且不特异，建议采用半定量方法描述活动和慢性化病变
肾小管间质病变	间质炎细胞浸润区分间质纤维化区域和非纤维化区域	缺乏评价肾小管间质病变严重程度界值

注：A. 活动性；C. 慢性。

表 12-4 修订的美国国立卫生研究院关于狼疮肾炎活动和慢性化指数评分系统

病理改变	病变肾小球占总肾小球的比例	积分
活动性指数		
毛细血管内细胞增多	<25% 为 +，25%~50% 为 ++，>50% 为 +++	0~3
中性粒细胞浸润和/或核碎裂	同上	0~3
纤维素样坏死	同上	(0~3)×2
内皮下沉积物（包括透明样微栓塞）	同上	0~3
细胞性和/或纤维细胞性新月体	同上	(0~3)×2
间质炎细胞浸润	同上（占皮质区间质比例）	0~3
总分		0~24
慢性化指数		
肾小球硬化（包括球性和节段性）	<25% 为 +，25%~50% 为 ++，>50% 为 +++	0~3
纤维性新月体	同上	0~3
肾小管萎缩	同上（占皮质区间质比例）	0~3
间质纤维化	同上（占皮质区间质比例）	0~3
总分		0~12

（5）需评估增生性 LN 肾组织的活动性指数和慢性化指数，指导临床治疗和预后。目前多参照美国国立卫生研究院的半定量评分方法评估（表 12-5）。

表 12-5　增生性狼疮肾炎活动性指数和慢性化指数量化表

病变	积分		
	1	2	3
活动性指数			
毛细血管内细胞增生/（个·每个肾小球）	120~150	151~230	>230
白细胞浸润/（个·每个肾小球）	2	2~5	>5
核碎裂*/%	<25	25~50	>50
纤维素样坏死*/%	<25	25~50	>50
内皮下透明沉积物/%	<25	25~50	>50
微血栓/%	<25	25~50	>50
细胞性新月体*/%	<25	25~50	>50
间质炎症细胞浸润/%	<25	25~50	>50
动脉壁坏死或细胞浸润	有则计 2 分		
慢性化指数			
肾小球球性硬化/%	<25	25~50	>50
纤维性新月体/%	<25	25~50	>50
肾小管萎缩/%	<25	25~50	>50
间质纤维化/%	<25	25~50	>50
小动脉内膜纤维化	有则计 2 分		

注：* 计分需积分 ×2 倍进行计算。

活动性指数≥11/24 分，需积极使用激素冲击和免疫抑制剂治疗。慢性化指数≥3/12 分，预示预后不良，终末期肾病进展风险高。

【鉴别诊断】

LN 有全身多系统受累和多种自身抗体阳性，根据系统性狼疮国际临床合作组制定的SLE诊断标准及肾脏受损的症状,LN不难诊断。但有些LN患儿以肾病综合征等肾脏受损为突出的首发症状,此时要注意与乙肝相关性肾炎、血管炎及干燥综合征等其他自身免疫性疾病的肾脏损害相鉴别,鉴别的要点仍是LN伴有多种狼疮特异性自身抗体,以及病理学免疫荧光下特异的"满堂亮"现象。一般来说,对所有临床表现为肾病综合征的女性,尤其是年长儿,都要常规筛查ANA,以除外SLE。

【治疗】

1. 治疗原则

(1) LN的临床表现与病理类型具有一定的对应关系,但并不完全平行。因此确诊为LN者应尽早行肾活检,以利于依据不同肾脏病理特点制订治疗方案。

(2) 积极控制狼疮活动。

(3) 坚持在风湿免疫或肾脏专科医师的指导下进行长期、正规、合理的药物治疗,并加强随访。

(4) 尽可能恢复肾功能或保护残存肾功能,避免LN复发,避免或减少药物不良反应。

2. 治疗目标

(1) 长期保护肾功能,预防疾病复发,避免治疗相关的损害,改善生活质量和生存率。

(2) 完全缓解:尿蛋白-肌酐比值<0.2mg/mg,或24小时尿蛋白定量<150mg,镜检尿红细胞不明显,肾功能正常。

(3) 部分缓解:尿蛋白降低≥50%,达非肾病范围;血肌酐稳定(±25%)或改善,但未达正常水平。

(4) 治疗目标:最好在起始治疗后6个月达到,最迟不能超过12个月。

3. 治疗方案

(1) 一般治疗

1) 羟氯喹(hydroxychloroquine,HCQ):HCQ安全性好,不良反应少,且在提高LN缓解率、预防复发、降低血脂、预防血栓、降低病死率以及激素减量等方面均有独特的作用。因此，所有 LN 患儿均应服用 HCQ 作为“背景治疗”。推荐剂量为 4~6mg/（kg·d）。

注意事项：①有视网膜毒性，需用药前及用药后每 3 个月行眼科检查。②剂量超过 6.5mg/（kg·d）时毒性作用明显增大。③肾小球滤过率 <30ml/（min·1.73m^2）的患者需调整剂量。

2）控制高血压和尿蛋白：肾素-血管紧张素系统阻滞剂，即 ACEI 或 ARB，有抗高血压、降尿蛋白、保护肾脏的作用。合并有蛋白尿伴或不伴高血压的患儿应首选使用，使用剂量应在监测血压（目标值控制在正常血压范围）、血钾和肾小球滤过率的基础上进行调整，尽可能达到最佳的降尿蛋白效果。常用药物及剂量如下，①依那普利，起始剂量 0.08mg/（kg·d），最大剂量 0.6mg/（kg·d）至 40mg/d，每日 1 次或分 2 次服用。②贝那普利，起始剂量 0.2mg/（kg·d），最大剂量 0.6mg/（kg·d）至 40mg/d，每日 1 次或分 2 次服用。③福辛普利，体重小于 50kg 者起始剂量 0.1mg/（kg·d），最大剂量为 40mg/d，每日 1 次。④氯沙坦，起始剂量 0.7mg/（kg·d），最大剂量 1.4mg/（kg·d）至 100mg/d，每日 1 次。

（2）不同病理类型的针对性治疗方案

1）Ⅰ型和Ⅱ型：基本与全身性 SLE 相同。当患儿存在蛋白尿时，需使用激素；当 ACEI/ARB 和激素难以控制蛋白尿时，可加用钙调磷酸酶抑制剂。

2）Ⅲ型和Ⅳ型：分为诱导缓解治疗和维持治疗两个阶段，治疗目标是经过初始强化治疗快速控制肾脏炎症，随后进入长期维持巩固治疗。

A. 诱导缓解治疗阶段：一般 6 个月。结束后达到部分缓解或完全缓解，则进入维持治疗阶段；若治疗反应差，则选择替代方案。首选糖皮质激素联合环磷酰胺冲击治疗。不能耐受环磷酰胺治疗、病情反复或环磷酰胺治疗 6 个月无效的情况下，吗替麦考酚酯（MMF）可作为环磷酰胺的替代药物。近年也将 MMF 作为诱导治疗的一线药物。

a. 激素：先用泼尼松 1.5~2.0mg/（kg·d），6~8 周，依据治疗效果逐渐减量。增生病变显著时需给予甲泼尼龙冲击联合环磷酰胺冲击治疗。甲泼尼龙冲击剂量为 15~30mg/（kg·d），最大不超过 1g/d，3 天为 1

个疗程。可间隔 3~5 天重复 1~2 个疗程。

b. 环磷酰胺冲击：500~700mg/(m^2·次)，每个月 1 次，共 6 次；或 8~12mg/(kg·d)，每 2 周连用 2 天为 1 次，总计 6~8 次。CTX 累积剂量为 150~250mg/kg。

c. 吗替麦考酚酯：20~30mg/(kg·d)，如有条件进行 MMF 血药浓度检测，维持 MMF 曲线下面积(area under the curve，AUC)在 40~60μg/(ml·h)。

B. 维持治疗阶段：对经诱导治疗达到缓解者采用小剂量激素加免疫抑制剂治疗。目的是维持缓解，防止复发，减少发展为肾衰竭的概率。有证据表明，MMF 的效果比硫唑嘌呤(azathioprine，AZA)好，且副作用小。免疫抑制剂疗程尚无定论，一般推荐至少使用 3 年。

a. 激素：一日量于早餐前空腹顿服，待病情稳定后以最小维持量(5~10mg/d)长期服用。慢速减量，观察临床表现、糖皮质激素不良反应及检测实验室指标，以合适的最小剂量维持患儿稳定的缓解状态，防止复发。

b. 免疫抑制剂：完全缓解患儿停用 CTX，在停用后 2 周加用其他免疫抑制剂序贯治疗。首选 MMF 15~20mg/(kg·d)；其次选用 AZA 1.5~2mg/(kg·d)，每日 1 次或分次服用。

3) Ⅴ型治疗

A. 单纯Ⅴ型：非肾病范围蛋白尿且肾功能稳定患儿使用 HCQ、ACEI 治疗及控制肾外狼疮。大量蛋白尿患儿需加用糖皮质激素及 MMF、AZA、CTX 或钙调磷酸酶抑制剂中任意一种。

B. Ⅴ+Ⅲ型或Ⅴ+Ⅳ型：同Ⅲ型和Ⅳ型的治疗方案。有报道采用泼尼松 +MMF+ 他克莫司或泼尼松 +CTX+ 他克莫司的多药联合治疗可取得较好效果。

4) Ⅵ型：明显肾衰竭患儿予以透析或肾移植等肾脏替代治疗。伴有 SLE 活动性病变时，仍应当给予泼尼松和免疫抑制剂治疗。

(3) 复发治疗：急性加重患儿可采用甲泼尼龙冲击，序贯口服泼尼松并逐渐减量。完全缓解或部分缓解后复发患儿使用原来治疗有效的诱导缓解及维持治疗方案。

(4) 难治性 LN 治疗：目前对于难治性 LN 尚无统一定义，若患儿经常规 CTX 治疗后无反应，且采用无 CTX 的方案治疗亦无效者，可考虑为难治性 LN。治疗方案包括以下几方面。

1）换用其他诱导缓解治疗方案重新治疗，如原来用 CTX 诱导的可换 MMF、原来用 MMF 诱导的可换 CTX 诱导。

2）经多种方案治疗仍无效者，可使用激素联合 MMF 和他克莫司治疗；或利妥昔单抗（RTX），每次剂量 375mg/m^2，每周静脉注射 1 次，可用 2~4 次。使用 RTX 注意事项同第四章肾病综合征。

3）免疫吸附、血浆置换、自体外周血造血干细胞移植和同种异体脐带间充质干细胞移植等疗法。

(5) 生物靶向治疗：贝利尤单抗可选择性抑制过量 B 淋巴细胞刺激因子（B-lymphocyte stimulator，BLyS）减少自身抗体生成，可用于年龄≥5 岁，在常规治疗基础上仍具有高疾病活动（如抗双链 DNA 抗体阳性及低补体、SELENA-SLEDAI 评分≥8 分）且自身抗体阳性的 SLE 患者。用法为每次 10mg/kg（无最大量限制），前 3 次每 2 周给药 1 次，随后每 4 周给药 1 次，如果治疗 6 个月后（一般用药 8 剂）疾病控制无改善，应考虑中止治疗。

4. 重复肾活检指征

(1) LN 维持治疗 12 个月仍未达到完全缓解者，在更换治疗方案前应先重复肾活检。

(2) 如怀疑患儿的肾脏病理类型发生变化，或不明原因蛋白尿加重时，可考虑重复肾活检。

(3) 对肾功能恶化的患儿应该重复肾活检。

【预后】

LN 是影响 SLE 预后的重要因素之一，其治疗目标是完全缓解，包括尿蛋白转阴和肾功能正常；只有当所有治疗手段均不能达到完全缓解，或患者不能耐受药物毒性时，部分肾性缓解（蛋白尿降低≥50% 和肾功能正常或接近正常）才是一个可接受的转归。起始治疗 8 周后血清补体升至正常、尿蛋白量减少 1/4 可能预示对治疗反应良好。治疗目标最好在起始治疗后 6 个月达到，最迟不能超过 12 个月。整个治疗期间均应密切注意激素、CTX、MMF 等免疫抑制剂的不良反应。

➤ 附:狼疮肾炎Ⅲ/Ⅳ型治疗流程图

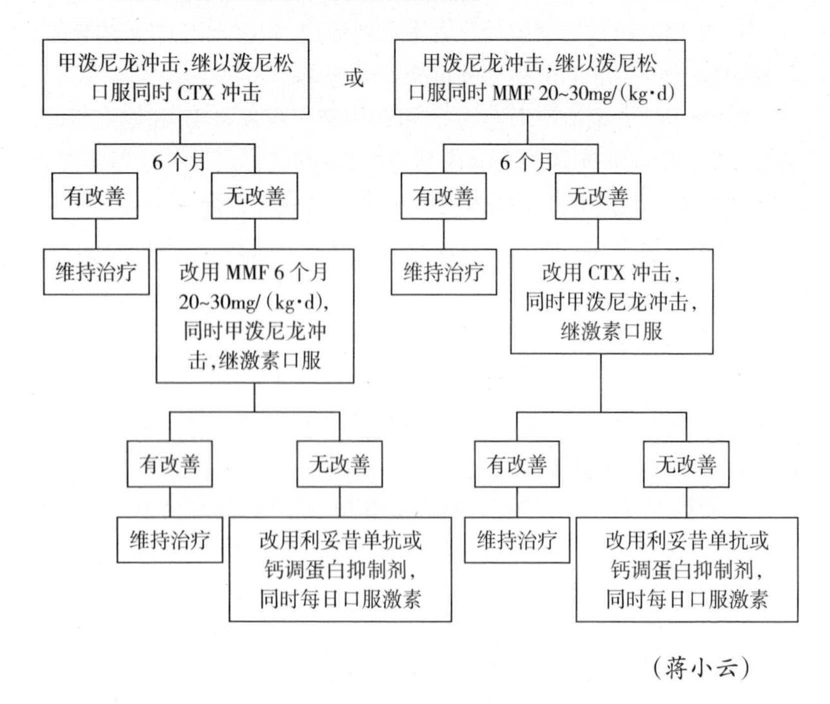

(蒋小云)

参考文献

[1] GROOT N, DE GRAEFF N, MARKS SD, et al. European evidence-based recommendations for the diagnosis and treatment of childhood-onset lupus nephritis: the SHARE initiative. Ann Rheum Dis, 2017, 76(12): 1965-1973.

[2] FANOURIAKIS A, KOSTOPOULOU M, CHEEMA K, et al. 2019 Update of the Joint European League Against Rheumatism and European Renal Association-European Dialysis and Transplant Association (EULAR/ERA-EDTA) recommendations for the management of lupus nephritis. Ann Rheum Dis, 2020, 79(6): 713-723.

[3] 刘瑞华,余学清,阳晓. 狼疮肾炎发病机制的研究进展. 中华肾脏病杂志, 2019,35(12):950-953.

[4] BAJEMA IM, WILHELMUS S, ALPERS CE, et al. Revision of the International Society of Nephrology/Renal Pathology Society classification for lupus nephritis: clarification of definitions, and modified National Institutes of Health activity and chronicity indices. Kidney Int, 2018, 93(4): 789-796.

[5] 中华医学会儿科学分会. 狼疮性肾炎诊治循证指南(2016). 中华儿科杂志, 2016, 2(56): 88-94.

第十三章　乙型肝炎病毒相关性肾炎

【概述】

乙型肝炎病毒相关性肾炎（hepatitis B virus associated glomerulonephritis，HBV-GN）是指继发于乙型肝炎病毒（hepatitis B virus，HBV）感染的肾小球肾炎。本病是儿童时期常见的继发性肾小球疾病之一，以肾病综合征或蛋白尿、血尿为突出表现，病理上以膜性肾病最为多见。有调查显示，自1992年乙肝疫苗纳入计划免疫后，我国儿童HBV感染率显著降低，HBV-GN的发病率也呈明显下降趋势，近年来占儿童肾活检的比例已经不足5%。

【病因】

本病由HBV感染所致，HBV是直径为42~45nm的球形颗粒（Dane颗粒），为DNA病毒，由双层外壳及内核组成，内含双股DNA及DNA多聚酶，其中一条负链为长链约3.2kb，另一条正链为短链约2.8kb，长链DNA上有4个阅读框架，分别编码乙型肝炎表面抗原（hepatitis B surface antigen，HbsAg）、乙型肝炎核心抗原（hepatitis B core antigen，HbcAg）、乙型肝炎e抗原（hepatitis B e antigen，HbeAg）、DNA多聚酶和X蛋白。HBV-GN中沉积于肾小球毛细血管壁的主要是HBsAg、HBcAg和HBeAg，但HBV基因变异和X蛋白也在本病发生中起一定作用。

【诊断】

1. **起病**　多在学龄前期及学龄期起病，男孩明显多于女孩。多隐匿起病，往往是偶然查尿时才发现异常，家族中多有HBV感染携带者。

2. **临床表现**　患儿大多表现为肾病综合征，少数为血尿和蛋白尿,甚至单纯蛋白尿,蛋白尿表现出较大的波动性,时轻时重,对肾上腺皮质激素治疗一般无反应。大多有镜下血尿,并持续存在,蛋白尿阴转后镜下血尿仍可持续一段时间,部分患者在此基础上出现发作性肉眼血尿。水肿多不明显,且无明显尿少,但也有少数患儿呈明显凹陷性水肿并伴有腹水,而高血压、肾功能不全非常少见。肝脏症状多不明显,约一半患儿有肝大或肝功能异常,表现为转氨酶升高,但黄疸者少见。

3. **实验室检查**　①尿液:可出现血尿及蛋白尿、管型尿,尿蛋白主要为白蛋白;②血生化:白蛋白下降,胆固醇增高,谷丙转氨酶及谷草转氨酶可升高或正常,血浆蛋白电泳 α_2 及 β 球蛋白升高,γ 球蛋白往往正常;③乙肝血清学标记和 HBV-DNA:大多数患者为乙肝"大三阳"[HBsAg、HBeAg 及乙型肝炎核心抗体(hepatitis B core antibody, HbcAb)阳性],少数患者为"小三阳"[HBsAg、乙型肝炎 e 抗体(hepatitis B e antibody, HbeAb)及 HBcAb 阳性],单纯 HBsAg 阳性者极少,血中 HBV-DNA 一般阳性;④免疫学检查:约 1/3 表现为血 IgG 降低,补体 C3 轻度降低。

4. **肾活检**　肾活体组织检查是确定 HBV-GN 的最终手段,是诊断 HBV-GN 的必备条件。大多表现为膜性肾病,但与典型的膜性肾病有所区别:①通常伴有轻至中度的系膜细胞增生且增生的系膜有插入,但多限于旁系膜区,很少伸及远端毛细血管内皮下;②基底膜及系膜区沉积的免疫球蛋白更多,使得免疫荧光镜下呈现粗颗粒甚至团块状,而非原发性膜性肾病的细颗粒样外观。采用抗 HBsAg 及 HBeAg 抗体进行免疫荧光或酶标检查可发现 HBeAg 和/或 HBsAg 在肾小球内沉积,此为病理上不是膜性肾病的患儿的确诊依据。

【诊断】

诊断参考 2010 年中华医学会儿科学分会肾脏病学组制定的《儿童乙型肝炎病毒相关性肾炎诊断和治疗循证指南》。

1. 血清 HBV 标志物阳性。
2. 患肾病或肾炎并除外其他肾小球疾病。

3. 肾组织切片中找到 HBV 抗原或 HBV-DNA。

4. 肾组织病理改变。绝大多数为膜性肾炎，少数为膜增生性肾炎和系膜增生性肾炎。

值得说明的是：①符合第 1、2、3 条即可确诊，无论其肾组织病理改变如何；②只具备 2、3 条时也可确诊；③符合诊断条件中的第 1、2 条且肾组织病理确诊为膜性肾炎时，尽管其肾组织切片中未查到 HBV 抗原或 HBV-DNA 也可诊断；④我国为 HBV 感染高发地区，如肾小球疾病患者同时有 HBV 抗原血症，尚不足以作为 HBV-GN 的依据。

【鉴别诊断】

由于 HBV 感染在儿童中仍然比较普遍，因此，当患儿表现为肾病综合征、肾炎综合征、非肾病范围的蛋白尿等，同时 HBV 感染标志物阳性时，应考虑是否为 HBV-GN。尤其是肾病综合征合并 HBV 感染时，要首先明确两者间有无因果关系。在这种情况下，肾脏活体组织病理检查是明确诊断的唯一途径。满足上述诊断标准者，可以诊断为 HBV-GN；否则，不能确定两者的病因关系，只能考虑为伴发 HBV 感染。

【治疗】

1. **一般治疗**　包括低盐饮食、适量优质蛋白饮食；水肿明显时应利尿，可给予各种口服利尿剂，严重水肿时可静脉应用呋塞米 1~2mg/(kg·次)；有高血压时应给予硝苯地平 0.25mg/(kg·次)，每日 3~4 次，或 ACEI 口服治疗，如卡托普利 0.5~1mg/(kg·d)，每日 2~3 次，对降低蛋白尿、保护肾脏也有一定效果。有高凝倾向者需抗血小板或肝素治疗，双嘧达莫 5~8mg/(kg·d)，分 3 次口服；肝素则 1mg/(kg·次)，每日 1~2 次。

2. **抗病毒治疗**　是儿童 HBV-GN 主要的治疗方法，抗病毒治疗适合血清 HBV-DNA≥10^5 拷贝/ml（HBeAg 阴性≥10^4 拷贝/ml）伴血清谷丙转氨酶≥2×ULN 的 HBV-GN。大量蛋白尿患儿血清谷丙转氨酶 <2×ULN 但 HBV-DNA≥10^5 拷贝/ml 也可考虑抗病毒治疗。主要药物有 α-干扰素（α-interferon）、拉米夫定（lamivudine）、阿德福韦

(adefovir)、恩替卡韦(entecavir)等。

儿童 HBV-GN 推荐采用重组人干扰素治疗，剂量为 3~6MU/m^2 (≤10MU/m^2)，每周皮下或肌内注射 3 次，疗程宜长，至少 6 个月。高剂量、长时间(12 个月)的干扰素治疗常可获得较好的病毒学应答和临床应答。往往在用药约 4 个月时能促使 HBeAg 阴转，少数患儿在治疗约 10 个月时还能使 HBsAg 转阴，蛋白尿均能明显阴转或明显减轻。注射初期可出现发热、流感样症状，几天后即消失。治疗期间应检测肝肾功能、血常规、甲状腺功能、血清病毒学指标及尿液分析，并定期评估精神状态。

对不耐受或不愿意行干扰素注射治疗的儿童可选择口服拉米夫定治疗。其为核酸类抗病毒药，每日 3mg/kg，一次顿服，疗程至少 1 年。无论治疗前 HBeAg 是否阳性，于治疗 1 年后仍可检测到 HBV-DNA 或 HBV-DNA 下降 $<2\ \log_{10}$ 者，应该用其他药物(可先重叠用药 1~3 个月)。拉米夫定治疗儿童乙型肝炎的疗效与成人相似，且安全性良好，但目前用于治疗儿童 HBV-GN 的资料较少，疗效有待更多资料确定。

3. **糖皮质激素与免疫抑制治疗** 对儿童 HBV-GN 应以抗病毒治疗为主，在抗病毒治疗的同时应慎用糖皮质激素治疗，不推荐单用激素。因糖皮质激素对肾病并不能带来额外收益，且有增加 HBV 复制的风险。鉴于免疫抑制剂尤其是细胞毒性药物有激活 HBV 的潜在风险，对表现为膜性肾病的患儿不推荐使用，对于表现为膜增生性肾炎的 HBV-GN 可在抗病毒治疗的基础上加用免疫抑制剂，不推荐单用免疫抑制剂治疗。

4. **免疫调节治疗** 可用胸腺肽和中药增强免疫治疗，在抑制 HBV 增殖上有一定效果。

➤ 附：乙型肝炎病毒相关肾炎诊治流程图

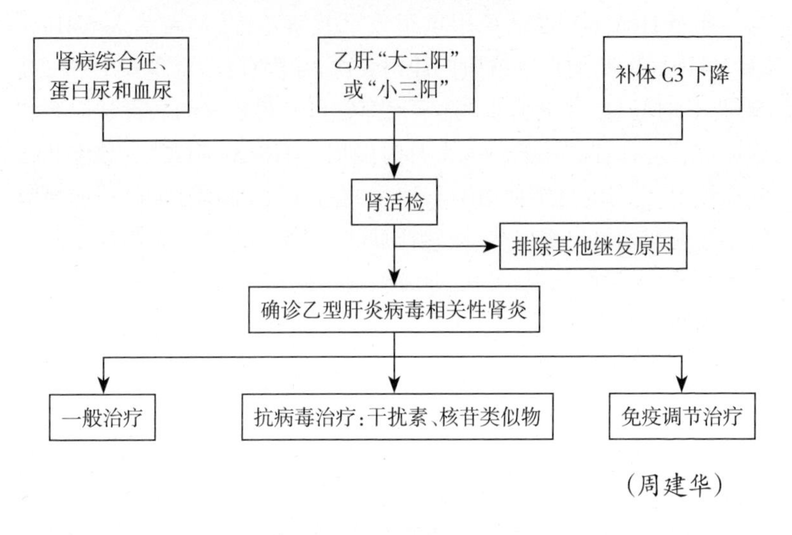

（周建华）

参考文献

[1] LU H，ZHU H，ZHOU JH. S gene mutations of HBV in children with HBV-associated glomerulonephritis. Virol J，2012，9：59.

[2] 周建华．儿童常见肾脏疾病诊治循证指南（试行）解读（五）：乙型肝炎病毒相关性肾炎诊断和治疗．中华儿科杂志，2010，48：596.

[3] LIN CY. Treatment of hepatitis B virus-related membraneous nephropathy with recombinant alpha-interferon.Kidney Int，1995，47：225.

[4] ZHANG Y，ZHOU JH，YIN XL，et al. Treatment of hepatitis b virus-associated nephritis.a meta-analysis.World J Gastroenterol，2010，16（6）：770.

第十四章　溶血尿毒综合征

【概述】

溶血尿毒综合征(hemolytic uremic syndrome,HUS)是一组以微血管性溶血性贫血、消耗性血小板减少及急性肾损伤三联症为主要特征的临床综合征,属于血栓性微血管病(thrombotic microangiopathy,TMA)。本综合征可发生于各种年龄,主要见于婴幼儿及学龄儿童,是小儿急性肾损伤常见的原因。HUS既往分为典型HUS也称腹泻相关型HUS(diarrhea positive HUS,D+HUS),和非典型HUS(atypical HUS,aHUS)也称非腹泻相关型HUS(diarrhea negative HUS,D-HUS)。典型HUS主要见于婴儿和儿童,占HUS的90%,与产志贺氏毒素大肠埃希氏菌(Shiga toxin-producing Escherichia coli,STEC)感染相关。根据2017年新的国际分类和定义,HUS分为以下4类。

1. **感染相关的HUS**　常见的病原菌有STEC和肺炎链球菌,其他病原体包括甲型流感病毒H_1N_1亚型、人类免疫缺陷病毒(HIV)及巨细胞病毒等。

2. **继发性HUS**　继发于或合并其他疾病,如造血干细胞移植或实体器官移植、恶性肿瘤、自身免疫性疾病、恶性高血压、肾脏疾病,以及药物(钙调磷酸酶抑制剂、奎宁等)。

3. **钴胺素C缺乏相关的HUS**

4. **非典型HUS**　包括补体旁路途径失调、二酰甘油激酶ε(*DGKε*)基因突变和部分原因未明的HUS。

【诊断】

HUS的诊断主要靠典型的临床表现,即TMA三联症:①微血管性溶血性贫血,即外周血涂片有异形红细胞及红细胞碎片,末梢血涂片红细胞碎片阳性和 Coombs 试验阴性；②血小板减少；③急性肾损伤。对于症状不典型者有条件时可经肾活检证实为肾脏 TMA。在建立 TMA 的诊断之后，根据其临床表现和实验室检查，对 HUS 进行分类。

【鉴别诊断】

HUS 应与不同类型的 TMA 进行鉴别，如血栓性血小板减少性紫癜（thrombotic thrombocytopenic purpura，TTP）。TTP 多见于成年女性，除三联症外常有发热及中枢神经系统症状，其血小板下降明显、中枢神经系统损害较 HUS 多见且较重，而肾损害相对较轻。检测血浆中 ADAMTS 13 活性有助于 HUS 和 TTP 的鉴别，TTP 患者 ADAMTS 13 活性显著下降，HUS 患者 ADAMTS 13 活性正常。

本病还需要与急性肾小球肾炎、过敏性紫癜性肾炎、免疫性溶血性贫血、特发性血小板减少、阵发性睡眠性血红蛋白尿，以及其他原因引起的急性肾损伤相鉴别。

HUS、TTP 与弥散性血管内凝血有相似之处，但无弥散性血管内凝血的凝血指标异常。

【治疗】

本病治疗主要是早期诊断，及时纠正水、电解质平衡紊乱，控制高血压。HUS 患儿存在高分解状态，所以应重视加强营养支持，避免负氮平衡，宜注意补充碳水化合物和必需氨基酸制剂。支持疗法是 HUS 治疗的关键，有助于降低本病的死亡率。

1. 急性肾损伤的治疗　与一般急性肾损伤治疗相似[详见第六章急性肾衰竭（急性肾损伤）]。应强调严格控制入量，积极治疗高血压，适当给予静脉高营养。少尿、高钾血症、容量负荷过重或严重的酸中毒的 HUS 患儿应尽早开始透析治疗。目前，大多数观点认为 HUS 透析指征应放宽，因为新的血液净化方式如血浆置换、连续性肾脏替代治疗或血液透析，还可清除炎症介质，如肿瘤坏死因子、白介素-1 等，可以尽早改善症状，促进病情恢复。

透析的适应证包括：①24 小时无尿；②血尿素氮及肌酐迅速升高；③严重水负荷过重、心力衰竭及容量性高血压而对呋塞米无反应者；④电解质及酸碱平衡紊乱对非透析疗法无反应者，如血钾 >6.5mmol/L。

2. **贫血的纠正** 一般主张尽可能少输血，以免加重血管内凝血。当血红蛋白 <60g/L 或血细胞比容 <18% 时，应输注新鲜洗涤红细胞，每次 10~15ml/kg，于 2~4 小时内缓慢输注，必要时可隔 6~12 小时重复输注。但需注意的是，当血钾 >6mmol/L 时，在纠正高钾血症后方可输血。应避免输血小板，以免加重血小板聚集和消耗，使病情加重。

3. **高血压** 除高血容量因素外，还可能有高肾素因素存在。除常规降压治疗外，对顽固性严重高血压可酌情使用硝普钠、ACEI/ARB 等。

4. **抗凝治疗** 现尚无统一的有效疗法。仅适用于早期有高凝状态的严重病例。常用药物如肝素应早期给予，并注意本病的出血倾向，宜在严密观察下进行。其他抗凝药如双嘧达莫 5~10mg/(kg·d)、阿司匹林 1~3mg/(kg·d)可酌情给予。

5. **针对不同类型 HUS 的治疗**

(1) STEC 相关的 HUS：维持循环血容量稳定；抗生素的使用尚存在争议，研究认为，应用抗生素杀菌后可导致细菌释放更多的志贺菌素，加重病情；止泻药物及抗肠动力剂可能会增加中毒性巨结肠的可能，需慎用。

(2) 肺炎链球菌相关的 HUS：尽早使用抗生素，对于合并脑膜炎的患儿推荐使用阿莫西林或第三代头孢药物；血浆疗法禁用于肺炎链球菌相关 HUS，因为正常人血浆有抗 T-F 抗体，肺炎链球菌可以产生神经氨酸酶使红细胞和内皮细胞上的 T-F 抗原暴露，与血浆中的抗 T-F 抗体结合加重 TMA。

(3) aHUS

1) 血浆置换(plasma exchange，PE)：在依库珠单抗出现之前是治疗 aHUS 的一线方案，尤其是对于补体 H 因子基因突变或存在 H 因子抗体的患儿。诊断 aHUS 后应在 24 小时内进行 PE。开始时每日置换 1 次，连续 5 天，每次 PE 置换液容量为 1.5 倍血浆容量；之后改为隔日 1 次，40ml/kg，连续 2 周；继之每周 2 次，连续 2~3 周。

2) 新鲜冷冻血浆输注：每次按 10~20ml/kg 输注，婴儿单次最大量 <100ml，幼儿 <200ml，年长儿 <400ml。输注血浆后应给予利尿剂减轻

容量负荷，防止肺水肿。输注新鲜冷冻血浆可补充患者血浆中缺乏的补体因子、补充抑制血小板聚集因子，以及对前列环素（prostacyclin，PGI2）抗氧化物和抗凝血酶Ⅲ的刺激因子，使病情改善。

3）糖皮质激素及免疫抑制剂：针对抗H因子抗体阳性的aHUS患儿，可采用糖皮质激素和免疫抑制剂治疗，急性期可选择口服激素治疗，缓解后根据病情逐渐减量。免疫抑制剂的选择包括环磷酰胺或吗替麦考酚酯，剂量和疗程尚未统一。

4）C5单克隆抗体：依库珠单抗是针对C5的单克隆抗体，可作为aHUS的一线治疗药物，对遗传性和获得性的补体旁路途径调控异常均有效。在应用该药2周前应进行脑膜炎球菌疫苗的接种。2018年，依库珠单抗在国内获批上市，用于治疗成人和儿童阵发性睡眠性血红蛋白尿症和aHUS，但本药价格十分昂贵。

➤ **附：溶血尿毒综合征诊治流程图**

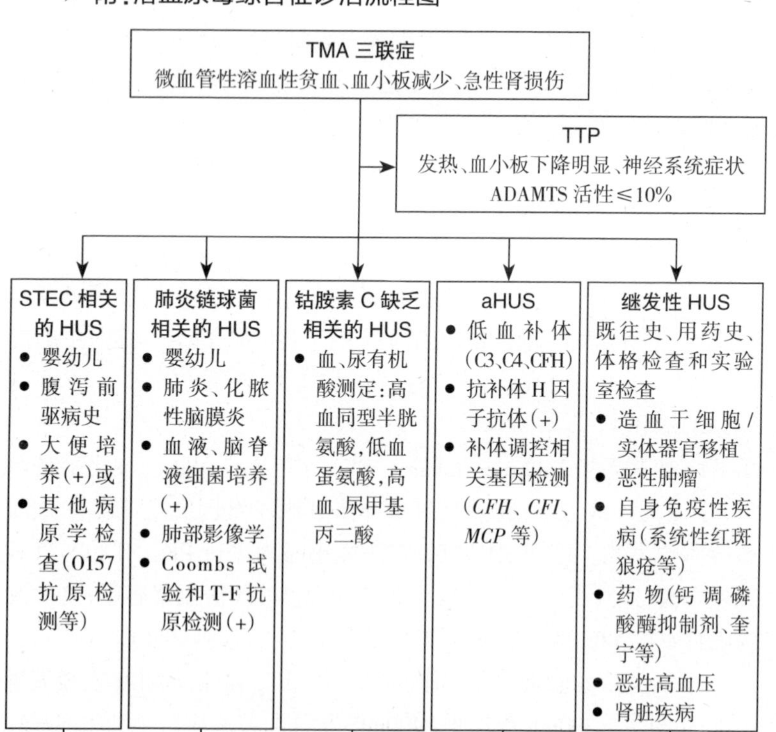

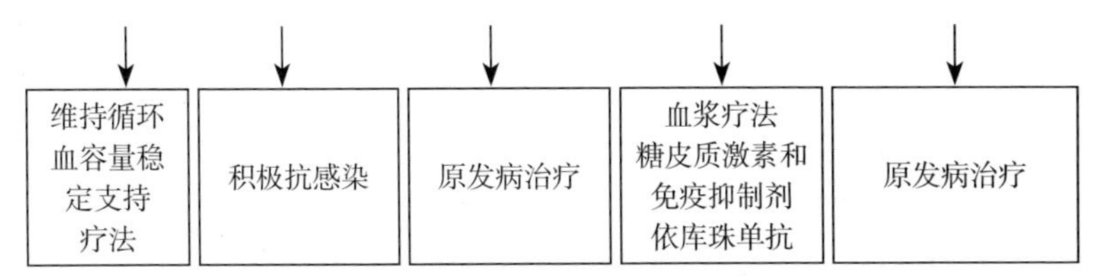

aHUS. 不典型溶血尿毒综合征；HUS. 溶血尿毒综合征；TMA. 血栓性微血管病；TTP. 血栓性血小板减少性紫癜；STEC. 产志贺氏毒素大肠埃希氏菌。

（蒋小云）

参考文献

[1] MAN CHUN, HUI KIM YAP. 实用儿科肾脏病学——最新实践进展 . 丁洁，译 . 北京：北京大学医学出版社，2007.

[2] NORIS M, REMUZZI G. Atypical hemolytic-uremic syndrome. N Engl J Med, 2009, 361(17): 1676-1687.

[3] SCHEIRING J, ANDREOLI SP, ZIMMERHACKL LB. Treatment and outcome of Shiga-toxin-associated hemolytic uremic syndrome (HUS). Pediatric nephrology (Berlin, West), 2008, 23(10): 1749-1760.

[4] FAKHOURI F, ZUBER J, FREMEAUX-BACCHI V, et al. Haemolyticuraemic syndrome. Lancet, 2017, 390(10095): 681-696.

[5] BAGGA A, KHANDELWAL P, MISHRA K, et al. Hemolytic uremic syndrome in a developing country: Consensus guidelines. Pediatric nephrology, 2019, 34(8): 1465-1482.

[6] LOIRAT C, FAKHOURI F, ARICETA G, et al. An international consensus approach to the management of atypical hemolytic uremic syndrome in children. Pediatric nephrology, 2016, 31(1): 15-39.

[7] 刘小荣，沈颖，樊剑锋，等 . 中国儿童非典型溶血尿毒综合征诊治规范专家共识 . 中国实用儿科杂志，2017，32(6)：401-404.

[8] 陈江华，刘必成 . 肾脏病学进展 2020. 北京：中华医学电子音像出版社，2020.

第十五章　抗中性粒细胞胞浆抗体相关性小血管炎

【概述】

抗中性粒细胞胞浆抗体(antineutrophil cytoplasmic antibody, ANCA)相关性小血管炎(ANCA-associated vasculitis, AAV)是一类病因不明以小动脉、毛细血管、小静脉的炎症和坏死为主要组织学病变的系统性疾病。2012年，教堂山共识会议(Chapel Hill Consensus Conference, CHCC)对ANCA相关性血管炎进行了正式命名及分类(表15-1)，AAV包括显微镜下多血管炎(microscopic polyangiitis, MPA)，肉芽肿性多血管炎(granulomatosis with polyangiitis, GPA)，以及嗜酸性肉芽肿性多血管炎(eosinophilic granulomatosis with polyangiitis, EGPA)。AAV临床常累及全身多脏器系统，尤以肾肺损伤多见。尤其肾脏作为AAV最常受累的器官，导致ANCA相关性肾炎(ANCA-associated glomerulonephritis, AAGN)，其典型的临床及病理类型分别为急进性肾炎、寡免疫复合物型新月体性肾小球肾炎，严重者出现终末期肾病，是决定AAV最终预后的关键因素。研究显示，儿童AAV患者几乎都合并不同程度的肾脏损伤，其肾功能受损较成人更严重，进展更快，即使经过积极治疗，20%~50%的儿童AAV患者仍会进展为终末期肾病，使AAGN成为儿童尿毒症的重要原发病因。

【病因】

本病病因不完全清楚，发现中性粒细胞胞浆抗原髓过氧化物酶(myeloperoxidase, MPO)和蛋白酶3(proteinase 3, PR3)暴露、内皮细胞损伤、补体活化、趋化因子、自身反应性T细胞和单核细胞在组织损伤

表 15-1　2012 年教堂山共识会议对 ANCA 相关血管炎的定义

名称	定义
ANCA 相关血管炎	坏死性小血管炎，伴少量或不伴免疫复合物沉积，主要影响小血管（如毛细血管、微小静脉、微小动脉和小动脉），与 MPO-ANCA 或 PR3-ANCA 相关
微型多血管炎	累及小血管的坏死性血管炎（包括毛细血管、小静脉和小动脉），也可累及小至中等动脉，无或仅少量免疫复合物形成；常见坏死性肾小球肾炎和肺泡毛细血管炎，无呼吸道肉芽肿病变
肉芽肿性多血管炎	主要累及上、下呼吸道的坏死性肉芽肿炎症，累及中小血管（如毛细血管、小静脉和小动脉、动脉和静脉）。坏死性肾小球肾炎常见
嗜酸性肉芽肿性多血管炎	累及呼吸道的富含嗜酸性粒细胞的坏死性肉芽肿炎症，累及中小血管，伴有哮喘和嗜酸性粒细胞增多症。ANCA 阳性者肾小球肾炎更为常见

部位的募集，以及遗传等多种因素都参与了 ANCA 的发病。尤其是近年来随着对 AAV 和 AAGN 研究的不断深入，发现 AAGN 的预后差异与遗传、ANCA 的抗原类型、临床分类、病理类型等多种因素有关，如 PR3-ANCA 阳性较 MPO-ANCA 阳性者更容易复发，与肉芽肿性炎症有关，更容易出现肾外表现，而 MPO-ANCA 容易出现肾脏表现。随着不同特异性抗原 AAV 诊治方案的提出，AAV 诊治水平大为提高。

【诊断】

1. **临床表现**　当出现以下全身多系统受累的临床表现时，应考虑为 AAV 可能，及时做 ANCA 抗原检测和组织病理学检查。

(1) 肾脏症状：多以急进性肾小球肾炎起病。临床可表现为不同程度血尿伴红细胞管型，常有蛋白尿和轻度高血压等症状，肾功能在短期内（数周或数月）迅速恶化。部分病例可以复发性血尿、蛋白尿起病，或先有血尿后蛋白尿逐渐加重。还有少部分患儿起病隐匿，直至出现肾功能不全才被发现。由于 AAV 肾脏受累的发生率非常高，及早肾活检对明确诊断和选择治疗，以及判断预后非常重要。

(2) 肾外表现：最常见的是肺部受累，表现为咳嗽、咯血。X 线示局灶性炎症浸润，抗生素治疗无效。其他全身症状多为非特异性，有贫血、发热、乏力、多形性皮疹、肌肉和关节痛等。还可以有腹痛、腹泻、便血、中耳炎和鼻窦炎等。

2. **病理改变**　AAGN的病理改变主要为肾小球毛细血管袢节段性坏死，伴新月体形成，有时可有肾小囊壁断裂；部分患者可见肾小球节段性或全球硬化。肾间质炎症浸润、肾小动脉纤维素样坏死。免疫荧光检查肾小球及血管壁无或仅有少量免疫复合物沉积，因而肾脏病变具有“寡免疫”的特征，通常称其为寡免疫性坏死性肾炎或寡免疫性坏死性新月体性肾小球肾炎。

EUVAS制定了AAGN的病理分型，该标准根据正常肾小球、细胞性新月体及硬化肾小球比例将AAGN的肾脏病理分为局灶型（定义为≥50%肾小球正常）、新月体型（定义为细胞性新月体≥50%）、硬化型（定义为≥50%肾小球硬化）和混合型（定义为不属于以上3种类型，即细胞性新月体<50%、肾小球球性硬化<50%和正常肾小球<50%）4种病理类型。正常肾小球定义为没有血管炎病变或球性硬化，可伴有缺血导致的轻微病变或少量炎症细胞浸润（中性粒细胞、淋巴细胞或单核细胞<4个/肾小球）；细胞性新月体定义为新月体的细胞成分>10%，可为节段或环状新月体，可伴纤维素性坏死、肾小球周肉芽肿反应或肾小囊壁断裂；纤维性新月体定义为新月体的细胞外基质成分≥90%；球性硬化定义为硬化性病变占单个肾小球的80%以上。

3. **实验室检查**

（1）ANCA检测：ANCA是一种以中性粒细胞和单核细胞胞浆为靶抗原的自身抗体，是系统性血管炎的敏感标记抗体。采用间接免疫荧光法检测将其区分为细胞胞浆型ANCA（C-ANCA）和核周型ANCA（P-ANCA）；酶联免疫吸附试验进一步区分ANCA的特异性抗原，C-ANCA的靶抗原为PR3，P-ANCA的靶抗原为MPO。C-ANCA主要存在于GPA中（60%~80%），而P-ANCA主要存在于MPA中（80%~90%）或EGPA中（35%~40%）。研究发现，抗PR3阳性肾脏受累患者多伴有急性肾损害，如肾小球坏死，而抗MPO阳性患者多伴有慢性肾损害，如肾小球硬化。

(2) 急性期常有明显的炎症反应指标异常，如血沉增快和C反应蛋白升高；白细胞、血小板升高，血红蛋白降低；血清免疫球蛋白增高；类风湿因子阳性等。

(3) 尿检可见红细胞、红细胞管型和非肾病程度蛋白尿。当肾功能受累时血清肌酐升高，肾小球滤过率下降。

(4) 影像学检查：所有AAV患儿均应接受胸部X线及CT扫描。胸部X线或胸部CT扫描可见结节改变、空洞、大气道的狭窄等病变；上呼吸道、头部CT可了解有无鼻窦、眶周等病变及声门下狭窄等。

4. 分类标准　目前，美国风湿病学会(American College of Rheumatology，ACR)、教堂山共识会议、欧洲药物管理局(European Medicines Agency，EMA)均提出了不同的分类诊断标准，但均未在儿童中得到验证。欧洲抗风湿病联盟-欧洲儿童风湿病协会-国际儿童风湿病学试验组织(EULAR/PReS/PRINTO)基于儿童数据，提出临床表现、ANCA检测联合CT检查诊断儿童GPA的标准，但仍缺乏MPA及EGPA的分类标准。各主要分类诊断标准见表15-2、表15-3。

表15-2　1990年美国风湿病学会关于GPA和EGPA的分类标准

GPA分类标准	EGPA分类标准
鼻或口腔炎症：无痛性溃疡、脓性分泌物或血性分泌物	哮喘史
胸部X线检查异常：结节、固定浸润或空洞	外周血嗜酸性粒细胞增多 >10%
尿沉渣异常：血尿	单、多发性神经炎
动脉壁内或血管周围肉芽肿性炎症	肺部X线检查示非固定性肺部浸润影
	鼻旁窦异常
	活检示血管外有嗜酸性粒细胞浸润
符合以上4条中2条以上可诊断为GPA	**符合以上6条中4条以上可诊断为EGPA**

表 15-3　欧洲抗风湿病联盟-欧洲儿童风湿病协会-国际儿童风湿病学试验组织 GPA 分类标准

符合以下 6 条中的 3 条即可归为 GPA
1. 组织病理学示动脉壁、动脉周围或血管外部位有肉芽肿性炎症
2. 上呼吸道受累(慢性脓性或血性鼻腔分泌物,或反复鼻出血、肉芽肿,鼻中隔穿孔或鞍鼻畸形,慢性或反复鼻窦炎)
3. 喉气管-支气管狭窄(声门下、气管或支气管狭窄)
4. 肺部受累(胸部 X 线或 CT 示结节、空洞、固定性浸润)
5. 免疫荧光或酶联免疫吸附试验示 ANCA 阳性(P-ANCA、MPO-ANCA 或 C-ANCA、PR3-ANCA)
6. 肾脏受累(晨尿尿蛋白 >0.3g/24h 或尿蛋白-肌酐比值 >30mmol/mg);或尿沉渣示血尿、红细胞管型、尿蛋白(++),肾脏活检提示少或无免疫复合物沉积的坏死性肾小球肾炎

欧洲药物管理局计数法是迄今 AAV 分类使用较广的工具,联合应用 ACR 标准、Lanham 标准和 CHCC 命名,对 AAV 进行逐步分类,其中 ACR 标准较 CHCC 具有优先级,EGPA 位于算法顶端,满足 ACR 标准诊断为 EGPA 的患者,将不再考虑其他类型;随后,分步验证是否符合 GPA、MPA、PAN(若不满足 ACR 标准,验证是否符合 CHCC 标准,两者皆不符合时,再进入下一步);最后,才归为未分类的血管炎。但在儿童中的应用尚需进一步的验证。

2017 年,EULAR-ACR 提出新的分类标准(表 15-4),通过评分相加和超过阈值分类疾病,首次提出使用“减分”来除外其他小血管炎诊断,标准涉及临床表现、影像学、病理学、血清学等多个特征,更符合临床医生临床工作实践,有较好的指导作用,其将为血管炎提供更有力的分类标准。尚未得到儿童验证,应用次于 2007 年欧洲药物管理局计数法。

【鉴别诊断】

1. 抗肾小球基底膜性肾炎　又称肺出血肾炎综合征,临床表现为肺出血和急进性肾炎,抗肾小球基底膜抗体阳性对本病诊断具有重要价值,部分患者也可有 ANCA 阳性(30%),多为 P-ANCA(MPO)阳性。肾脏病理免疫荧光可见 IgG 和补体 C3 沿肾小球基底膜线样分布,以此可协助鉴别。

表 15-4　EULAR-ACR 关于 MPA、GPA 和 EGPA 的分类标准(草案)

项目	指标	得分
MPA		
临床标准	鼻腔血性分泌物、溃疡、鼻痂或鼻窦-鼻腔充血或不通畅	-3 分
实验室检查	P-ANCA、MPO-ANCA 抗体阳性	6 分
	嗜酸性粒细胞计数≥1 × 10^9/L	4 分
	极少或无免疫复合物沉积性肾炎	1 分
	胸部影像检查提示纤维化或肺间质性病变	5 分
	C-ANCA 或 PR3-ANCA 抗体阳性	-1 分
6 项评分总和≥5 分可以分类诊断为 MPA		
GPA		
临床标准	鼻腔血性分泌物、溃疡、鼻痂或鼻窦-鼻腔充血或不通畅	3 分
	鼻息肉	-4 分
	听力丧失或下降	1 分
	软骨受累	2 分
	咽红或眼痛	1 分
实验室检查	C-ANCA 或 PR3-ANCA 抗体阳性	5 分
	嗜酸性粒细胞计数≥1 × 10^9/L	-3 分
	胸部影像检查提示结节、包块或空洞形成	2 分
	活检见到肉芽肿表现	3 分
9 项总和≥5 分可分类诊断为 GPA		
EGPA		
临床标准	阻塞性气道疾病	3 分
	鼻息肉	3 分
	多发性神经炎或运动神经病	1 分
实验室检查	嗜酸性粒细胞计数≥1 × 10^9/L	5 分
	血管外嗜酸性粒细胞浸润或骨髓内嗜酸性粒细胞增高	2 分
	镜下血尿	-1 分
	C-ANCA 或 PR3-ANCA 抗体阳性	-3 分
7 项评分总和≥6 分可分类诊断为 EGPA		

2. **急性链球菌感染后肾小球肾炎**　病初多有链球菌感染史，ASO 升高、补体 C3 下降，肾功能不全多较轻，预后好。病理改变主要为毛细血管内增生，多核白细胞浸润。

3. **狼疮肾炎**　典型病例鉴别不难，但少数以肾脏症状起病，肾功能急剧恶化时应注意鉴别。血清补体降低、抗核抗体阳性；肾脏病理免疫荧光多表现为“满堂亮”可助鉴别。

【治疗】

AAGN 的治疗分为控制疾病活动性的诱导治疗和预防复发的维持治疗。治疗方案的制订应根据肾脏和肾外脏器活动性、严重程度及并发症情况，并结合肾脏病理分型及 ANCA 类型进行选择。EULAR 推荐将病情按严重程度划分为局灶性、早期系统性、系统性、重症和顽固性，以选择治疗方案（表 15-5）。儿童患者应根据相应临床表现，结合药物副作用进行治疗方案的优化（表 15-6）。治疗过程中，注意病情活动度评估和药物副作用观察，儿童 ANCA 疾病活动度评估可参考 PVAS 评分表。

表 15-5　ANCA 相关血管炎严重程度分类及治疗方案（欧洲抗风湿病联盟推荐）

分类	定义	治疗方案
局灶性（localized）	上和/或下呼吸道病变，无其他系统受累或全身症状	口服糖皮质激素 + 吗替麦考酚酯/环磷酰胺/甲氨蝶呤
早期系统性（early systemic）	没有危及脏器或危及生命的病变	口服糖皮质激素 + 吗替麦考酚酯/环磷酰胺
系统性（generalized）	危及肾脏或其他脏器，血肌酐 <500μmol/L（或 5.6mg/dl）	甲泼尼龙冲击，糖皮质激素 + 吗替麦考酚酯/静脉用环磷酰胺/利妥昔单抗，或合用血浆置换/双重血浆滤过
重症（severe）	肾脏或其他重要脏器衰竭，血肌酐 >500μmol/L（或 5.6mg/dl）	甲泼尼龙冲击，血浆置换/双重血浆滤过 + 吗替麦考酚酯/静脉用环磷酰胺/利妥昔单抗
顽固性（refractory）	对激素、环磷酰胺治疗无反应的进展性疾病	利妥昔单抗与静脉用环磷酰胺切换，或静脉注射丙种球蛋白

表 15-6 儿童 ANCA 相关血管炎治疗推荐

诱导缓解

局灶性(localized)

甲氨蝶呤和糖皮质激素治疗

- 甲氨蝶呤:10~15mg/m^2,口服或皮下注射每周 1 次
- 泼尼松:口服 30~60mg/(m^2·d)或 1~2mg/kg,共 4 周,在接下来的 6~8 周内减量(取决于治疗反应)至 0.5mg/kg,隔天给药

早期系统性(early systemic)

静脉用环磷酰胺 + 甲泼尼龙静脉冲击治疗

- 环磷酰胺:0.5~1g/(m^2·月),静脉输注,持续 6 个月;或 2~3mg/kg,口服,每日 1 次,连续 2~3 个月
- 甲泼尼龙:静脉注射 30mg/kg(最多 1g),每日 1 次,分 3 次给药,然后转为口服泼尼松龙(同上)

严重/肾脏或危及生命的疾病/难治性疾病(severe/renal or life-threatening disease/refractory disease)

利妥昔、静脉用环磷酰胺、血浆交换和/或静脉注射丙种球蛋白,联合甲泼尼龙静脉冲击

- 利妥昔单抗:750mg/m^2,静脉剂量(最大 1 000mg)2 剂,间隔 2 周
- 血浆交换:2 容量 PEX 与 4.5% 人白蛋白溶液,疗程 5 天或 10 天 1 次
- 静脉注射丙种球蛋白:2g/kg

维持治疗

局灶/早期系统性疾病(localized/early systemic disease)

- 甲氨蝶呤(同上)或硫唑嘌呤 0.5~2.5mg/kg,口服,每日 1 次,持续 1 年或更长时间
- 激素渐减

系统性(generalized)

- 硫唑嘌呤(同上)
- 激素减量为维持剂量 0.5mg/kg,隔日口服,若稳定则完全停止

二线治疗

局灶/早期系统性疾病(localized/early systemic disease)

- 来氟米特,吗替麦考酚酯

系统性(generalized)

- 利妥昔单抗、英夫利昔单抗、吗替麦考酚酯、环磷酰胺

1. 诱导缓解

(1) 糖皮质激素:临床表现为快速进展性肾小球肾炎、肾活检为新月体型或混合型 AAGN,或伴有肺出血,先使用甲泼尼龙(MP)静脉冲击,一般给予 MP 冲击,15~30mg/(kg·d),最大量 0.5~1g/d,连用 3 天后,口服泼尼松 1~2mg/(kg·d),最大量 60~80mg/d,根据病情逐渐减量。

(2) 环磷酰胺(CTX):现有国际指南均推荐激素联合 CTX 作为 AAV 的一线诱导治疗方案。CTX 的给药方法包括静脉冲击和口服。系统性病变时,给予静脉冲击 0.5~1g/m^2,每个月 1 次,持续 6 个月;或口服 1.5~2mg/(kg·d)。研究表明,CTX 的毒副作用与药物的累积剂量密切相关。静脉冲击和口服疗法疗效相当,但感染、白细胞下降的并发症较少。CTX 最长治疗时间不宜超过 6 个月,若 6 个月仍没有达到缓解,则按顽固性 AAGN 处理,更改治疗方案。

(3) 吗替麦考酚酯(MMF):建议对轻至中度肾功能损伤的活动性 MPO-AAGN,采用激素联合 MMF 诱导缓解,剂量 20~30mg/(kg·d),最大剂量 2g/d。

(4) 甲氨蝶呤(MTX):可用于无肾脏受累的血管炎儿童患者。

(5) 利妥昔单抗(RTX):对于难治性病例、严重复发病例和 PR3-ANCA 患者,在使用激素的同时可加用 RTX,而且 RTX 诱导缓解的效果要优于 CTX。目前有两种方案可以选择,750mg/m^2,静脉剂量(最大 1 000mg)2 剂,间隔 2 周;或 375mg/m^2,静脉注射,每周 1 次,连用 4 次后多可达到缓解。现有 RCT 研究显示两种用法缓解率无明显差异。

(6) 血浆置换:当肾脏受累严重,血肌酐 >500μmol/L 时,加用血浆置换对肾功能恢复更有效。有观察显示,在激素联合口服 CTX 诱导的基础上,联合血浆置换治疗 3 个月,透析摆脱率显著高于不联合血浆置换治疗组。

(7) 当患者有持续蛋白尿,肾小球滤过率下降等慢性肾损害时,可服用 ACEI/ARB 以减少蛋白尿和预防及延缓终末期肾衰竭。

2. 维持期治疗

(1) 推荐低剂量激素联合免疫抑制剂作为AAGN的维持治疗。对MPO-AAGN建议采用AZA或MMF维持;对PR3-AAGN采用RTX维持。对AZA过敏或不能耐受AZA的AAGN患者,建议采用MMF进行维持治疗。但国外研究显示,MMF维持治疗的复发率较AZA维持治疗的复发率高。由于长期使用CTX存在多种毒副作用,不推荐CTX维持。

(2) AAGN的维持治疗时间至少为24个月。AAV的复发率高,据文献报道RLV、MPA和GPA的复发率分别为19%、37%和60%。在诱导缓解后仍需继续维持免疫抑制治疗以减少复发。在减少免疫抑制剂前,应先减少激素。

3. 复发及其治疗 非严重复发的AAGN建议重新选择免疫抑制剂或增加药物的强度,包括重新开始或增加激素剂量,联合或不联合AZA或MMF。复发AAGN如伴有危及生命或严重器官功能损伤,使用激素联合CTX或RTX治疗,对于复发的PR3-AAGN,首选激素联合RTX。GPA患者合并鼻部葡萄球菌感染,与疾病复发有关,可予以复方磺胺甲噁唑治疗,或鼻局部应用莫匹罗星(mupirocin)以清除鼻部的金黄色葡萄球菌感染。

➤ **附:抗中性粒细胞胞浆抗体相关性小血管炎诊治流程图(中华医学会肾脏病学分会推荐)**

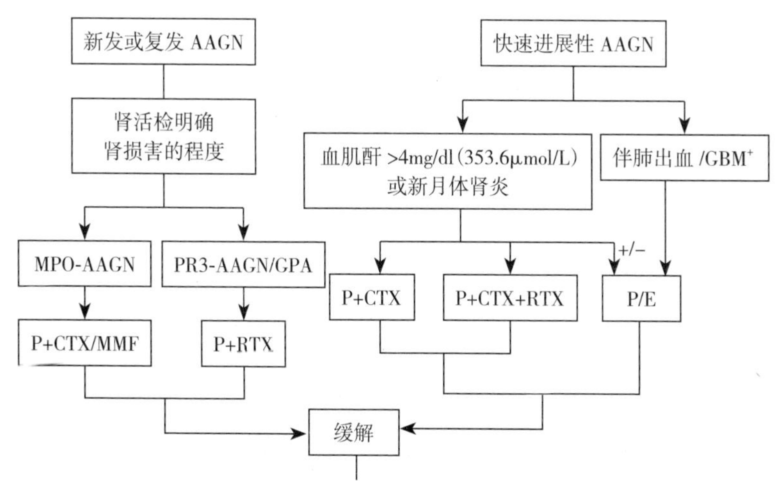

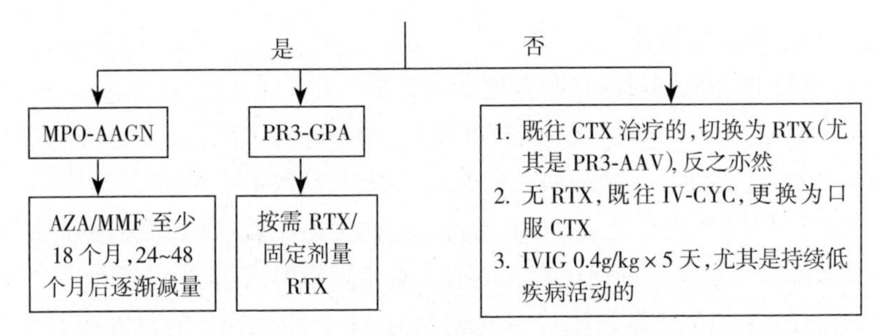

AAGN.ANCA 相关性肾炎；AZA. 硫唑嘌呤；CTX. 环磷酰胺；MMF. 吗替麦考酚酯；MPO-AAGN. 髓过氧化物酶 -ANCA 相关性肾炎；P. 糖皮质激素；PR3-AAGN. 蛋白酶 3-ANCA 相关性肾炎；PR3-AAV. 蛋白酶 3-ANCA 相关性小血管炎；PR3-GPA. 蛋白酶 3- 肉芽肿性多血管炎；RTX. 利妥昔单抗。

（王 墨　李 秋）

参考文献

[1] JENNETTE JC, FALK RJ, BACON PA, et al. 2012 Revised international Chapel Hill consensus conference nomenclature of vasculitides. Arthritis Rheum, 2013, 65(1): 1-11.

[2] KALLENBERG CG. Pathophysiology of ANCA-associated small vessel vasculitis. Curr Rheumatol Rep, 2010, 12(6): 399-405.

[3] 陈昊，于峰，张颖，等. 426 例抗中性粒细胞胞浆抗体相关性小血管炎患者多系统临床表现和肾脏病理分析. 中华内科杂志, 2005, 44: 828-831.

[4] SINICO RA, DI TOMA L, RADICE A. Renal involvement in anti-neutrophil cytoplasmic autoantibody associated vasculitis. Autoimmun Rev, 2013, 12(4): 477-482.

[5] KRMAR RT, KAGEBRAND M, HANSSON ME, et al. Renal-limited vasculitis in children: a single-center retrospective long-term follow-up analysis. Clin Nephrol, 2013, 80(5): 388-394.

[6] SACRI AS, CHAMBARAUD T, RANCHIN B, et al. Clinical characteristics and outcomes of childhood-onset ANCA-associated vasculitis: a French

nationwide study. Nephrol Dial Transplant, 2015, 30 Suppl 1: i104-i112.

[7] KOURI AM, ANDREOLI SP. Clinical presentation and outcome of pediatric ANCA-associated glomerulonephritis. Pediatr Nephrol, 2017, 32(3): 449-455.

[8] SIOMOU E, TRAMMA D, BOWEN C, et al. ANCA-associated glomerulonephritis/systemic vasculitis in childhood: clinical features-outcome. Pediatr Nephrol, 2012, 27(10): 1911-1920.

[9] SADA KE, YAMAMURA M, HARIGAI M, et al. Classification and characteristics of Japanese patients with antineutrophil cytoplasmic antibody-associated vasculitis in a nationwide, prospective, inception cohort study. Arthritis Res Ther, 2014, 16(2): R101.

[10] DE JOODE AA, SANDERS JS, STEGEMAN CA. Renal survival in proteinase 3 and myeloperoxidase ANCA associated systemic vasculitis. Clin J Am Soc Nephrol, 2013, 8(10): 1709-1717.

[11] BERDEN AE, FERRARIO F, HAGEN EC, et al. Histopathologic classification of ANCA. associated glomerulonephritis. J Am Soc Nephrol, 2010, 21(10): 1628.

[12] LEAVITT RY, FAUCI AS, BLOCH DA, et al. The American College of Rheumatology 1990 criteria for the classification of Wegener's granulomatosis. Arthritis Rheum, 1990, 33: 1101-1107.

[13] MASI AT, HUNDER GG, LIE JT, et al. The American College of Rheumatology 1990 criteria for the classification of Churg-Strauss syndrome (allergic granulomatosis and angiitis). Arthritis Rheum, 1990, 33(8): 1094-1100.

[14] RUPERTON, OZENS, PISTORIOA, et al. EULAR/PRINTO/PRES criteria for Henoch-Schönlein purpura, childhood polyarteritis nodosa, childhood Wegener granulomatosis and childhood Takayasu arteritis: Ankara 2008.Ann RheumDis, 2010, 69(5): 798-806.

[15] ROBSON J, GRAYSON P, PONTE C, et al. Classification criteria for the ancaassociated vasculitides. Rheumatology, 2019, 58(Supplement 2).

[16] MUKHTYAR C, GUILLEVIN L, CID MC, et al. EULAR recommendations

for the management of primary small and medium vessel vasculitis. Ann Rheum Dis,2009,68(3):310-317.

[17] PLUMB LA,ONI L,MARKS SD,et al. Paediatric anti-neutrophil cytoplasmic antibody (ANCA)-associated vasculitis:an update on renal management. Pediatr Nephrol,2018,33(1):25-39.

[18] HIEMSTRA TF,WALSH M,MAHR A,et al. Mycophenolate mofetil vs azathioprine for remission maintenance in antineutrophil cytoplasmic antibody-associated vasculitis:a randomized controlled trial. JAMA,2010,304(21):2381-2388.

[19] JENNETTE JC,NACHMAN PH. ANCA glomerulonephritis and vasculitis. Clin J Am Soc Nephrol,2017,12(10):1680-1691.

[20] MILOSLAVSKY EM,SPECKS U,MERKEL PA,et al. Outcomes of nonsevere relapses in antineutrophil cytoplasmic antibody-associated vasculitis treated with glucocorticoids. Arthritis Rheumatol,2015,67(6):1629-1636.

[21] 中华医学会肾脏病学分会专家组.抗中性粒细胞胞质抗体相关肾炎诊断和治疗中国指南.中华肾脏病杂志,2021,37(7):603-620.

第十六章　肾小管间质性肾炎

【概述】

肾小管间质性肾炎(tubulointerstitial nephritis,TIN)是由不同病因引起的以肾间质炎症细胞浸润、间质水肿、肾小管功能受损为主要表现的肾脏疾病,其肾小球和肾血管受损不明显,简称为间质性肾炎,临床分为急性肾小管间质性肾炎和慢性肾小管间质性肾炎。急性肾小管间质性肾炎(acute tubulointerstitial nephritis,ATIN)常以急性肾损伤(acute kidney injury,AKI)为主要临床表现,在儿童中比较常见,占所有儿童 AKI 的 0.87%~15.70%。病理改变以肾间质炎症细胞浸润为主,少有或无间质纤维化,及时治疗后受损肾脏往往可以完全恢复正常。慢性肾小管间质性肾炎(chronic tubulointerstitial nephritis,CTIN)是一组以慢性肾脏间质炎症细胞浸润、肾小管萎缩和纤维化病变为突出表现的疾病,相应的肾小球及血管病变较轻微,疾病早期的临床表现为肾小管功能损害,疾病后期则表现为慢性肾脏病(chronic kidney diseases,CKD),出现肾功能进行性衰竭,多伴有肾性贫血、肾性骨病、高血压、肾性多尿、电解质紊乱等症状,其临床起病过程隐匿,在儿童时期发病较少见,成人发病较常见,故本章主要介绍 ATIN。

【病因】

ATIN 的病因众多,主要分为五大类:药物、感染、农药或生物毒素中毒、免疫性疾病和特发性疾病,其中药物和感染是最常见病因。药物是儿童 ATIN 的首要病因,目前报道有 100 多种,主要类型包括抗感染药物、非甾体抗炎药、利尿剂、抗惊厥药、质子泵抑制剂、抗肿瘤药、部分中药等。细菌、病毒、寄生虫等病原菌感染均可致 ATIN。

此外,大量的研究证实,免疫相关性疾病如系统性红斑狼疮、肉瘤样病变、干燥综合征、原发性胆管硬化征及小管间质肾炎-葡萄膜炎(tubulointerstitial nephritis and uveitis,TINU)、冷球蛋白血症及原发性肾小球疾病都可伴有 ATIN。另外,还有一些病因不明的特发性 ATIN。各种原因引起肾脏灌注不足亦可引起 ATIN,如重度脱水、先天性心脏病术后、外伤失血、重度贫血、休克等(表 16-1)。

表 16-1 常见引起儿童急性肾小管间质性肾炎的病因

病因分类	病因亚分类	常见病因
药物	抗感染药	**抗细菌类药物:** 青霉素类(氨苄西林、氯唑西林、甲氧西林、青霉素),β-内酰胺类(第一代头孢菌素、第二代头孢菌素),喹诺酮类(环丙沙星),利福平,磺胺类,氨基糖苷类(庆大霉素、链霉素),糖肽类(万古霉素)等 **抗真菌类药物:** 两性霉素 B、氟康唑、氟胞嘧啶、伊曲康唑、米康唑等 **抗病毒类药物:** 阿昔洛韦、阿巴卡韦、茚地那韦、膦甲酸钠、干扰素等
	非甾体抗炎药	布洛芬、酮洛芬、对乙酰氨基酚等
	利尿剂	呋塞米、噻嗪类利尿剂、氨苯蝶啶、阿米洛利、替尼酸等
	精神神经类药物	卡马西平、拉莫三嗪、左乙拉西坦、苯妥英钠等
	中药或中成药	马兜铃、关木通、雷公藤、益母草、厚朴、防己、草乌、朱砂莲等
	其他	免疫抑制剂(环孢素、甲氨蝶呤、他克莫司、硫唑嘌呤、柳氮磺吡啶),抗肿瘤药物(顺铂、卡铂、奈达铂、洛莫司汀),质子泵抑制剂(奥美拉唑、兰索拉唑、泮托拉唑),甘露醇,造影剂等

续表

病因分类	病因亚分类	常见病因
感染	细菌	布鲁氏菌、弯曲杆菌、大肠埃希菌、军团菌、沙门菌、链球菌、葡萄球菌、耶尔森菌、钩端螺旋体等
	病毒	巨细胞病毒、EB 病毒、肝炎病毒、汉坦病毒、人类免疫缺陷病毒、多瘤病毒等
	真菌	组织孢浆菌、念珠菌病等
	寄生虫	利什曼虫、弓形虫等
	其他	肺炎支原体、结核分枝杆菌、其他分枝杆菌感染
农药或生物毒素	农药	除草剂(百草枯、敌草快),有机磷农药,有机氯农药等
	生物毒素	蜂毒(马蜂毒素)、鱼苦胆、蛇毒素、蜘蛛毒、蕈毒和蜈蚣毒素等
免疫性疾病		系统性红斑狼疮、干燥综合征、结节病、炎症性肠病和 IgG4 相关的免疫球蛋白疾病等
特发性疾病		抗肾小管基底膜病、肾小管间质性肾炎-葡萄膜炎综合征等
肾脏灌注不足相关疾病	全身性疾病	重度脱水、先天性心脏病术后、外伤失血、重度贫血、休克、大面积烧伤、心力衰竭等
	肾脏局部疾病	肾脏血栓、肿瘤压迫、肾脏血管受压或狭窄等

ATIN 的发病机制主要有两种。

1. **致病因素的直接损伤**　如感染、肾毒性药物或毒物、物理因素、肾脏血液灌注不足等因素直接导致肾小管损伤,或通过影响肾小管线粒体功能,引起肾小管上皮细胞内溶酶体水解,诱发肾小管细胞内质网应激、肾小管功能损害。部分药物(如磺胺类)可引起结晶成分在肾小管聚集,造成肾小管损害。

2. **致病因素通过免疫炎症反应介导的损伤**　免疫性疾病、药物、生物毒素、感染等造成肾间质内免疫炎症反应,在肾间质内造成炎症细胞、炎症因子浸润，造成肾小管损伤。

【诊断】

1. 临床表现 临床表现多样，可表现为水肿、少尿、血尿等，缺乏特异性。典型病例出现发热、皮疹、嗜酸性粒细胞增多的三联症，但发生率低。

⑴ 起病急，前驱期常有感染、肾毒性药物使用史、农药或生物性毒素接触史、全身性疾病等诱因，潜伏期为 1~15 天。

⑵ 全身表现常有水肿、少尿，甚至无尿，偶伴有发热、皮疹、关节痛等表现。

⑶ 肾脏损害表现几乎均可见镜下血尿，其中 1/3 为肉眼血尿，部分患者伴有无菌性白细胞尿。蛋白尿多为轻度，呈小分子蛋白尿。肾小管功能障碍，20%~50% 的患者出现管型尿（红细胞管型、蛋白管型、白细胞管型等）伴有氮质血症，甚至肾功能不全。

⑷ 原发疾病表现：免疫相关性疾病可引起 ATIN 原发疾病表现。

2. 体征 体征缺乏特异性。少数病例可见皮疹，病情严重者可见全身水肿，多为非凹陷性水肿。

3. 辅助检查

⑴ 尿液检查：多伴有尿量减少，甚至无尿。尿常规检查多有红细胞、轻至中度小分子蛋白和白细胞。可见颗粒样管型、透明管型、红细胞管型或白细胞管型。尿渗透压下降，严重者可见糖尿、氨基酸尿或碱性尿。少数患儿尿中嗜酸性粒细胞计数升高。无菌性白细胞尿，尤其是嗜酸性粒细胞尿（尿嗜酸性粒细胞/白细胞总数 >5%），对药物所致的 ATIN 有重要提示作用。糖尿是 ATIN 预后不良的危险因素。

⑵ 肾小管间质性损伤尿敏感标志物：尿 β_2 微球蛋白（β_2-MG）、尿 T-H 糖蛋白（THP）是经典肾小管损害相关尿微量蛋白，升高提示肾小管损害。

近年来，新的肾小管损伤标志物被用于临床，如中性粒细胞明胶酶相关脂质运载蛋白（NGAL）、肾损伤分子-1（KIM-1）、肝型脂肪酸结合蛋白（L-FABP）、尿视黄醇结合蛋白（RBP）、尿白介素-18（IL-18）、肝胰岛素样生长因子结合蛋白-7（IGFBP7）、金属蛋白酶组织抑制剂-2

(TIMP-2)等,可以作为肾间质损害的标志物,被视为一种非损伤性试验,用于评估间质性肾炎早期损伤及疾病进展。

(3)血液检查:多伴有血尿素氮、肌酐升高,可伴有高钾血症、低钠血症、酸中毒等电解质及酸碱平衡紊乱。部分患者外周血嗜酸性粒细胞升高或血清 IgE 升高。

(4)影像学检查:肾脏超声可见肾脏体积正常或稍增大。

(5)肾脏病理:肾脏大小正常或稍肿大。光镜下典型的改变为肾小管间质弥漫性水肿,伴有局灶性或弥漫性单核细胞、淋巴细胞(主要为 T 淋巴细胞)、中性粒细胞浸润,肾小管管腔扩张、肾小管间距增宽,严重者可见肾小管上皮细胞变性,甚至是肾小管上皮细胞坏死。管腔内可见脱落的肾小管上皮细胞、红细胞、蛋白等。药物或过敏性疾病引起的 ATIN 者易见到嗜酸性粒细胞浸润。肾小球和肾血管结构基本正常。

免疫荧光:常为阴性,少数可见 IgG 及补体 C3 在肾小球内沉积,多见于免疫性疾病所致 ATIN。

电镜:肾小管上皮细胞线粒体严重受损,胞质内多有囊泡。内质网明显扩张。

4. 诊断标准 ATIN 病因复杂,临床表现多样,缺乏统一性诊断标准。①多有药物、感染、农药或生物毒素中毒、免疫性疾病等前驱期诱因;②伴有皮疹,血清 IgE 和嗜酸性细胞增高;③尿检提示以肾小管蛋白、非肾小球源性血尿为主;④除外肾病综合征、急性肾小球肾炎等肾小球疾病;⑤必要时肾活检确诊。

【鉴别诊断】

1. 根据有前驱肾毒性用药史或感染病史等诱因,以及伴有皮疹、血清 IgE 和嗜酸性细胞增高等全身表现,提示有本病的可能。

2. 实验室检查 免疫全套、自身抗体、抗中性粒细胞胞浆抗体等检查有助于鉴别肾小球疾病。

3. 肾活组织检查有助于确诊 其典型的病理改变为肾间质水肿伴局灶性或弥漫性单个核细胞浸润,以淋巴细胞为主,肾小管可有不同程度的坏死再生,肾小球正常或仅有轻度系膜增生。

4. 本病早期需与急进性肾小球肾炎和其他原因引起的急性肾衰竭相鉴别。

【治疗】

1. 目前本病尚无特异性治疗。治疗原则为针对病因治疗，积极去除病因。停止使用对肾脏有毒性的药物或毒物，脱离对肾脏有损害的环境，感染引起的 ATIN 需积极抗感染治疗，肾脏灌注不足引起者需改善肾脏灌注。

2. **对症治疗**　纠正水、电解质、酸碱平衡紊乱，改善肾脏血液循环，抗感染治疗和控制血压。

3. **健康指导**　注意休息，改善机体的营养状况，增强抵抗力。

4. 对合并严重电解质紊乱、酸碱失衡、急性肾功能不全者，达到血液净化指征时可给予血液透析或血液透析滤过治疗。

5. 对于血浆中有大量致病因素者，如脓毒症，药物中毒，毒素中毒（农药、生物毒素、重金属等），可给予血液灌流或血浆置换治疗。

6. 糖皮质激素治疗　一直存在争议，缺乏前瞻性对照临床研究证据支持。对于肾脏间质炎症细胞浸润明显或急性过敏性间质性肾炎者，可给予短疗程的糖皮质激素治疗，静脉使用甲泼尼龙（1~2mg/kg，3~5 天后改为口服泼尼松）或口服泼尼松，初始剂量每日 0.5~1mg/kg，2~4 周减停。肾小管损害严重和肾间质炎症反应重者，可以给予甲泼尼龙 15~30mg/（kg·d）冲击治疗，3 天后改为口服泼尼松序贯治疗，总疗程 8~12 周。糖皮质激素治疗可以减轻肾脏间质炎症、缩短肾小管恢复时间。激素的具体剂量和疗程需根据病因和病情的严重程度决定，必要时需要根据肾脏病理结构决定。

7. 免疫性疾病或抗肾小管基底膜病、肾小管间质性肾炎-葡萄膜炎综合征等特发性 ATIN 患儿，可根据原发病给予激素联合环磷酰胺、吗替麦考酚酯、他克莫司等免疫抑制剂治疗。

儿童急性间质性肾炎多数预后良好，停止使用肾毒性药物或脱离有毒环境、抗感染、改善肾脏灌注后，肾脏损害大多在数周到数月内恢复。若早期不积极治疗，5%~10% 可发展为慢性间质性肾炎，极少数甚至进展为慢性肾脏病。

附：儿童急性肾小管间质性肾炎诊治流程图

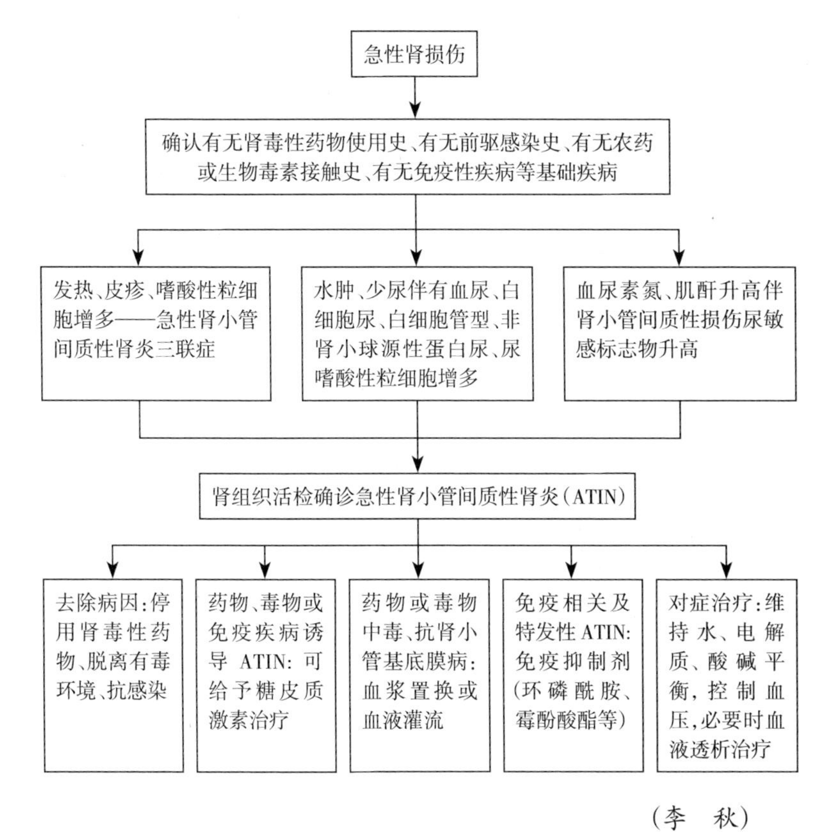

（李　秋）

参考文献

[1] 徐虹，丁洁，易著文．儿童肾脏病学．北京：人民卫生出版社，2018.

[2] 张沛，杨晓，姚俊，等．51例儿童急性间质性肾炎临床与病理分析．中华肾脏病杂志，2021，37(3)：176-182.

[3] 王惠，苏涛，李丹阳，等．IgG4相关肾小管间质性肾炎肾间质异位淋巴组织的病理学特征及其临床意义．中华肾脏病杂志，2019，35(9)：641-647.

[4] 侯玲，郭新慧，杜悦，等．20例儿童急性间质性肾炎的临床与病理分析．

中国医科大学学报,2019,48(10):951-954.

[5] PRENDECKI M,TANNA A,SALAMA AD,et al. Long-term outcome in biopsy-proven acute interstitial nephritis treated with steroids. Clin Kidney J, 2017,10(2):233-239.

[6] WENDT R,SCHLIECKER J,BEIGE J. Inflammatory leucocyte infiltrates are associated with recovery in biopsy-proven acute interstitial nephritis:a 20-year registry-based case series. Clin Kidney J,2019,12(6):814-820.

[7] JOYCE E,GLASNER P,RANGANATHAN S,et al. Tubulointerstitial nephritis:diagnosis,treatment,and monitoring. Pediatr Nephrol,2017,32(4):577-587.

[8] SU T,GU Y,SUN P,et al. Etiology and renal outcomes of acute tubulointerstitial nephritis:a single-center prospective cohort study in China. Nephrol Dial Transplant,2018,33(7):1180-1188.

[9] TULLUS K,SHAIKH N. Urinary tract infections in children. Lancet,2020, 395(10237):1659-1668.

第十七章 肾小管酸中毒

【概述】

成年人每日代谢产生约50~100mmol的H^+,肾脏通过从近端肾小管重吸收滤过的HCO_3^-,以及从远端肾小管以可滴定酸或氨的形式分泌出H^+这两个途径来维持机体的酸碱平衡。肾小管酸中毒(renal tubular acidosis,RTA)就是一组以HCO_3^-重吸收受损或H^+离子分泌异常为特征的肾小管功能紊乱,主要临床特点为高氯性代谢性酸中毒、阴离子间隙(anion gap,AG)正常、尿液偏碱性。临床上将RTA分为4个类型:远端RTA(Ⅰ型)、近端RTA(Ⅱ型)、混合型(Ⅲ型)和高血钾性远端RTA(Ⅳ型)。

【病因】

RTA分为原发性和获得性,临床上以获得性RTA更常见,尤其是儿童患者常见RTA合并于其他遗传代谢性疾病,如特发性Fanconi综合征、Lowe综合征、胱氨酸病、酪氨酸血症、半乳糖血症、Fanconi-Bickel综合征、线粒体病、糖原贮积病、肝豆状核变性等。其他获得原因还有某些药物影响(如丙戊酸、两性霉素B等),重金属中毒(镉、铅、汞等),干燥综合征,甲状旁腺功能亢进,慢性活动性肝炎,多发性骨髓瘤,肾囊肿,梗阻性尿路病,肾移植等。近年来,在探索原发性RTA病因方面取得了长足进展,发现了一些基因突变与RTA相关,这些发现使我们更深入地了解了RTA的发病机制。

【诊断】

1. RTA诊断试验

(1) HCO_3^-排泄分数($Fe_{HCO_3^-}$):口服/静脉给予碳酸氢钠直至酸中毒被纠正(婴儿血HCO_3^-浓度达22mmol/L),测血浆和尿[HCO_3^-]和肌酐(Cr),计算 $Fe_{HCO_3^-}$=(尿[HCO_3^-]× 血 Cr)/(血[HCO_3^-]× 尿 Cr)× 100%。$Fe_{HCO_3^-}$可协助诊断 RTA(Ⅱ型),其 $Fe_{HCO_3^-}$通常 >15%;而 RTA(Ⅰ型)的 $Fe_{HCO_3^-}$为 3%~5%;RTA(Ⅲ型)$Fe_{HCO_3^-}$为 5%~15%。

(2) 氯化铵负荷试验:停用碱性药物 2 天后口服氯化铵 0.1g/kg,之后 2~8 小时内每小时收集尿 1 次,共 6 次,若血 pH 值下降而尿 pH 值不能降至 5.5 以下为阳性。此试验可协助诊断 RTA(Ⅰ型)。酸中毒较重患儿不宜做此试验。近年来,有提倡以呋塞米/氟氢可的松试验替代,即在留取基础尿标本后,口服呋塞米 40mg 和氟氢可的松 1mg(均为成人剂量,儿童酌减),自由饮水情况下,每小时留尿 1 次,共 6 次,若血 pH 值下降而尿 pH 值不能降至 5.5 以下为阳性。

(3) 尿-血 CO_2 分压($NaHCO_3$ 负荷试验):试验日晚上禁水,口服 $NaHCO_3$(3mmol/kg,0.25g/kg),次日晨留尿查 pH 值和尿二氧化碳分压(partial pressure of carbon dioxide,PCO_2),若尿 pH 值 >7.8,行血气分析检测 PCO_2。正常人尿 PCO_2- 血 PCO_2>20mmHg,若尿 PCO_2- 血 PCO_2<20mmHg 则支持远端 RTA 的诊断。

(4) 尿阴离子间隙(urine anion gap,UAG):尿[Na^+]+ 尿[K^+]+ 尿[Cl^-]。此为评估尿 NH_4^+ 排泄的替代方法。近端 RTA(Ⅱ型)尿 NH_4^+ 排出增多,伴有 Cl^- 排出量相应增加,UAG 为负值,远端 RTA(Ⅰ型)尿 NH_4^+ 排出降低,UAG 为正值。

2. RTA 临床症状

(1) 远端 RTA(Ⅰ型):①可任何年龄发病,2 岁以后症状明显;②酸中毒、低血钾症状,如呕吐、厌食、多饮、多尿、生长迟缓;③尿液呈碱性;④骨软化,如佝偻病、骨龄延迟、病理性骨折、骨痛等;⑤肾钙化、肾结石。不完全型可仅有低血钾、肾结石等症状而缺乏全身酸中毒(但氯化铵负荷试验时尿 pH 值不能降至 5.5 以下)。

(2) 近端 RTA(Ⅱ型):①多尿、烦渴、脱水;②反复呕吐、生长障碍;③佝偻病,但很少发生肾钙化、肾结石。

(3) 混合型 RTA(Ⅲ型):指Ⅰ型、Ⅱ型 RTA 混合存在,临床症状基本同Ⅰ型 RTA。

(4) 高血钾型 RTA(Ⅳ型):此型患儿均有醛固酮减低的症状,如盐丢失、呕吐、脱水、生长障碍等。可见于以下三种情况，①醛固酮减低伴低肾素（如梗阻性尿路病、肾移植、狼疮肾炎）；②醛固酮减低伴高肾素（如21-羟化酶缺乏或ACEI、ARB、环孢素A等药物抑制了醛固酮分泌）；③遗传性疾病，如假性醛固酮减少症Ⅰ型和Ⅱ型。

3. RTA的诊断流程

第一步：诊断RTA。

对有上述临床症状疑似RTA的患儿进行血生化检测，符合高血氯、正常阴离子间隙的代谢性酸中毒而尿液pH值却偏碱性者可诊断为RTA，检测时要除外腹泻所致的酸中毒和服用乙酰唑胺类药物等情况。

第二步：区分Ⅱ型和其他型，诊断RTA Ⅱ型。

对诊断为RTA的患儿检测尿[Na^+]、[K^+]、[Cl^-]，计算尿阴离子间隙。对尿阴离子间隙为负值的RTA患儿考虑疑似RTA Ⅱ型，进行HCO_3^-排泄分数的检测，若HCO_3^-排泄分数明显升高（>10%~15%），且尿PCO_2−血PCO_2检测>20mmHg，则可诊断为近端RTA（Ⅱ型）。

第三步：诊断RTA Ⅰ型和RTA Ⅳ型。

对尿阴离子间隙为正值的RTA患儿进行血K^+检测：①若血[K^+]正常或减低，同时氯化铵负荷试验阳性，应进行尿-血CO_2分压试验，若尿PCO_2−血PCO_2<20mmHg，诊断为远端RTA（Ⅰ型）。②如果血[K^+]升高，同时氯化铵负荷试验阳性，应进行尿-血CO_2分压测定，若尿PCO_2−血PCO_2<20mmHg，诊断为高血钾性远端RTA，系压力依赖缺陷（voltage-dependent defect）所致。③如果血[K^+]升高，但氯化铵负荷试验阴性，诊断为高血钾型RTA（Ⅳ型）。

第四步：RTA Ⅲ型的诊断。

在符合RTA Ⅰ型诊断的同时，若HCO_3^-排泄分数也增加（5%~10%），可诊断为RTA Ⅲ型。

【鉴别诊断】

1. Fanconi综合征　是一组多发性近端肾小管功能紊乱的综合征，临床上亦有发育迟缓、烦渴多尿、低钾血症等表现和高氯性代谢性酸中毒，但除此之外尿中尚有大量氨基酸、葡萄糖、磷、低分子蛋白质等近端肾小管重吸收物质的丢失，据此可与 RTA 相鉴别。

2. **低血磷抗维生素 D 性佝偻病**　本病在佝偻病体征和发生佝偻病的年龄方面与 RTA 所致的佝偻病相似，但前者的突出特点是血磷降低且一般不存在代谢性酸中毒，此两点可与后者相鉴别。

3. **Bartter 综合征**　本病也可有生长发育差、烦渴多尿、无力等临床症状和低血钾，有时会与 RTA 相混淆，但前者突出特点为低血钾低氯性代谢性碱中毒、高肾素高醛固酮血症而血压正常，这些特点与高氯性代谢性酸中毒的 RTA 可以鉴别。

4. **原发性甲状旁腺功能亢进**　本病也可有肾钙化、肾结石、生长发育差、厌食、多尿等，需与远端 RTA 相鉴别，但前者突出特点为高血钙，一般不存在高氯性代谢性酸中毒，应与 RTA 鉴别。

【治疗】

1. 一般治疗原则

(1) 主要治疗：为纠正酸中毒，临床常用的碱性药物为枸橼酸钠钾混合液（以下称枸盐）。配制方法为枸橼酸钠 100g，枸橼酸钾 100g 加水至 1 000ml，每毫升钾、钠各 1mmol；也可用碳酸氢钠（每 1g 碳酸氢钠含钠约 11.5mmol）。前者既能纠正酸中毒，又能提高尿液中枸橼酸浓度，有利于肾结石和肾钙化的治疗。

(2) 补充钾盐：低血钾 RTA 患者均应补钾（推荐枸橼酸钾），且应在纠正酸中毒前进行，以免诱发低钾危象。

(3) RTA 患者应给予低盐、限蛋白质、限肉饮食以减少食物中固定酸根（如 Cl^-）的摄入。

2. 针对 RTA 不同类型的治疗

(1) RTA Ⅰ型

1) 枸橼酸盐：应长期服用以纠正酸中毒。所用剂量以钠、钾离子毫摩尔之和计算，为 1~3mmol/(kg·d)，分 3~6 次口服。亦可应用碳酸氢钠制剂。碱剂的剂量调整需个体化，以使血 HCO_3^- 的浓度达到或接近正常。

2) 对严重低钾者可在纠正酸中毒前先补充钾剂，以避免诱发低钾危象。枸橼酸盐治疗一段时间后，血中有足够的 Na^+ 和 HCO_3^-，高醛固酮血症得到改善，排钾减少，可不必再补充钾盐。

3）纠正骨软化：宜补充活性维生素 D 制剂和钙。补钙开始大剂量，以避免碱性环境中低钙搐搦；纠正骨软化后可停服。骨化三醇或阿法骨化醇剂量为 0.25~0.75μg/d，监测血钙和尿钙 <4mg/（kg·d）以避免肾钙化。

（2）RTA Ⅱ型

1）枸橼酸盐：由于给予的碱剂会有一定比例从尿中流失，故所需碱剂剂量较大，枸橼酸盐为 5~20mmol/（kg·d），如疗效不好，加用氢氯噻嗪 1.5~2mg/（kg·d）可减少碱剂需要量。

2）低钾血症的患儿需补钾：由于大剂量碱剂口服加大了远端肾小管泌钾，故钾剂需要量大，4~10mmol/（kg·d）。必要时可加保钾利尿药。

（3）RTA Ⅲ型

1）纠正酸中毒：枸橼酸盐的剂量根据 HCO_3^- 丢失量而定，为 5~15mmol/（kg·d）。

2）低钾血症患儿需要补钾。

3）存在骨软化者适量补充钙及活性维生素 D 制剂。

（4）RTA Ⅳ型

1）如果是药物所致的醛固酮抵抗，停用相关药物。

2）应用低钾饮食、扩容、排钾利尿药，以纠正高钾血症。一旦血钾正常，酸中毒常自我纠正，不需要碱剂治疗。

3）假性醛固酮减少症患者需根据发病机制不同给予不同治疗。

肾小管酸中毒是一组以高氯性代谢性酸中毒、AG 正常、尿液偏碱性为特征的肾小管功能紊乱综合征，分为 4 个临床类型。对临床疑似 RTA 的患儿首先要除外获得性原因，在原发性 RTA 中注意寻找基因缺陷。RTA 治疗主要为口服碱性药物、补充钾剂和纠正骨软化。

附：肾小管酸中毒诊治流程图

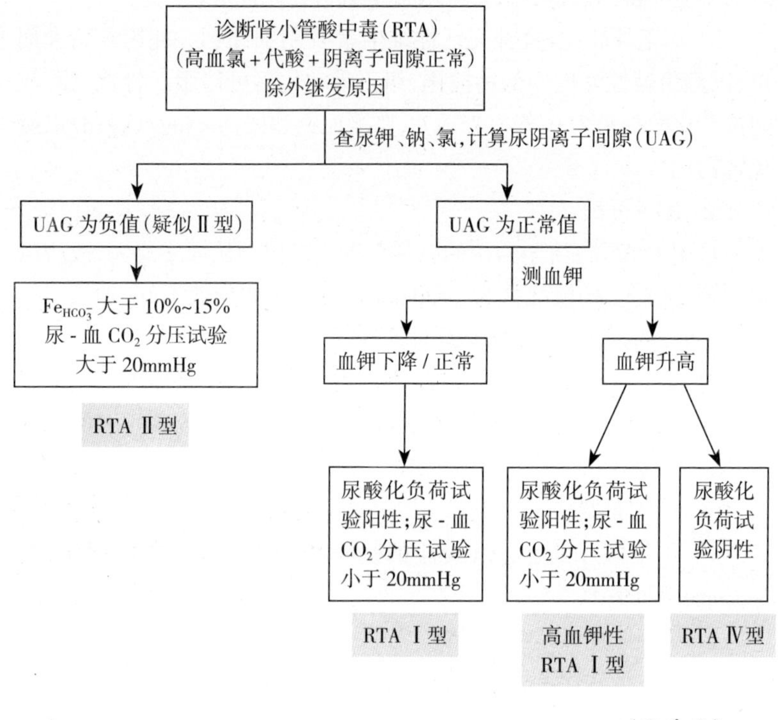

（张爱华）

参考文献

[1] 王天有，申昆玲，沈颖．诸福棠实用儿科学．9版．北京：人民卫生出版社，2022.

第十八章　先天性及遗传性肾病综合征

【概述】

先天性肾病综合征(congenital nephrotic syndrome)是指出生3个月内起病的肾病综合征,除少数病例因感染等因素所致外,大多数病例由于基因突变所致,且预后很差。绝大多数遗传性肾病综合征(hereditary nephrotic syndrome)临床上表现为激素耐药型肾病综合征,且对免疫抑制剂往往亦无反应;病理类型主要为局灶节段性肾小球硬化(focal segmental glomerulosclerosis,FSGS)和弥漫系膜硬化(diffuse mesangial sclerosis,DMS);根据有无家族史可分为家族性和散发性;根据发病年龄可分为先天性、婴儿型、儿童型、青少年型及成人型;根据有无其他系统受累可分为非综合征型和综合征型;大多数因单个基因突变所致。本章所述先天性肾病综合征指因基因突变所致者,故纳入遗传性肾病综合征一并描述。已知的导致遗传性肾病综合征的基因突变大多会影响肾小球足细胞的分化、结构和功能。

【病因】

遗传性肾病综合征常见病因见表18-1。

【诊断】

遗传性肾病综合征的诊断,除肾病综合征临床表现外,需依据发病年龄、临床表现是否为原发激素耐药肾病综合征、是否对免疫抑制剂治疗无反应、是否有特殊的肾外表现、肾脏病理类型、父母是否近亲婚配、家族史和基因检测结果判断。有明确家族史的肾病综合征患儿确定其为遗传性难度不大;然而临床上以散发病例多见,且不同致

表 18-1　遗传性肾病综合征常见致病基因

基因	编码蛋白	表型/综合征	遗传方式	常见肾脏病理类型
非综合征型遗传性肾病综合征				
NPHS1	Nephrin	先天性肾病综合征(芬兰型) 早发激素耐药型肾病综合征	AR	DMS 微囊
NPHS2	Podocin	先天性肾病综合征 早发及晚发激素耐药型肾病综合征 青少年型及成人型激素耐药型肾病综合征(具有包括热点突变 *R229Q* 的复合杂合突变)	AR	FSGS
PLCE1	Phospholipase C, ε1	早发激素耐药型肾病综合征	AR	DMS/FSGS
PTPRO	Protein tyrosine phosphatase, receptor type O	家族性激素耐药型肾病综合征	AR	FSGS
Myo1E	Myosin IE	家族性 FSGS	AR	FSGS
ACTN4	α-actinin-4	晚发激素耐药型肾病综合征(不完全外显,缓慢进展至终末期肾病)	AD	FSGS
TRPC6	Transient receptor potential cation channel, subfamily C, member 6	成人型激素耐药型肾病综合征	AD	FSGS
CD2AP	CD2 associated protein	FSGS-3 型	AR/AD	FSGS

续表

基因	编码蛋白	表型/综合征	遗传方式	常见肾脏病理类型
INF2	Inverted Formin-2	家族性及散发性激素耐药型肾病综合征	AD	FSGS
ARHGAP24	Rho GTPase activating protein 24	家族性 FSGS	AD	FSGS
ARHGDIA	Rho GDP dissociation inhibitor alpha	先天性肾病综合征	AR	DMS
综合征型遗传性肾病综合征				
*WT1**	Wilms tumor 1	Denys-Drash 综合征	AD	DMS
		Frasier 综合征	AD	FSGS
*LAMB2***	Laminin β_2	Pierson 综合征	AR	DMS
SMARCAL1	SWI/SNF-related matrix-associated actin-dependent regulator of chromatin subfamily A-like protein 1	Schimke 免疫-骨发育不良	AR	FSGS
LMX1B	LIM homeobox transcription factor 1β	指甲-髌骨综合征	AD	—
MYH9	Nonmuscle myosin heavy chain 9	Epstein/Fechtner 综合征	AD	FSGS
ITGA4	Integrin-β_4	大疱性表皮松解、FSGS 及幽门闭锁	AR	FSGS
ITGA3	integrin α_3	间质性肺疾病及先天性肾病综合征	AR	—

续表

基因	编码蛋白	表型/综合征	遗传方式	常见肾脏病理类型
COQ2	coenzyme Q2 4-hydroxybenzoate polyprenyltransferase	线粒体病/孤立性肾病	AR	FSGS（塌陷型）
COQ6	coenzyme Q6 monooxygenase	早发肾病综合征和感音神经性耳聋	AR	FSGS
MTTL1	tRNA-LEU	MELAS 综合征；线粒体糖尿病、耳聋及 FSGS	AR	FSGS
PDSS2	Prenyldiphosphate synthase subunit 2	Leigh 综合征	AR	FSGS（塌陷型）
SCARB2	Scavenger receptor class B member 2	AMRF 综合征（action myoclonus-renal failure syndrome）	AR	FSGS
ZMPSTE24	Zinc metallopeptidase STE24 homolog	下颌骶骨发育不良伴 B 型脂肪营养不良	AR	FSGS

注：AR. 常染色体隐性遗传；AD. 常染色体显性遗传；FSGS. 局灶节段性肾小球硬化；DMS. 弥漫系膜硬化；* 尚可导致孤立性局灶节段性肾小球硬化或弥漫系膜硬化；** 尚可导致孤立性先天性肾病综合征。

病基因所致遗传性肾病综合征临床表现不同，已有的基因检测技术仅能在近1/3的病例中检测到致病基因，故使确诊尤为困难。发病年龄可为遗传性肾病综合征的诊断提供一定帮助，已有研究报道表明：生后3个月内发病者中69.4%、4~12个月发病者49.7%、1~6岁发病者25.3%、7~12岁发病者17.8%，以及13~18岁发病者10.8%为单基因突变所致。

【鉴别诊断】

鉴别诊断主要是明确遗传性肾病综合征病因。现已明确30余个基因为遗传性肾病综合征致病基因，而常用的基因检测方法即聚合酶链反应（polymerase chain reaction，PCR）和Sanger测序技术完成这些致病基因的检测费时费钱；应用靶序列捕获测序技术则可一次性同时检测致病基因，省时、快捷，适合临床推广应用。值得注意的是，仅约30%怀疑遗传性肾病综合征的病例可找到致病基因突变。此外，应用全外显子组测序、全基因组测序，以及生物信息学分析技术使得发现遗传性肾病综合征新的致病基因成为可能。

遗传性肾病综合征的产前诊断有赖于基因检测。然而，对于家系致病基因未知，但孕期体检发现甲胎蛋白明显升高、未发现胎儿无脑畸形或脐膨出异常者，也应该给予遗传咨询，因为已知*NPHS1*杂合突变携带者和Denys-Drash综合征胎儿可见甲胎蛋白升高，所以可能提示*NPHS1*或*WT1*突变导致的先天性肾病综合征。

【治疗】

遗传性肾病综合征无特异性治疗，主要是对症和支持治疗。但是检测到某些致病基因突变有助于指导临床用药。如由于基因*COQ2*、*COQ6*、*ADCK4*和*PDSS2*的突变影响了辅酶Q_{10}生物合成，故检测这些基因突变的患者可试用辅酶Q_{10}治疗；个别*PLCE1*突变的患者对激素或环孢素A治疗有效；*CUBN*突变的患者可试用维生素B_{12}治疗；*ARHGDIA*突变的患者理论上应对依普利酮治疗有效。

➤ 附：遗传性肾病综合征基因检测方案

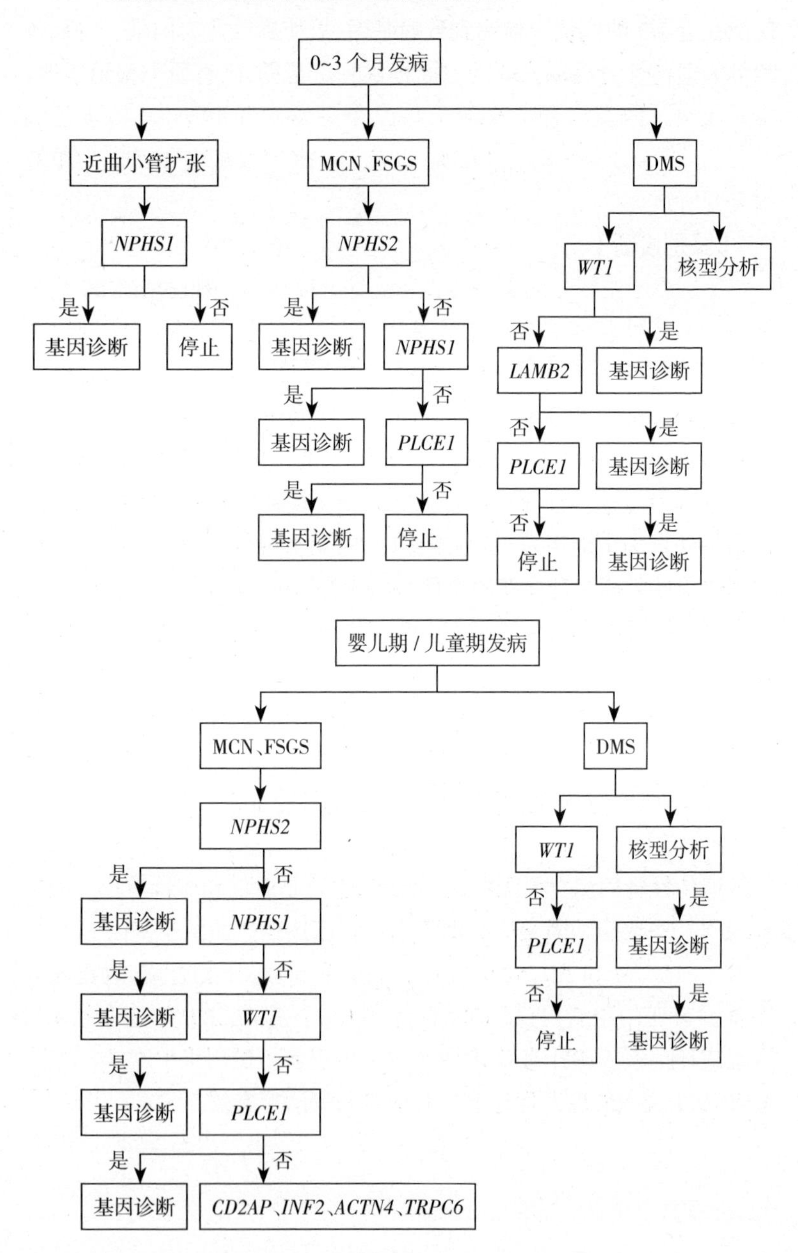

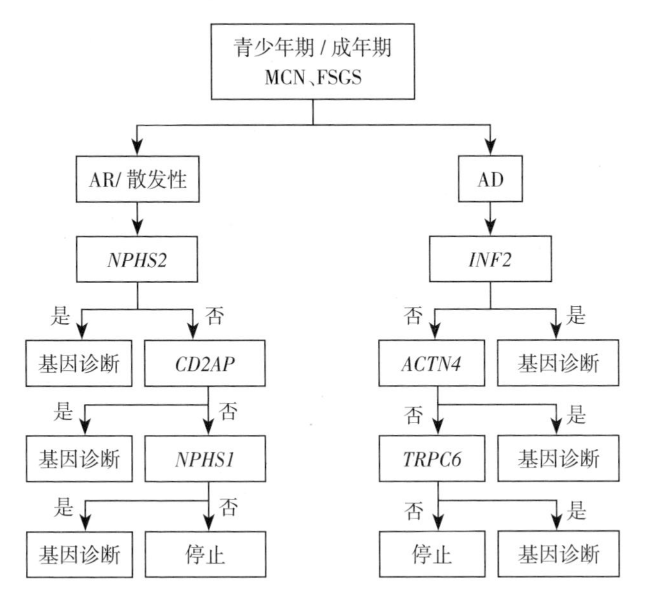

MCN. 微小病变肾病；FSGS. 局灶节段性肾小球硬化；DMS. 弥漫系膜硬化；AR. 常染色体隐性遗传；AD. 常染色体显性遗传。

（丁 洁 王 芳）

参考文献

[1] BIERZYNSKA A, SODERQUEST K, KOZIELL A. Genes and podocytes-new insights into mechanisms of podocytopathy. Front Endocrinol (Lausanne), 2015, 5: 226.

[2] JOSHI S, ANDERSEN R, JESPERSEN B, et al. Genetics of steroid-resistant nephrotic syndrome: a review of mutationspectrum and suggested approach for genetic testing. Acta Paediatr, 2013, 102: 844-856.

[3] BROWN EJ, POLLAK MR, BARUA M. Genetic testing for nephrotic syndrome and FSGS inthe era of next-generation sequencing. Kidney Int, 2014, 85: 1030-1038.

[4] PISCIONE TD, LICHT C. Genetics of proteinuria: an overview of gene

mutations associated with nonsyndromic proteinuric glomerulopathies. Adv Chronic Kidney Dis, 2011, 18: 273-289.

[5] MACHUCA E, BENOIT G, ANTIGNAC C. Genetics of nephrotic syndrome: connectingmolecular genetics to podocyte physiology. Hum Mol Genet, 2009, 18(R2): R185.

[6] SADOWSKI CE, LOVRIC S, ASHRAF S, et al. A single-gene cause in 29.5% of cases of steroid-resistant nephrotic syndrome. J Am Soc Nephrol, 2015, 26: 1279-1289.

[7] MCCARTHY HJ, BIERZYNSKA A, WHERLOCK M, et al. Simultaneous sequencing of 24 genes associated with steroid-resistant nephrotic syndrome. Clin J Am Soc Nephrol, 2013, 8: 637-648.

[8] 邱红珠, 余自华. 遗传性肾病综合征基因诊断策略. 中华儿科杂志, 2014, 52: 636-640.

第十九章　Alport 综合征

【概述】

Alport 综合征（Alport syndrome）又称遗传性肾炎（hereditary nephritis）或 Alport 综合征，因编码基底膜Ⅳ型胶原的基因发生突变所致。以血尿和进行性肾功能减退为主要临床表现，常伴有感音神经性耳聋和眼部异常。

【病因】

Alport 综合征存在三种遗传方式，即 X 连锁显性遗传（占 80%~85%），常染色体隐性遗传（约占 15%），以及非常少见的常染色体显性遗传。其中 X 连锁显性遗传型 Alport 综合征因编码Ⅳ型胶原 α5 链的基因 *COL4A5* 或 *COL4A5* 和编码Ⅳ型胶原 α6 链的基因 *COL4A6* 突变所致（这两个基因定位于 X 染色体的 q22），常染色体隐性遗传型和常染色体显性遗传型 Alport 综合征因编码Ⅳ型胶原 α3 链的基因 *COL4A3* 或编码Ⅳ型胶原 α4 链的基因 *COL4A4* 突变所致（这两个基因定位于 2 号染色体的 q37）。

【诊断】

诊断主要依据临床表现、家族史、肾活检组织电镜检查、组织基底膜Ⅳ型胶原 α 链免疫荧光学检查，以及Ⅳ型胶原基因分析。其中，确诊主要依赖：①肾活检电镜下观察到肾小球基底膜典型的超微病理改变；或②组织（皮肤以及肾小球）基底膜Ⅳ型胶原 α 链异常表达；或③*COL4An*（*n*=3、4 或 5）基因突变。

1. **临床表现**　血尿是 Alport 综合征最常见的临床表现。血尿为肾小球源性血尿。X 连锁显性遗传型 Alport 综合征男性患者表现为持续性镜下血尿，外显率为 100%。约 67% 的男性患者有发作性肉眼血尿，多数为10~15岁前，肉眼血尿可出现在上呼吸道感染或劳累后。X连锁显性遗传型Alport综合征女性患者90%以上有镜下血尿，少数女性患者出现肉眼血尿。几乎所有常染色体隐性遗传型Alport综合征患者（无论男性还是女性）均呈现血尿；而常染色体隐性遗传型Alport综合征的杂合子亲属，有50%~60%、最多80%出现血尿。

X连锁显性遗传型Alport综合征男性最终均会出现蛋白尿。蛋白尿在小儿或疾病早期不出现或极微量，但随年龄增长可发展至大量蛋白尿。肾病综合征的发生率为30%~40%。高血压的发生率和严重性也随年龄而增加，且多发生于男性患者。

X连锁显性遗传型Alport综合征男性患者的肾脏预后极差，几乎全部将发展至终末期肾病，进展速度在各家系间有差异，通常从肾功能出现异常至肾衰竭为5~10年。但各家系中男性患者出现肾衰竭的年龄不同，因而部分学者根据家系中男性发生终末期肾病的年龄将Alport综合征家系分为青少年型（31岁前发生）和成年型（31岁以后）。部分X连锁显性遗传型Alport综合征女性患者也会出现肾衰竭，至40岁约12%、60岁以上30%~40%的患者会出现肾衰竭。总体来说，X连锁显性遗传型Alport综合征女性患者临床表型较男性患者轻且差异很大，其可能机制推测与X染色体失活有关，但尚未得到证实。许多常染色体隐性遗传型Alport综合征患者于青春期出现肾衰竭，30岁前几乎所有患者均出现肾衰竭。常染色体显性遗传型Alport综合征患者临床表现相对轻些。

Alport综合征可伴有感音神经性耳聋（sensorineural hearing loss），听力障碍发生于耳蜗部位。因耳聋起始多累及高频区（2 000~8 000Hz），尚未累及日常谈话频率区，故难以察觉，需做纯音测听才能发现。Alport综合征的耳聋为进行性，随年龄增长耳聋将渐及全音域，甚至影响日常的对话交流。X连锁显性遗传型Alport综合征男性发生感音神经性耳聋较女性多，且发生的年龄较女性早。而常染色体隐性遗传型Alport综合征约2/3的患者于20岁前即表现出感音神经性耳聋。

具有诊断意义的眼部病变为前圆锥形晶状体（anterior lenticonus）、黄斑周围点状和斑点状视网膜病变（perimacular dot and fleck retinopathy）及视网膜赤道部视网膜病变（midperipheral retinopthy）。前圆锥形晶状体表现为晶状体中央部位突向前囊，患者可表现为变性近视，甚至导致前极性白内障或前囊自发穿孔。前圆锥形晶状体并非出生时即有，多于 20~30 岁时出现。确认前圆锥形晶状体常需借助眼科裂隙灯检查。60%~70% 的 X 连锁显性遗传型 Alport 综合征男性、10% 的 X 连锁显性遗传型 Alport 综合征女性，以及约 70% 的常染色体隐性遗传型 Alport 综合征患者出现前圆锥形晶状体病变。黄斑周围点状、斑点状视网膜病变和视网膜赤道部视网膜病变表现为暗淡、甚至苍白的斑点状病灶，最好用视网膜摄像的方法观察，这种病变常不影响视力，但病变会伴随肾功能的减退而进展。约 70% 的 X 连锁显性遗传型 Alport 综合征男性、10% 的 X 连锁显性遗传型 Alport 综合征女性，以及约 70% 的常染色体隐性遗传型 Alport 综合征患者伴有这种视网膜病变，且视网膜病变常与耳聋和前圆锥形晶状体同时存在，但视网膜病变发生常较前圆锥形晶状体早。

此外，Alport 综合征还可以表现为 AMME 综合征，即伴有血液系统异常的 Alport 综合征，该综合征表现为 Alport 综合征、精神发育落后、面中部发育不良以及椭圆形红细胞增多症等。还有少数 Alport 综合征伴发弥漫性平滑肌瘤（diffuse leiomyomatosis），肿瘤常位于食管、气管和女性生殖道（如阴蒂、大阴唇及子宫等），并因此出现相应的症状，如吞咽困难、呼吸困难等。

2. **家族史** 判断遗传性疾病家族史对于疾病确诊、患者预后评估及患者家庭遗传咨询十分重要。判断家族史除了需详尽询问并绘制系谱图外，对于怀疑为 Alport 综合征的家系，要尽量对先证者父母乃至全家系成员进行晨尿检查。另外，需要注意可能存在新发突变（de novo，有时也称作“从头突变”），即这部分患者没有血尿、肾衰竭等肾脏病家族史。在 Alport 综合征中新发突变的比例约 10% 以上。

3. **肾活检组织电镜检查** 肾活检组织电镜下所见肾小球基底膜呈极不规则外观、肾小球基底膜弥漫性增厚或增厚与变薄相间、致密层劈裂、分层、篮网状改变是诊断 Alport 综合征的“金标准”。然而，此典型超微结构改变仅见于约 60% 的患者。值得注意的是：①年幼的

Alport 综合征男性患者、所有年龄的女性患者及个别成年男性患者的肾小球基底膜可表现为弥漫性变薄，厚度仅 100nm 左右。②同一 Alport 综合征家系的受累成员肾小球基底膜超微结构改变并不一致。③某些不典型家系，虽然依据肾脏病理可以确诊，但不能确定遗传方式。

4. 组织基底膜Ⅳ型胶原 α 链免疫荧光学检查 应用抗Ⅳ型胶原不同 α 链的单克隆抗体，在肾活检及简单易行的皮肤活检组织进行免疫荧光学检查，可用于诊断 X 连锁显性遗传型 Alport 综合征患者、筛查基因携带者及判断遗传型（表 19-1）。

表 19-1 Alport 综合征患者组织基底膜中Ⅳ型胶原 α 链表达特点

	肾小球基底膜	肾小囊	远曲小管基底膜	皮肤基底膜
X 连锁显性遗传型 Alport 综合征男性				
抗 α3（Ⅳ）单抗	阴性	正常无表达	阴性	正常无表达
抗 α4（Ⅳ）单抗	阴性	正常无表达	阴性	正常无表达
抗 α5（Ⅳ）单抗	阴性	阴性	阴性	阴性
抗 α6（Ⅳ）单抗	正常无表达	阴性	阴性	阴性
X 连锁显性遗传型 Alport 综合征女性				
抗 α3（Ⅳ）单抗	间断阳性	正常无表达	间断阳性	正常无表达
抗 α4（Ⅳ）单抗	间断阳性	正常无表达	间断阳性	正常无表达
抗 α5（Ⅳ）单抗	间断阳性	间断阳性	间断阳性	间断阳性
抗 α6（Ⅳ）单抗	正常无表达	间断阳性	间断阳性	间断阳性
常染色体隐性遗传型 Alport 综合征				
抗 α3（Ⅳ）单抗	阴性	正常无表达	阴性	正常无表达
抗 α4（Ⅳ）单抗	阴性	正常无表达	阴性	正常无表达
抗 α5（Ⅳ）单抗	阴性	阳性	阳性	阳性
抗 α6（Ⅳ）单抗	正常无表达	阳性	阳性	阳性

值得注意的是:①若抗 α5(Ⅳ)单抗在皮肤基底膜染色为阴性,可以确诊为 X 连锁显性遗传型 Alport 综合征;②由于某些确诊的 X 连锁显性遗传型 Alport 综合征患者或基因携带者,可有基底膜 α5(Ⅳ)链的正常表达[抗 α5(Ⅳ)单抗染色阳性],因而基底膜与抗Ⅳ型胶原 α5 链抗体反应呈阳性时(约 30%),并不能除外 Alport 综合征的诊断;③无症状的基因携带者,通常皮肤的 α5(Ⅳ)链免疫荧光学检查正常。

5. **基因检测** 检测 Alport 综合征致病基因是确诊、确定遗传型、携带者的有利手段,更是产前基因诊断的必备检查。但因分析工作要求技术条件较高,以及相关Ⅳ胶原基因大又没有“热点”突变,故建议此项检测可以集中在国内几个有条件和经验的医疗机构开展。

【鉴别诊断】

1. **薄基底膜肾病** 如前所述,年幼的 Alport 综合征男性患者、任何年龄的女性患者及个别成年男性患者的肾小球基底膜可表现为弥漫性变薄,需要与薄基底膜肾病(thin basement membrane nephropathy, TBMN)进行鉴别诊断。同 Alport 综合征一样,TBMN 亦是一种遗传性肾小球基底膜疾病。该病主要表现为持续性血尿,伴有显著蛋白尿、高血压、肾外症状,发展至终末期肾病很罕见,预后良好。肾小球基底膜弥漫性变薄是该病典型的病理改变,也是诊断的“金标准”。遗传方式主要为常染色体显性遗传,已经证实有些先证者或家系因 *COL4A3*/*COL4A4* 基因突变所致,但肾小球基底膜中 α(Ⅳ)链免疫荧光学染色未发现 α3(Ⅳ)、α4(Ⅳ)及 α5(Ⅳ)链的表达存在异常。

2. **IgA 肾病** IgA 肾病以发作性肉眼血尿和持续性镜下血尿为最常见临床表现,可伴有不同程度的蛋白尿,以及合并肾功能减退,需要与 Alport 综合征进行鉴别诊断。但前者无肾外症状,且肾小球系膜区有 IgA 或以 IgA 为主的免疫复合物沉积是该病典型的免疫病理改变,也是诊断该病的必备条件。而 Alport 综合征肾活检组织免疫荧光学检测多为阴性,且往往具有肾衰竭家族史、皮肤和肾小球基底膜Ⅳ型胶原 α 链表达异常，以及 *COL4An*（*n*=3、4 或 5）基因突变。

3. **HANAC 综合征** HANAC 综合征的肾脏受累表现为血尿及轻度肾衰竭，需要与 Alport 综合征进行鉴别诊断。但前者无蛋白尿及高血压表现，不发展至终末期肾病，双侧肾脏的皮质和髓质可出现囊肿，且肾外受累表现为视网膜血管扭曲、肌肉痉挛、血清肌酸激酶增高及颅内动脉瘤，肾活检组织电镜下看到肾小管、肾小囊及间质毛细血管基底膜不规则异常增厚，而肾小球基底膜的超微结构是正常的；遗传方式为常染色体显性遗传，因 *COL4A1* 基因突变所致。

4. **Epstein/Fechtner 综合征** Epstein 综合征和 Fechtner 综合征主要的临床表现为巨大血小板、血小板减少、粒细胞内包涵体、肾脏受累（表现为血尿和/或蛋白尿、进行性肾衰竭）及感音神经性耳聋，Fechtner 综合征还表现为白内障，而血小板减少症或白细胞包涵体曾被作为 Alport 综合征的诊断标准之一，故两者需要进行鉴别诊断。前者的遗传方式为常染色体显性遗传，因 *MYH9* 基因突变所致。

5. **补体因子 H 相关蛋白 5 肾病** 该病以血尿为主要临床表现，可伴有高血压和发展至终末期肾病，因而需要与 Alport 综合征进行鉴别诊断。但前者仅见于塞浦路斯人，无显著蛋白尿及肾外症状，且肾活检组织典型病理改变为 C3 肾小球肾炎（免疫荧光检查显示肾小球仅补体 C3 沉积，而无免疫球蛋白沉积），遗传方式为常染色体显性遗传，因 *CFHR5* 基因突变所致。

【治疗】

迄今尚无治愈 Alport 综合征的药物或治疗方案。对于进展至终末期肾病的患者，肾移植是有效的治疗措施之一。

1. **药物干预** 目的是延缓肾脏病进展，但目前并不能完全阻止疾病进展。国际及国内专家分别于 2013 年和 2018 年发表了 Alport 综合征诊治的专家共识/意见。专家共识/意见中提及的主要药物包括一线 ACEI/ARB 及醛固酮抑制剂螺内酯。螺内酯可直接用作二线药物，或作为 ARB 治疗无效时的替代药物。专家共识/意见认为少部分患者联合应用 ACEI 及螺内酯控制尿蛋白的程度比 ACEI 联用 ARB 强，但药物的联合治疗都应警惕诱发高钾血症。专家共识/意见还提出开始干预用药的指征：①具有微量白蛋白尿的男性患儿，家族中有 30 岁前进入终末期肾病的患者或有严重 *COL4A5* 突变（无义、缺失、剪接突变），即可开始干预治疗。②具有蛋白尿（尿蛋白-肌酐比值大于 0.2mg/mg 或 24 小时尿白蛋白超过 150mg）的所有患儿均建议干预治疗。2020 年，国际专家针对儿童及青年患者发表了最新的诊治建议，不但应用 ACEI/ARB 的指征更为"积极"，且参考了不同遗传型的信息：X 连锁男性患儿一经诊断（1~2 岁后）即开始治疗；X 连锁女性患儿出现微量白蛋白尿即开始治疗；常染色体隐性遗传型患儿一经诊断（1~2 岁后）即开始治疗；常染色体显性遗传型患儿出现微量白蛋白尿即开始治疗。目前，较大宗的关于应用 ACEI/ARB 干预 Alport 综合征疾病进展的研究报道显示，经干预可以使 Alport 综合征患者肾透析的时间延缓十余年。

2. **肾移植**　Alport 综合征的肾移植与其他疾病的肾移植基本相似，但有以下几个特殊问题。①供体的选择：除了常规供体以外，杂合的 *COL4A5* 基因女性携带者，如患者的母亲，若临床表现未出现蛋白尿、高血压、肾功能减退和耳聋，可以作为供肾者。而男性 Alport 综合征不能作为供肾者，因为他们可能处于肾脏疾病的进展期，移植肾脏的存活期下降。②移植的效果与其他疾病相似甚至更优。③3%~5% 的 Alport 综合征患者移植后体内产生针对移植的正常肾脏中肾小球基底膜的抗体，进而发生抗肾小球基底膜肾炎，致使移植失败，且大多数（约 75%）均在肾移植后一年内发生；再次移植仍会发生抗肾小球基底膜。因此，移植后应密切追踪血清抗肾小球基底膜抗体、尿常规及肾功能至少一年。

➢ 附:Alport 综合征诊治流程图

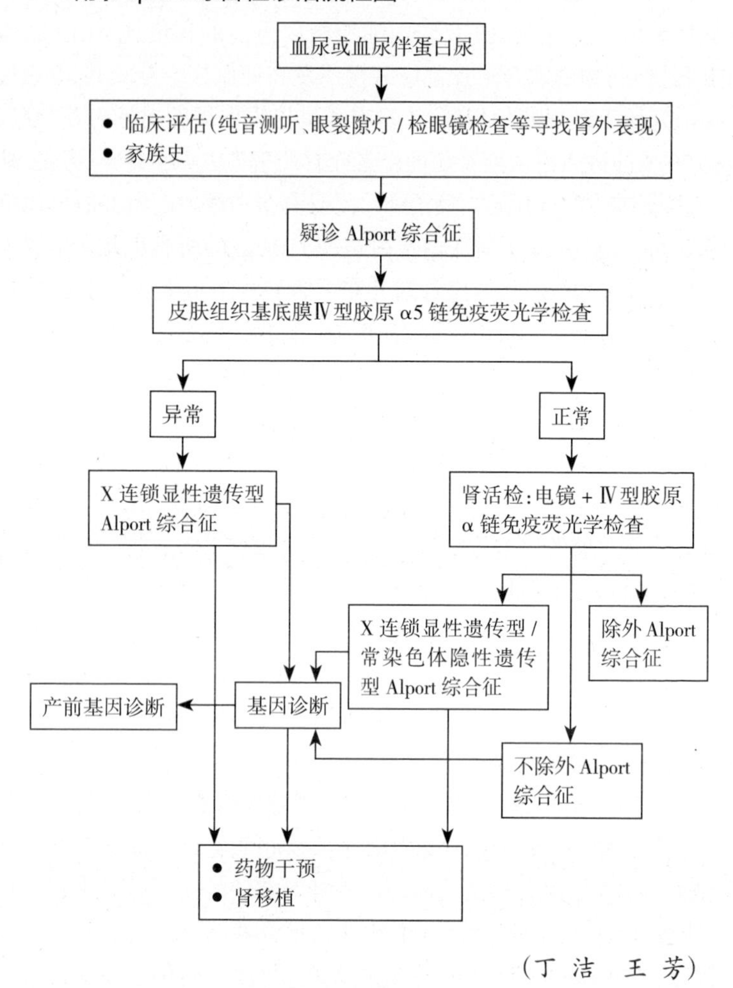

（丁　洁　王　芳）

参考文献

[1] KRUEGEL J, RUBEL D, GROSS O. Alport syndrome-insights from basic and clinical research. Nat Rev Nephrol, 2013, 9(3): 170.

[2] GALE DP. How benign is hematuria? Using genetics to predict prognosis.

Pediatr Nephrol,2013,28(8):1183.

[3] WANG F,ZHAO D,DING J,et al. Skin biopsy is a practical approach for the clinical diagnosis and molecular genetic analysis of X-linked Alport's syndrome. J Mol Diagn,2012,14(6):586-593.

[4] KASHTAN CE,DING J,GREGORY M,et al. Clinical practice recommendations for the treatment of Alport syndrome:a statement of the Alport Syndrome research collaborative. Pediatr Nephrol,2013,28(1):5.

[5] Alport 综合征诊疗共识专家组 . Alport 综合征诊断和治疗专家推荐意见 . 中华肾脏病杂志,2018,34(3):227-231.

[6] KASHTAN CE,GROSS O. Clinical practice recommendations for the diagnosis and management of Alport syndrome in children,adolescents,and young adults-an update for 2020. Pediatr Nephrol,2021,36(3):711-719.

第二十章　囊性肾脏病

囊性肾脏病是肾脏出现单个或多个囊肿的一大类疾病，以单纯性肾囊肿多见，其次为多囊性肾脏病，多囊性肾脏病是一种多系统疾病，常伴有肾外症状，可由遗传或非遗传因素引起，可导致终末期肾病。儿童中最常见的囊性肾脏病是多囊性肾发育不良，而肾消耗性疾病是导致儿童和青少年终末期肾病最常见的遗传性疾病；成人中最常见的多囊性肾脏病是常染色体显性遗传多囊肾病（autosomal dominant polycystic kidney disease，ADPKD），而常染色体隐性多囊肾病（autosomal recessive polycystic kidney disease，ARPKD）则常常在婴幼儿期即起病。

根据是否为由遗传因素引起，可将囊性肾脏病分为遗传性和非遗传性。其中，遗传性囊性肾脏病根据遗传特征分为常染色体显性遗传、常染色体隐性遗传和X连锁遗传，包含了系统性疾病相关的囊性肾脏病；而非遗传性囊性肾脏病又可被分为先天发育异常和获得性（表20-1）。

表20-1　囊性肾脏病的分类

遗传性	非遗传性
常染色体显性遗传	**先天性发育异常**
常染色体显性多囊肾病	多囊性肾发育不良
肾小球囊性病	囊肿性肾发育不良
常染色体显性遗传性肾小管间质肾病	囊性肾发育不良伴下尿路梗阻
结节性硬化症	髓质海绵肾
von Hippel-Lindau 综合征	

续表

遗传性	非遗传性
常染色体隐性遗传	**获得性**
常染色体隐性多囊肾病	单纯性肾囊肿
肾消耗性疾病	获得性肾囊肿
Bardet Biedl 综合征	低钾性肾囊肿
X 连锁遗传	
口-面-指综合征Ⅰ型	

一、常染色体显性多囊肾病

【概述】

常染色体显性遗传多囊肾病（ADPKD）既是最常见的遗传性肾脏疾病，也是导致成人终末期肾病最常见的原因之一，其发病率为 1∶400~1∶1 000。其病变特点是逐渐增多、增大的肾囊肿挤占了肾实质，而进行性影响肾脏功能，最终导致很多患者在 50~60 岁时发生终末期肾病。约 78% 的 ADPKD 患者是由 *PKD1* 基因突变所致，约 15% 由 *PKD2* 基因突变所致，另有患者是因 *GANAB*、*DNAJB11* 等基因突变所致。

【诊断】

1. 临床表现　肾脏大小随年龄增长而增大，所有 ADPKD 患者最终都表现为增大的肾脏内有大小不一的多发囊肿。ADPKD 的临床表现与结构异常的严重程度相关，通常表现为腰痛、间歇性血尿、囊肿出血、肾盂肾炎、肾结石、高血压和慢性肾衰竭。大多数临床表现与肾囊肿增大直接相关。

儿童期 ADPKD 最早期的临床特征是尿液浓缩功能下降，表现为多饮、多尿。而高血压是儿童 ADPKD 最常见的临床表现之一。急性肾绞痛或腰痛的发作通常因囊肿出血、感染、结石，很少是肿瘤引起的。囊肿出血是一种常见的并发症，当囊肿与集合系统相通时会引起肉眼血尿，可以表现为发热，提示囊肿合并感染可能。偶尔出血性囊肿破裂，导致腹膜后出血。尿路感染（urinary tract infection，UTI）在ADPKD中很常见。UTI表现为膀胱炎、急性肾盂肾炎、囊肿感染和肾周脓肿。约20%的ADPKD患者发生肾结石。

ADPKD肾外表现包括其他器官囊肿及结缔组织异常，因症状不明显，无需常规筛查。心血管系统疾病是ADPKD最突出的肾外表现，可表现为内皮依赖性舒张功能受损，动脉僵硬度增加或二尖瓣脱垂等；肝囊肿是成人ADPKD最常见的肾外表现，其发生率为80%，但在儿童ADPKD中罕见。其他肾外表现包括蛛网膜囊肿、脑脊膜囊肿、胰腺囊肿、憩室病、腹壁疝、精囊囊肿、先天性肝纤维化等。

2. **辅助检查**

（1）肾脏超声检查：目前诊断成人ADPKD的"金标准"是肾脏超声检查，因该项检查简便、非侵入性，故非常适合作为儿童ADPKD诊断方法。

（2）肾脏MRI：对ADPKD的诊断较超声敏感，在MRI上检测到10个以上的肾囊肿就足以诊断ADPKD，而基于MRI的身高矫正肾脏总体积（htTKV）可预测ADPKD的进展。

（3）基因检测：基因检测并不是诊断ADPKD所必需的。但是，随着基因型-表型关联研究的增加，明确基因型可更准确地估计预后。针对下述这些情况建议完善基因检测，①家族史阴性，但患儿表现为早发有症状或进展型囊肿性肾病；②家族史阳性，患儿表现为不同寻常的严重临床表型。如果患儿仅表现为单个肾囊肿，既无肾外表现也没有ADPKD家族史，则无须行基因检测。由于同一种基因突变可表现为不同的囊性肾脏病，所以建议采用二代测序检测方法而不是单个ADPKD基因检测方法。

3. **诊断标准**

（1）影像学诊断：目前已建立的ADPKD诊断标准只适用于15周岁以上的青少年及成年人（表20-2）。15周岁以上的ADPKD患者，双肾超声检查至少可见3个囊肿或双肾MRI检查提示至少有10个囊肿。由于囊肿逐渐出现，ADPKD患儿囊肿的数量通常比成人少，甚至在幼儿超声检查中可能尚未发现囊肿。因此，2019年国际早发囊性肾脏病网络组织针对儿童ADPKD影像学诊断提出了如下建议。①超声检查是目前筛查儿童常染色体显性遗传性多囊肾的首选影像学方法。②在有ADPKD阳性家族史的15岁以下儿童中，超声检查发现一个或多个肾囊肿高度提示ADPKD；在有ADPKD阳性家族史的胎儿或新生儿中，超声上高回声和/或增大的肾脏(>2倍标准差)提示ADPKD。③若高危儿童的肾脏超声检查正常，也不能排除ADPKD。但如要求根据超声诊断，则建议每隔3年复查一次。④儿童期多发性肾囊肿高度提示ADPKD或其他囊性肾病(如囊性发育不良或多囊性发育不良肾)，应进行详细的临床检查，包括询问(相关)症状、详细病史和体格检查，同时进一步评估其他器官系统。父母检查可能会发现从未发现的ADPKD。⑤儿童期发现孤立性肾囊肿需要定期随访影像学检查。⑥对于15岁以下的儿童ADPKD患者，目前尚无明确的基于MRI的诊断标准。

表20-2　ADPKD超声和MRI的诊断和排除标准

标准	超声			MRI
	15~39岁	40~59岁	≥60岁	
诊断标准	单/双侧肾囊肿≥3个	每侧肾囊肿≥2个	每侧肾囊肿≥2个	肾囊肿总数≥2个
排除标准	无	每侧肾囊肿<2个	每侧肾囊肿<2个	每侧肾囊肿<5个

(2)基因诊断：基因诊断并不是诊断ADPKD所必需的。

极早发性ADPKD和快速进展性ADPKD都可能是由于异常的基因群所致，如至少含一个弱*PKD1*或*PKD2*亚型等位基因的双等位基因突变(纯合突变、复合杂合或双基因)。ADPKD等位基因与另一种囊性肾病(如*TSC2*)等位基因的组合也可能从根本上改变肾脏疾病的表型；*HNF1B*基因突变所致的肾脏表型可与ADPKD非常相似，但其预后及合并症是不同的(如*PKHD1*基因突变可合并先天性肝纤维化)。

【鉴别诊断】

ADPKD需与以下囊性肾脏病进行鉴别(表20-3)。

表 20-3　ADPKD 的鉴别诊断

疾病名称	遗传	临床特点	鉴别方法
常染色体隐性多囊肾病	常染色体隐性遗传	一般发病较早，多在婴幼儿期发病，合并先天性肝纤维化，导致门脉高压、胆道发育不良等。发生于成人时，临床上与 ADPKD 很难鉴别	肝脏超声、肝活检有助于鉴别，突变基因检测可确定诊断
常染色体显性遗传性肾小管间质肾病	常染色体显性遗传	青少年即出现肾功能受损，进展缓慢，以间质性损害为主。可合并高尿酸血症、痛风、与肾损害程度不平行的贫血、肝脏损害及糖尿病，囊肿仅限于肾脏髓质，肾脏体积偏小或正常	B 超、CT 检查有助于鉴别
多囊性肾发育不良	非遗传	婴儿最常见的肾囊肿性疾病。双侧病变的婴儿不能存活，存活者多为单侧病变。与 ADPKD 的鉴别通常较易，发育不良的一侧肾脏布满囊肿，无泌尿功能，对侧肾脏无囊肿，常代偿性肥大或因输尿管梗阻而出现肾盂积水	B 超即可鉴别
髓质海绵肾	非遗传	髓质集合管扩张形成囊肿，排泄性尿路造影的典型表现为肾盏前有毛刷状条纹或小囊肿	排泄性尿路造影可鉴别
单纯性肾囊肿	非遗传	无家族史，肾脏体积正常，典型肾囊肿为单腔，位于皮质。囊肿周围通常无小囊肿分布。无肝囊肿等肾外表现。一般无症状，呈良性经过，通常不需要治疗	根据家族史及临床特征即可鉴别
结节性硬化症	常染色体显性遗传	除双肾和肝脏囊肿外，还出现皮肤及中枢神经系统的损害，如血管平滑肌脂肪瘤、面部血管纤维瘤和色素减退斑等。临床主要表现为惊厥，反应迟钝	根据多系统临床特征可资鉴别

续表

疾病名称	遗传	临床特点	鉴别方法
von Hippel-Lindau 综合征	常染色体显性遗传	肾脏多发囊肿，本病常伴肾脏实体瘤(如肾细胞癌、嗜铬细胞瘤)，视神经和中枢神经肿瘤。不伴实体瘤时与 ADPKD 相似	根据有无伴发肾脏实体瘤可鉴别，不伴实体瘤者，需检测突变基因鉴别
口-面-指综合征Ⅰ型	X 连锁显性遗传	男性不能存活，女性患者肾脏表现与 ADPKD 很难区分，肾外表现包括口腔异常如舌带增宽、舌裂、腭裂、唇裂、牙齿排列紊乱和面部异常如鼻根增宽、鼻窦、颧骨发育不良以及手指异常	肾外表现可资鉴别
获得性肾囊肿	非遗传	见于肾衰竭长期血液透析患者，透析时间 10 年以上者 90% 并发肾囊肿，一般无家族史的患者无临床症状	根据病史及家族史可资鉴别

【治疗】

1. 一般治疗

(1) 控制体重在正常范围：研究表明，肥胖是早期 ADPKD 成人患者肾功能快速丧失的独立预测因子，且适用于 ADPKD 儿童。

(2) 减少食盐的摄入：食盐摄入过多会影响肾素-血管紧张素-醛固酮系统拮抗剂降压、降蛋白的作用。因此，应鼓励 ADPKD 患儿每日摄入食盐量为推荐的低食盐摄入量。

(3) 保证水和适当的蛋白摄入：对于 ADPKD 患者，每日保证喝水量，使得尿渗透压 <280mOsm/kg（280mmol/kg），以抑制生成内源性血管升压素。同时，ADPKD 患儿应避免不必要的蛋白质限制，以降低营养不良的风险。

(4) 控制血压：如果 ADPKD 患儿血压多次测量超过同年龄、同性别、同身高儿童血压的第 90 百分位数，或年龄 >16 岁，血压 >130/85mmHg，则应接受降压治疗；血压的目标值为低于同年龄、同性别、同身高儿童血压的第 75 百分位数。降血压的首选方案为肾素-血管紧张素-醛固酮系统抑制剂（ACEI 或 ARB），也可以根据情况选用 β 受体阻滞剂、钙通道阻滞剂等，但因其可能会促进抗利尿激素的分泌，从而促进囊肿的生长，所以需要慎重选用利尿剂。

(5) 控制高血脂：ADPKD 合并高脂血症患者应接受降血脂治疗，无明显禁忌证的情况下，应优先考虑使用他汀类药物，血脂控制目标为低密度脂蛋白 <2.59mmol/L。

(6) 控制高尿酸血症：伴有高尿酸血症的患者要给予积极干预，必要时予以碳酸氢钠或非布司他口服治疗，但要注意合并多囊肝患者的肝功能异常。

(7) 纠正酸碱失衡：保持血浆[HCO_3^-] ≥22mmol/L，多食水果及蔬菜，必要时予以碳酸氢钠口服治疗，肾功能不全患者需预防高钾血症。

(8) 患者的教育和心理关怀：开展患者及家属教育，提供多种形式、通俗易懂的 ADPKD 诊断、监测、治疗和预后等相关知识。

2. 延缓 ADPKD 的进展

(1) 托伐普坦：托伐普坦已被批准用于延缓成人 ADPKD 患者

的疾病进展，并被证明可以减少ADPKD相关的疼痛。但在儿童ADPKD人群中的安全性和有效性尚在临床试验中（NCT02847624、NCT02964273）。

(2) 他汀类药物：目前并不推荐他汀类药物用于延缓儿童ADPKD。

(3) 哺乳动物雷帕霉素靶蛋白（mammalian target of rapamycin，mTOR）受体抑制剂：儿童和青少年型ADPKD不能使用mTOR受体抑制剂。

(4) 生长抑素类似物：使用生长抑素类似物延缓ADPKD疾病进展的研究仅在成人中进行。随机对照试验表明，这些药物对严重肝病患者有益，但对肾功能没有持续的益处。

3. **并发症的处理**　针对ADPKD患儿的并发症，如腹痛、腰痛、尿路感染、血尿、囊肿出血、肾结石等，应分别给予对症处理。

二、常染色体隐性多囊肾病

【概述】

常染色体隐性多囊肾病（ARPKD）是一种严重的典型的早发性囊性肾脏病，其发病率为1∶20 000，主要累及肾脏和胆道，表现为肾脏增大、肾功能逐渐丧失，以及胆管扩张、先天性肝纤维化导致门脉高压，但其临床表型和发病年龄可有很大差异。目前，已知*PKHD1*基因为ARPKD的致病基因。

【诊断】

1. **临床表现**　ARPKD发病时间不定，症状可以出现在围产期、新生儿期、婴儿期、青少年甚至成年。发病年龄与同一突变基因的基因型高度相关，也受修饰基因和环境因素影响，与疾病轻重程度相关。

大多数ARPKD患者在新生儿期表现为肾脏回声增强，随后表现为肾小管浓缩稀释及酸化功能受损，出现尿频、烦渴、尿量增多、低钠血症、代谢性酸中毒、轻度蛋白尿、糖尿和低磷血症。随着疾病的进展，ARPKD患儿常合并高血压和不同程度的肾功能不全。超过50%的ARPKD患者在10岁内发展为终末期肾病。

许多ARPKD婴儿合并肺发育不良，这往往是宫内羊水过少所致。

这些婴儿中约有30%死于新生儿期或出生后第一年的呼吸功能不全或合并肺部感染。通过新生儿呼吸支持和肾脏替代治疗，长期存活率可提高至80%以上。

此外，随着肾脏替代治疗和肾移植的进展，提高了长期生存率，肝胆疾病很可能是影响ARPKD患儿预后的重要因素。此外，部分ARPKD患儿仅表现为肝脾大；肾脏表型通常是轻微的，常是在腹部影像学检查时偶然发现。

约50%的ARPKD婴儿在诊断时可有肝脏受累的临床证据，尽管组织学肝纤维化在出生时就已经存在，并导致进行性门脉高压、食管或胃静脉曲张、痔疮扩大、脾大、脾功能亢进、蛋白丢失性肠病和胃肠道出血。其他肝脏表现包括肝内胆管非阻塞性扩张（Caroli综合征）和胆总管扩张，可因胆管扩张和胆汁流动停滞而导致复发或持续的细菌性上升性胆管炎，胆汁淤积也可导致脂溶性维生素吸收不良。越来越多的受累者在新生儿期存活，最终需要门体分流或肝移植治疗门静脉高压症或胆管炎并发症。

2. 辅助检查

（1）实验室检查：①肾功能，包括血肌酐、尿素氮以及胱抑素C等；②肝功能，包括测量肝脏转氨酶、血清胆汁酸、肝脏合成功能（如通过评估血清白蛋白浓度、25-羟维生素D和维生素E水平、凝血研究）、脂溶性维生素及全血计数。

（2）影像学检查：①肾脏超声检查，由于超声检查具有成本效益高、无痛、方便且无需放疗或镇静的优势，故是评估胎儿和儿童ARPKD首选的诊断方法。超声检测ARPKD的肾脏诊断标准为肾脏体积增大、肾脏回声增强及肾脏皮髓质分界不清。②肝胆脾超声检查，明确有无胆管扩张、肝脏纤维化及肝脾大。③肝脏磁共振（MRI），该检查相对于高分辨超声检查并没有优势。④磁共振胰胆管成像（magnetic resonance cholangiopancreatography，MRCP），MRCP提供了胆管系统的清晰描述，是胆道解剖的敏感指标。

（3）病理检查：当临床特征与影像学检查诊断ARPKD存在困难时，可考虑完善肝脏活检病理学检查，所有ARPKD患者均存在发育性胆管板异常的组织学表现，包括胆管增生、胆管扩张和门脉周围纤维化。值得注意的是，肾活检并不用于诊断 ARPKD。

(4) 基因检测：基因检测是确诊 ARPKD 非常重要的技术，检测方法包括单基因检测、panel 检测和更全面的基因组检测。绝大多数患儿呈现 *PKHD1* 双等位基因致病性突变，但也有个别 *DZIP1L* 双等位基因致病突变报道。

3. **诊断标准**

(1) 肾脏 B 超：呈现典型的影像学表现，该病合并至少下述特点中的一项，即可临床上拟诊断为 ARPKD。①影像学上提示胆管扩张；②临床征象或实验室检查结果提示先天性肝纤维化（congenital hepatic fibrosis，CHF）导致门脉高压，可表现为肝脾大和/或食管静脉曲张；③肝胆病理学表现为特征性的发育性胆管板异常并导致 CHF；④双亲在高清 B 超检查中均无肾脏肿大和/或特征性影像学表现；⑤患病同胞的病理（活检、尸检）或基因诊断提示为 ARPKD。

(2) 确诊标准：当患儿影像学上提示肾脏囊性肿大、先天性肝纤维化，同时基因诊断提示 *PKHD1* 双等位基因致病性突变，即可明确诊断为 ARPKD。

【鉴别诊断】

ARPKD 主要需与 ADPKD 鉴别。典型病例不难鉴别，常染色体隐性遗传、临床表现为肝门脉纤维化症状及肾脏超声检查就可以排除 ADPKD。但与不典型病例相鉴别时，需依靠家系成员表型和基因诊断方法。

其他需要与 ARPKD 鉴别的疾病及诊断要点见表 20-4。

【治疗】

目前，ARPKD 的治疗以对症为主，没有特异性延缓疾病进展的有效措施或药物。

1. **呼吸系统** 新生儿期起病的 ARPKD 治疗重点在于纠正患儿呼吸衰竭，呼吸衰竭的发生部分是因为患儿合并肺发育不良，部分是因显著肿大的肾脏限制了肺通气功能。近年来，机械通气的发展也极大地提高了此类患儿的救治成功率，部分因肾脏肿大限制肺通气功能的患儿需要行单侧或双侧肾脏切除。

表 20-4 ARPKD 的鉴别诊断

疾病名称	遗传特征	起病年龄	常见临床特征	肾脏体积	诊断方法
常染色体隐性多囊肾	常染色体隐性遗传	儿童	腹部包块、高血压、先天性肝纤维化、门脉高压、终末期肾病	增大	超声、基因检测
肾消耗性疾病	常染色体隐性遗传	婴儿到成年均可发病	多饮、多尿、生长迟缓、贫血、终末期肾病	增大、正常或偏小	临床特征及基因检测
常染色体显性遗传性肾小管间质肾病	常染色体显性遗传	儿童、成年	多尿、贫血、终末期肾病	缩小	肾脏病理、家族史及基因检测
von Hippel-Lindau 综合征	常染色体显性遗传	罕见	视网膜、脑或肾肿瘤、嗜铬细胞瘤	合并肿瘤时增大	超声、脑 MRI 及基因检测
髓质海绵肾	非遗传	成人	肾结石、感染	正常	静脉肾盂造影,增强 CT
获得性肾囊肿	非遗传	成人	往往无症状	缩小	超声

2. **肾脏**

(1) 少尿或无尿的新生儿在出生后的前几天内即可能需要腹膜透析。

(2) 低钠血症是常见的,应根据个人的容量状况进行治疗。

(3) 高血压:首选限盐,使用 ACEI/ARB 类降压药物,一般需要多种药物联合治疗,降压治疗的选择原则与一般高血压患者相同。ARPKD 患者通常对治疗反应较好,有效控制血压能明显改善预后。

(4) 尿路感染:与其他肾脏囊肿疾病的患者相比,ARPKD 患者尿路感染发生率高,因此应尽量避免不必要的尿路器械检查。治疗原则与合并高危因素的尿路感染患者相同,需依据细菌培养结果选择敏感抗生素。

(5) 当患儿达到慢性肾脏病 3 期及以上时容易合并贫血,则需要补充铁剂和促红细胞生成素。

(6) 当患儿达到终末期肾病时，则需要予以肾脏替代治疗，可根据患儿的具体情况予以腹膜透析、血液透析或肾脏移植治疗。通常腹膜透析不作为首选。

3. **肝胆系统**　胆道功能障碍的治疗要点在于：①纠正营养素及脂溶性维生素的吸收不良；②降低上升性胆管炎的风险。包括补充胆汁酸，出现细菌性胆管炎时及时给予抗生素治疗等。

4. **肝肾联合移植**　既往只有部分患者，特别是在晚年被诊断为ARPKD的患者需要进行肝移植。然而，随着生存率的提高和肾脏替代治疗的进展，ARPKD患者中需要肝移植的人数逐渐增加。

5. **喂养和生长**　即使未出现肾功能不全，ARPKD患儿也存在喂养不耐受和生长迟缓，尤其是在幼儿中。临床上需积极予以营养支持，包括通过鼻胃管或胃造口管补充营养素。

三、肾消耗性疾病

【概述】

肾消耗性疾病(nephronophthisis，NPHP)又被称为肾单位肾痨，是一种罕见的常染色体隐性遗传的慢性小管间质性肾病，同时也是导致儿童和青少年终末期肾病最常见的遗传性肾病。NPHP患者存在纤毛蛋白编码基因的突变，目前已发现超过20种纤毛蛋白编码基因。*NPHP1*基因突变最常见，约见于20%的病例。尚有30%的NPHP患者致病基因不明确。临床表现随受累基因的种类不同而异。

【诊断】

1. **临床表现**　NPHP的特征是肾脏浓缩能力下降，慢性肾小管间质肾炎，30岁以前发展为终末期肾病。约20%的NPHP患者合并肾外表现，如眼部疾病、骨骼畸形、内脏畸形等。

临床上根据发病年龄将NPHP分为三大类：

婴儿型NPHP：可在宫内即出现羊水过少(肢体挛缩、肺发育不全和面部畸形)或在出生后1年内出现严重的肾衰竭。高血压可继发于肾衰竭。终末期肾病发生于3岁内。

幼年型NPHP：是NPHP最经典的类型，通常表现为多饮、多尿、生长迟缓或慢性耐铁性贫血。与慢性肾脏病（CKD）相关的其他发现可能包括代谢性骨病，代谢性酸中毒，尿毒症症状（如恶心、厌食、虚弱）和继发性肾小球硬化引起的蛋白尿（晚期发现）。但常无高血压，也没有水肿、尿路感染。发生终末期肾病的中位年龄为13岁。

青年型/成年型NPHP：临床表现与幼年型相似，发生终末期肾病的中位年龄为19~20岁。

2. 辅助检查

（1）实验室检查：早期即可有尿比重低、尿渗透压下降、贫血，晚期可有肾功能异常、酸中毒、低钙高磷等表现。

（2）双肾超声检查：婴儿型NPHP超声表现为中度肿大的囊性肾脏伴肾皮质高回声；幼年型/青少年型/成年型NPHP表现为肾脏大小正常或偏小，肾脏皮质回声增强，同时皮髓质分界不清，疾病晚期在肾脏皮髓交界处有囊肿形成。在某些病例中由于慢性多尿而出现膀胱扩张的情况。

（3）肾活检病理检查：NPHP肾脏组织病理表现为三联症，即肾小管基底膜不规则增厚、变薄或缺损；小管萎缩、囊肿形成；间质细胞浸润和纤维化。

（4）基因检测：NPHP患者存在纤毛蛋白编码基因的突变。少年型NPHP与*NPHP2*基因以外的所有*NPHP*基因有关，其中包括最常受累的*NPHP1*基因。*NPHP2*基因和*NPHP3*基因突变可分别导致婴儿型NPHP和青年型NPHP。*NPHP5*基因突变与视网膜色素变性和Senior-Loken综合征有关。*NPHP6*基因和*NPHP8*基因突变与Joubert综合征或Meckel-Gurber综合征中的视网膜变性和小脑蚓部未发育有关。

3. 诊断标准

（1）临床诊断：临床诊断NPHP需结合患者临床特征、肾脏超声检查特征及家族史。

1）临床特征：①尿液浓缩功能障碍，多饮、多尿；②生长迟缓；③难以纠正的贫血；④慢性肾功能不全，排除因肾小球疾病及先天性肾脏尿路畸形所导致。

2）肾脏超声检查:详见上文“双肾超声检查”。

3）家族史:家族成员中的发病规律符合常染色隐性遗传。

(2) 基因诊断:如果 *NPHP1* 双等位基因均呈现缺失或致病性突变即可从分子基因角度明确诊断;如果没有,则需要通过 panel 检测或全外基因检测明确有无其他 *NPHP* 双等位基因缺失或致病性突变。

【鉴别诊断】

NPHP患者除*NPHP2*基因突变所致婴儿型肾脏体积轻度增大外,肾脏体积多正常或缩小,可与 ADPKD 和 ARPKD 相鉴别。肾外表现是与其他囊性肾脏病鉴别的要点之一,本病患者中 10%~15% 伴有眼球震颤、视网膜色素变性,可导致失明。少部分患者伴智力障碍、骨骺锥状变形、小脑蚓部发育不良等。先天性肝纤维化表现为肝脾大、肝脏纤维化,不伴或仅有轻度胆管增生,与 ARPKD 中肝脏病变不同。

【治疗】

NPHP 治疗主要为对症处理,延缓肾功能恶化。由于患者多饮、烦渴是其重要临床特征,因此建议平时正常钠盐饮食以维持正常循环容量,当失盐和失水明显时给予及时补充,出现肾小管酸中毒时也应予以纠正。

四、结节性硬化症

【概述】

结节性硬化症(tuberous sclerosis,TSC)是一种累及多系统的常染色体显性遗传性疾病,以全身多器官错构瘤病变为特征,大脑、皮肤、肾脏、心脏、视网膜是最常见的受累器官。在婴儿中约 9/10 000 因该病导致肾衰竭。TSC 致病基因为 *TSC1* 和 *TSC2*。

【诊断】

1. **临床表现**　TSC 的临床表现既有家族间的变异性,也有家族内的变异性。女性的病情往往比男性轻。TSC 可累及任何器官系统,其典型临床表现包括面部血管纤维瘤、癫痫发作和智力低下。

(1) 皮肤:TSC 患者的皮肤全都受到影响。皮肤病变包括色素脱失斑、面部血管纤维瘤、指/趾甲纤维瘤及鲨鱼皮样斑。90% 患儿在出生时即可发现皮肤色素脱失斑。血管纤维瘤为特征性体征,具有诊断价值,见于 70%~80% 的患者。

(2) 神经系统:中枢神经系统肿瘤是 TSC 患者死亡的主要原因。TSC 的脑损害,包括室管膜下结节(subependymal nodules,SENs)、皮质发育不良和室管膜下巨细胞星形细胞瘤,可以通过神经影像学研究加以鉴别。超过 80% 的 TSC 患者有癫痫发作,各种发作类型均有,婴幼儿期常见的发作类型是婴儿痉挛症。智力低下和精神行为障碍见于 60% 的患儿,轻重不一,一般与癫痫的发作形式有关。

(3) 肾脏:肾脏疾病是 TSC 患者早期死亡的第二大原因。据估计,80% 的 TSC 患儿在平均年龄为 10.5 岁时有可识别的肾脏病变。TSC 有五种不同的肾脏病变,即良性血管平滑肌脂肪瘤、肾囊肿、良性腺瘤性错构瘤、恶性血管平滑肌脂肪瘤和肾细胞癌。

(4) 心脏:47%~67% 的 TSC 患者存在心脏横纹肌瘤,这些肿瘤会随着时间推移而消退,最终消失。心脏横纹肌瘤往往在新生儿时期是最大的。

(5) 肺脏:肺淋巴管平滑肌瘤病(pulmonary lymphangioleiomyomatosis,PLAM)为异常平滑肌细胞广泛增殖,导致液性肿瘤(囊肿)形成,肺组织破坏。主要症状包括气短、咳嗽、胸痛,常见的是自发性气胸。

(6) 其他:TSC 可累及全身多个系统。眼底常见桑葚状星形细胞瘤或斑块状错构瘤和无色素区域。视网膜错构瘤是本病重要的体征之一。视网膜病变明显者可影响视力,但一般不引起完全性视力丧失。其他临床表现有骨囊肿、胃肠道病变等。

2. **辅助检查** 若患者怀疑为 TSC,则需按照表 20-5 系统性地全面评估。

3. **诊断**

(1) 临床诊断标准:TSC 的主要表现分为主要指标(11 项)和次要指标(6 项)。主要指标包括,①色素脱失斑(≥3 处,直径≥5mm);②面部血管纤维瘤(≥3 处)或头部纤维斑块;③指/趾甲纤维瘤(≥2 处);④鲨鱼皮样斑;⑤多发性视网膜错构瘤;⑥脑皮质发育不良

表 20-5　TSC 评估清单

器官/系统	项目
皮肤	详细的皮肤科和牙科检查
肾脏	血压
	肾功能:血肌酐、肾小球滤过率
	腹部 MRI 以明确有无肾脏肿瘤
神经系统	头颅 MRI 以明确有无头颅肿瘤
	脑电图或 24 小时动态脑电图以评估亚临床癫痫
	评估 TSC 相关神经精神障碍
眼睛	系统地进行眼科评估,包括散瞳后检眼镜检查
心脏	心脏超声(尤其 <3 岁小孩)以明确有无心脏横纹肌瘤
	心电图以明确有无潜在的心脏传导障碍
肺脏	对于女性患者无论有无症状均需要行肺功能和高分辨肺部 CT
	男性患者有症状也需要行高分辨肺部 CT

(包括皮质结节和白质放射状移行线);⑦室管膜下结节;⑧室管膜下巨细胞型星形细胞瘤;⑨心脏横纹肌瘤;⑩淋巴管平滑肌瘤病[如果和血管平滑肌脂肪瘤(angiomyolipoma,AML)同时存在,则合并为 1 项主要指标];⑪ AML(≥2 处)。次要指标包括,①“五彩”皮损(1~2mm 色素脱失斑);②牙釉质点状凹陷(>3 处);③口内纤维瘤(≥2 处);④视网膜色素脱失斑;⑤多发性肾囊肿;⑥非肾性错构瘤。

满足 2 项主要指标或 1 项主要指标 +2 项次要指标即可确定诊断,满足 1 项主要指标或 2 项次要指标疑似诊断。

(2) 基因诊断标准:只要证实存在 *TSC1* 或 *TSC2* 的致病性突变即可确诊,从而明确了基因诊断的特殊地位。

【鉴别诊断】

TSC 的许多特征是非特异性的,可以被看作是孤立的发现或是另一种疾病的特征。

1. **皮肤色素脱失斑**　0.8% 的新生儿出现色素减退斑,大多数情况下没有医学意义。在被诊断为TSC的个体中会出现三个或更多的色素减退斑。

2. **单纯性肾囊肿** 1%~2%的成人有单纯性肾囊肿,但在儿童中单纯性肾囊肿并不多见。

3. **肾血管平滑肌脂肪瘤**(renal angiomyolipoma,RAML) 这是一种罕见的肿瘤,有时作为独立的病症出现,但如果患者被诊断为RAML需进一步明确是否为TSC。

4. **肺淋巴管平滑肌瘤病**(PLAM) LAM可合并RAML,但没有其他TSC的发现。这些个体不会将PLAM遗传给后代。

【治疗】

本病缺乏特异性治疗方法,重在遗传咨询、早期识别、处理可治疗的症状和并发症。

1. **对症治疗** 早期控制癫痫发作被认为可以预防癫痫性脑病,并减少认知行为障碍。婴儿痉挛可用氨己烯酸、促肾上腺皮质激素、奥卡西平、生酮饮食等治疗。

2. **mTOR抑制剂** mTOR抑制剂是特异性治疗TSC的药物。局部mTOR抑制剂已被证明是有效的治疗面部血管纤维瘤。口服mTOR抑制剂可用于治疗早期的室管膜下巨细胞型星形细胞瘤、无症状的直径>4cm或生长迅速>3cm的RAML以及PLAM。

3. **手术治疗** 选择性栓塞、射频或冷冻消融手术可作为RAML的二线治疗。由于并发症的高发生率、终末期肾病的风险增加以及慢性肾脏疾病导致的不良预后,应避免肾切除术。

五、髓质海绵肾

【概述】

髓质海绵肾(medullary spongy kidney,MSK)是一种良性先天性发育畸形,于1939年首次被发现,其解剖学特征是肾髓质集合管囊性扩张。众多的小囊肿直径为1~8mm,切割时肾脏呈现海绵状,因此得名。MSK通常是双侧的,少数只累及一个肾脏。MSK是一种相对罕见的疾病,患病率约为1/5 000,绝大多数发病年龄为20~30岁,儿童少见。

【诊断】

1. 临床表现 MSK患者常无症状；在有症状的MSK人群中，以血尿、肾结石、发热、排尿困难为其最常见的临床表现。据报道，有10%~20%的MSK患者可出现肉眼血尿。因MSK患者尿潴留、高钙尿、尿路感染和远端肾小管酸中毒的风险增加，故容易发生肾结石；尿路感染也是其常见的并发症。有些患者有慢性肾区疼痛症状，约25%的MSK出现半侧身肥大。

2. 辅助检查

(1) 腹部X检查：可能显示钙化，但这是最不敏感和最不具特异性的影像检查。

(2) 肾脏超声检查：肾脏超声可显示特征性的髓质锥体回声，但超声是一种非常依赖技术的检查方式，如果由缺乏经验的人员进行检查，很容易漏诊。

(3) 静脉尿路造影(intravenous urography，IVU)：在IVU中扩张的髓质集合管内出现典型的刷子样外观是MSK的特征，但并不是常规检查。

(4) 静脉肾盂造影(intravenous pyelogram，IVP)：为MSK首选的诊断方法。能较直观地显示扩张的集合管，表现为肾小盏外侧的异常阴影。①充盈造影剂的肾小管由肾小盏杯口向锥体底部方向呈放射状条形排列，此为扩张的集合管显影；②在扩张的集合管附近有多个小囊状致密影，囊腔稍大时，充盈的囊腔呈葡萄串样或花束状；③肾集合小管或小囊肿中可见多发微小结石。

(5) 多探头对比CT尿路造影：MSK将呈现一个独特的乳头状红晕。在CT尿路造影的延迟成像中，MSK的特征性表现是对比剂形成的平行条纹，从乳头延伸到髓质，并持续延迟成像。

(6) 普通CT扫描：可协助识别相关并发症，如肾积水、肾结石和肾盂肾炎。

(7) 24小时尿液分析：如果MSK合并肾结石或肾石症，则建议完善24小时尿液分析，尤其需要测定24小时尿钙和24小时尿枸橼酸含量。

3. **诊断依据**　MSK 的诊断主要依赖于影像学检查。其中典型的静脉肾盂造影图像可确诊 MSK,但目前的诊断标准尚存在争议。Ginalski 认为在无梗阻的单个或多个肾乳头内,至少有 3 个条索状或囊状显影即可诊断。若 MSK 只累及 1~2 个肾乳头或造影质量不佳,需与肾结核、肾钙质沉着症、肾乳头坏死等鉴别。

【鉴别诊断】

髓质海绵肾主要与髓质肾钙质沉着症鉴别,以下情况均可以引起髓质肾钙质沉着症:甲状旁腺功能亢进、维生素 D 过多症、乳碱综合征、高钙血症、特发性高钙尿症、乳头状坏死、肾小管酸中毒Ⅰ型、结节病等。

【治疗】

MSK 没有特异性的治疗方法,一旦确诊,主要是预防和治疗其并发症。没有临床症状或并发症时无须特殊治疗,可定期随访观察。

六、多囊性肾发育不良

【概述】

多囊性肾发育不良(multicystic dysplastic kidney,MCDK)是儿童囊性肾脏疾病最常见的病因,是在胚胎发育过程中由于后肾组织异常分化导致的先天畸形,其特征是多个大小不等的非交通性囊肿,囊肿一般起源于集合管,也可起源于肾小球,正常的肾组织形态消失被囊肿取代。发病率为 1/4 300~1/1 000,是产前超声最常见的异常之一。

【诊断】

1. **临床表现**　MCDK 往往无症状,60%~80% 的单侧 MCDK 是产前超声发现的,产后发现者仅占 20%,而因腹部肿块、尿路感染就诊时发现的非常罕见。

MCDK 患儿发生对侧肾代偿性肥大的概率随着观察时间的延长而增加,对侧肾代偿性肥大也可能在产前超声检查时就发现。同时,MCDK 患儿对侧肾发育异常的发生率也较高,最常见的是膀胱输尿管反流，其次为肾盂输尿管连接处狭窄，再次为输尿管膀胱连接处狭窄，而输尿管囊肿、马蹄肾非常罕见。

另有研究表明，患侧肾有退化的趋势，初始 MCDK 大小是 MCDK 是否能完全退化的唯一预测因素，MCDK 越小预示着越可能早期退化。

2. 辅助检查

(1) 肾脏超声检查：肾脏超声检查是一种简便且能准确诊断 MCDK 的检查手段。

(2) 磁共振尿路成像（magnetic resonance urography，MRU）：与肾脏超声检查相比，该项检查在诊断 MCDK 方面没有明显的优势，但可以用于 MCDK 严重程度的分级。

(3) 肾脏核素扫描：可用于评估对侧肾功能，以及明确对侧肾是否合并肾盂输尿管连接处狭窄。

(4) 排尿性膀胱尿道造影（voiding cystourethrography，VCUG）：尽管 MCDK 患者对侧肾很容易发生膀胱输尿管反流，但由于其大多数级别限于Ⅰ~Ⅱ级，有自限可能，且 MCDK 患者合并尿路感染很少见，故 VCUG 并不常规推荐，除非 MDCK 患者合并下述情况，①对侧肾积水合并输尿管扩张；②存在尿路感染。

3. 诊断标准 MCDK 的诊断主要依赖于肾脏超声检查。超声下诊断 MCDK 的标准为大小不等的多发性非交通性囊肿，最大囊肿往往不在内侧，没有正常肾窦和肾实质。

【鉴别诊断】

MCDK 需与 ARPKD、ADPKD、梗阻性肾积水鉴别。ARPKD、ADPKD 常合并肾外表现，如高血压、肝囊肿、肝纤维化等，而且随着时间的推移，肾脏囊肿会进行性增多增大，肾脏体积也进行性增大，最终可能发生肾衰竭。MCDK 往往无肾外表现，患侧肾随着时间推移有退化的可能。MCDK 与梗阻性肾积水在 B 超下很难鉴别，往往需要同时完善静脉尿路造影及肾脏核素扫描予以鉴别。

【治疗】

MCDK 预后良好，发生高血压、肿瘤的风险小，故只需要定期随访即可，少数情况下因难以纠正的高血压、输尿管异位开口等而行患侧肾切除。

七、其他

常染色体显性遗传性肾小管间质肾病（autosomal dominant tubulointerstitial kidney disease，ADTKD），以往被称为髓质囊性肾病（MCKD），是一种非常罕见的常染色体显性遗传病，目前认为有五种基因突变可引起该病（*MUC1*、*UMOD*、*SEC61A1*、*HNF1B* 和 *REN*）。ADTKD 的肾脏表现与 NPHP 的肾脏表现非常相似，但发病相对延迟且往往是常染色体显性遗传，其临床特征包括：①进行性肾功能不全，在青少年期肾功能即可受损，进展至终末期肾病一般为 20~70 岁；②尿沉渣中无蛋白或仅少量蛋白；③无镜下血尿或仅少量镜下血尿；④在疾病早期无严重高血压；⑤B 超下肾脏表现为正常大小或小于正常；⑥髓质囊肿可从 B 超中发现，也可无髓质囊肿；⑦患儿可有夜尿增多或遗尿症状。ADTKD 的诊断依赖于家族史及基因检测。该病目前以对症治疗为主，无特效治疗方法。

肾小球囊性肾病（glomerulocystic kidney disease，GCKD）是因部分肾小球肾小囊均匀扩张导致肾脏多囊性改变，由 Taxy 和 Filmer 等于 1976 年首次报道并命名。迄今 GCKD 的定义和诊断标准尚未达成共识，但 Bernstein 等认为肾小囊扩张 2~3 倍的肾小球占整个切片组织肾小球数量的 5% 以上即可考虑该诊断。本病无特异性治疗方法，以对症治疗为主，同时积极治疗其潜在的疾病。

附：多囊性肾脏病诊断流程图

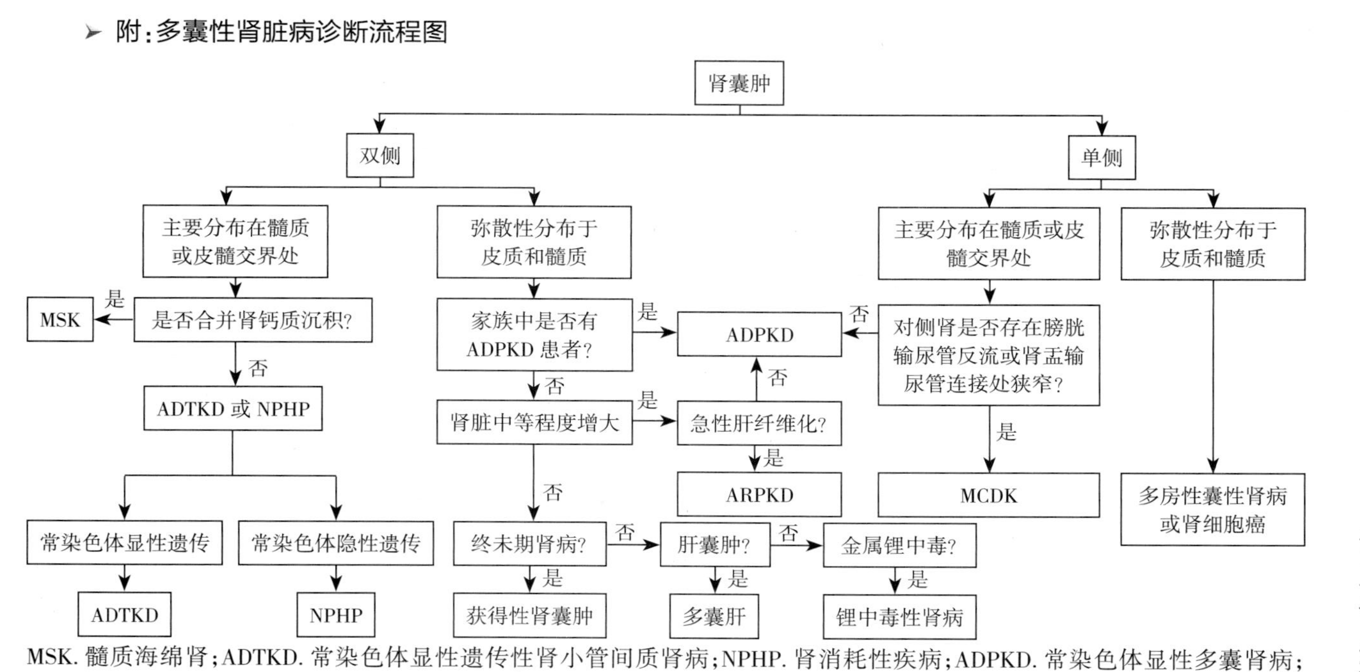

MSK. 髓质海绵肾；ADTKD. 常染色体显性遗传性肾小管间质肾病；NPHP. 肾消耗性疾病；ADPKD. 常染色体显性多囊肾病；ARPKD. 常染色体隐性多囊肾病；MCDK. 多囊性肾发育不良。

（毛建华）

参考文献

[1] 王海燕,赵明辉．肾脏病学．4版．北京:人民卫生出版社,2020:1445-1487.

[2] MCCONNACHIE DJ,STOW JL,MALLETT AJ. Ciliopathies and the kidney: A review. Am J Kidney Dis,2021,77(3):410-419.

[3] 王晶晶,毛建华．肾脏髓质囊肿病的分类、临床表现与遗传学特征．中华实用儿科临床杂志,2017,32(5):327-333.

[4] GOKSU SY,KHATTAR D. Cystic kidney disease. Treasure Island:StatPearls Publishing,2021.

[5] AKBAR S,BOKHARI SRA. Polycystic kidney disease. Treasure Island: StatPearls Publishing,2021.

[6] GIMPEL C,BERGMANN C,BOCKENHAUER D,et al. International consensus statement on the diagnosis and management of autosomal dominant polycystic kidney disease in children and young people. Nat Rev Nephrol, 2019,15(11):713-726.

[7] 常染色体显性多囊肾病临床实践指南专家委员会．中国常染色体显性多囊肾病临床实践指南(第二版). 临床肾脏病杂志,2019,19(4):227-235.

[8] GUAY-WOODFORD LM,BISSLER JJ,BRAUN MC,et al. Consensus expert recommendations for the diagnosis and management of autosomal recessive polycystic kidney disease:report of an international conference. J Pediatr, 2014,165(3):611-617.

[9] STOKMAN M,LILIEN M,KNOERS N. Nephronophthisis//ADAM MP, ARDINGER HH,PAGON RA,et al. GeneReviews. Seattle:University of Washington,2021.

[10] DEVUYST O,OLINGER E,WEBER S,et al. Autosomal dominant tubulointerstitial kidney disease. Nat Rev Dis Primers,2019,5(1):60.

[11] BISSLER JJ,SIROKY BJ,YIN H. Glomerulocystic kidney disease. Pediatr Nephrol,2010,25(10):2049-2056.

[12] NORTHRUP H,KOENIG MK,PEARSON DA,et al. Tuberous sclerosis

complex//ADAM MP, ARDINGER HH, PAGON RA, et al. GeneReviews. Seattle: University of Washington, 2021.

[13] GARFIELD K, LESLIE SW. Medullary sponge kidney. Treasure Island: StatPearls Publishing, 2021.

[14] CARDONA-GRAU D, KOGAN BA. Update on multicystic dysplastic kidney. Curr Urol Rep, 2015, 16(10): 67.

第二十一章 Dent病与眼脑肾综合征

【概述】

Dent病(Dent disease)是一种罕见的X连锁隐性遗传性近端肾小管功能障碍性疾病,主要临床表现为低分子蛋白尿、高钙尿症、肾钙化、肾结石和慢性肾脏病。蛋白尿往往是该病的首发症状,且半数以上儿童可表现为肾病水平蛋白尿。30%~80%的男性患者在30~50岁进展至终末期肾病。偶可见佝偻病或骨软化,轻度非匀称型身材矮小常见。同一家系中本病严重程度可有差异。Dent病2型的男性患者发生智力障碍的风险增加。由于X染色体随机失活,一些女性携带者可表现为高钙尿症,罕见肾钙化和中等程度的小分子蛋白尿。罕见女性发展至慢性肾脏病。

眼脑肾综合征(oculocerebrorenal syndrome,oculocerebrorenal syndrome of Lowe)又称Lowe综合征(Lowe Syndrome),是一种罕见的X连锁隐性遗传性多系统受累的疾病,典型表现为眼、中枢神经系统和肾脏受累。男性发病多,文献报道少数女性亦可发病。眼部受累表现为致密性先天性白内障和婴儿青光眼,纠正视力罕见好于20/100。中枢神经系统受累表现为全身性肌张力减低、缺乏深反射、智力运动发育落后等。肾脏受累表现为Fanconi样近端肾小管功能障碍(尿重碳酸盐排泄增加、酸中毒、磷酸盐尿、氨基酸尿、低分子蛋白尿、低磷血症、肾性佝偻病、失钠、失钾及多尿),通常20~30岁进展至终末期肾病。

【病因】

60%的Dent病因位于X染色体p11.22、编码电压门控性氯离子通道蛋白CLC-5的基因*CLCN5*突变所致(Dent病1型),15%的Dent病因是位于X染色体q26.1、编码磷脂酰肌醇4,5-二磷酸-5-磷酸酶的基因*OCRL*突变所致(Dent病2型)。研究显示,导致Dent病2型的突变往往位于*OCRL*基因外显子4~15。25%的Dent病患者未检测到*CLCN5*基因和*OCRL*基因突变,提示存在遗传异质性。

眼脑肾综合征亦因*OCRL*基因突变所致。文献报道,导致该病的突变通常位于*OCRL*基因外显子8~24,32%的男性患者因*OCRL*基因新突变所致,具有同一*OCRL*基因突变的来自不同家系的患者临床经过可不同。10%~20%怀疑眼脑肾综合征的患者未检测到*OCRL*基因突变。

【诊断】

男性患者符合下述3条标准而无其他已知的致近端肾小管功能障碍的原因,则可诊断为Dent病。如果表现为低分子蛋白尿和至少一条别的标准则怀疑Dent病。

1. 低分子蛋白尿(Dent病的特异表现)　至少超过正常上限值的5倍(往往可达10倍)。常常选择视黄醇结合蛋白和α_1微球蛋白来筛查低分子蛋白尿。文献报道,尿白蛋白与总蛋白比≤0.21且α_1微球蛋白-肌酐比值≥120mg/g可用于筛查Dent病。

2. 高钙尿症　成人(>18岁)标准为24小时尿钙>4.0mg/kg(0.1mmol/kg)或单次尿中尿钙-肌酐比值>0.25mg/mg(0.57mmol/mmol)。儿童为随机尿尿钙-肌酐比值达表中第95百分位数(表21-1)。

表21-1　儿童(<18岁)随机尿尿钙-肌酐比值(mg/mg)参考值

年龄/岁	第95百分位数
0~1	<0.81
1~2	<0.56
2~3	<0.50
3~5	<0.41
5~7	<0.30
7~10	<0.25
10~14	<0.24
14~17	<0.24

3. 下列表现至少满足一条

(1) 肾钙质沉着症(弥漫肾钙化)。

(2) 肾结石(由草酸钙和/或磷酸钙组成)。

(3) 血尿(镜下或肉眼血尿)。

(4) 低磷血症。

(5) 慢性肾脏病。

(6) 符合 X 连锁遗传的家族史。

75% 符合上述标准的男性患者可检测到 *CLCN5* 或 *OCRL* 突变。

4. 男性患者表现为下述特征性组合时应临床怀疑眼脑肾综合征

(1) 双侧致密性先天性白内障。

(2) 婴儿期发病的先天性肌张力低下。

(3) 发育落后。

(4) 近端肾小管转运障碍:如不同程度的尿重碳酸盐排泄增多和酸中毒、磷酸盐尿、氨基酸尿和低分子蛋白尿(包括视黄醇结合蛋白、N-乙酰氨基葡萄糖苷酶及白蛋白);除低分子蛋白尿外,生后最初数月不会出现 Fanconi 综合征表现。

5. 其他常见的发现

(1) 婴儿青光眼(见于约 50% 的男性)。

(2) 癫痫。

(3) 无深反射。

(4) 适应不良行为,尤其是固执、发脾气、陌生人焦虑和刻板性(复杂的重复行为)。

(5) 身材矮小。

(6) 大约 1/3 的患者 MRI 示轻度脑室扩大,以及脑室周围多个大小不等的小囊肿。

(7) 伴有肾钙质沉着症和肾结石的高钙尿症。

(8) 病理性骨质和骨脱钙,然而血中钙、磷和维生素 D 水平正常。

(9) 牙齿囊肿和牙本质发育异常。

(10) 类似发疹性毳毛囊肿的皮肤囊肿。

青春期后的眼脑肾综合征女性携带者中约 95% 可发现典型的晶

体病变(散瞳后,需有经验的眼科医生用裂隙灯检查)。然而没有检测到晶体病变也不能除外携带者的可能性。

培养的皮肤成纤维细胞磷脂酰肌醇 4,5-二磷酸-5-磷酸酶活性减低(小于正常的 10%)或检测到 *OCRL* 基因突变可确诊为眼脑肾综合征。

【鉴别诊断】

1. **Fanconi 综合征**　低分子蛋白尿是 Fanconi 综合征的一个特征,故需与 Dent 病、眼脑肾综合征鉴别。然而与导致 Fanconi 综合征的疾病,如胱氨酸病、肾毒性药物所致的肾小管损伤(如氨基糖苷类)和急性小管间质性肾移植排斥反应相比,低分子蛋白尿在 Dent 病和眼脑肾综合征更突出。

2. **局灶节段性肾小球硬化或无症状性蛋白尿**　一些 Dent 病 1 型患者表现为较严重的蛋白尿时,肾活检可见局灶节段性肾小球硬化或球性硬化,故对于表现为局灶节段性肾小球硬化或无症状性蛋白尿的患者应想到 Dent 病。

3. **表现为先天性或新生儿起病的白内障、肌张力低、近端肾小管功能障碍和发育迟缓的疾病**　先天性全身性感染如风疹,过氧化物酶合成障碍性疾病,Zellweger 综合征谱(测定血浆极长链脂肪酸是最常用且有用的检查;C26∶0 和 C26∶1 增高、C24/C22 和 C26/C22 比值与过氧化物酶脂肪酸代谢障碍符合以及检测到 *PEX* 基因突变可诊断),Nance-Horan 综合征(检测到位于染色体 X p22 的 *NHS* 基因突变可诊断),Smith-Lemli-Opitz 综合征(血清 7-脱氢胆固醇浓度增高或 7-脱氢胆固醇与胆固醇比值增高、检测到 *DHCR7* 基因突变可诊断),先天性强直性肌营养不良 1 型(检测到 *DMPK* 基因 CTG 三核苷酸重复可诊断),线粒体氧化磷酸化障碍(通过家族史、血和/或脑脊液乳酸浓度、神经影像学、心脏评估、线粒体疾病肌肉活检组织学和组织化学证据,以及核或线粒体 DNA 突变检测可诊断)以及胱氨酸病(裂隙灯下看到角膜典型的胱氨酸结晶、采用胱氨酸结合蛋白试验测定白细胞胱氨酸以及检测到 *CTNS* 基因突变可诊断),需与眼脑肾综合征鉴别。

【治疗】

Dent 病目前尚无基因治疗方法，以支持治疗为主，目的在于减少高钙尿症、预防肾结石和肾钙化，以及延缓慢性肾脏病进展。噻嗪类利尿剂和大量饮水对减少尿钙排泄有一定效果。高柠檬酸饮食有效延缓了 *CLCN5* 基因敲除小鼠模型的肾脏病进展。有研究显示，口服磷酸盐和补充维生素 D 可改善本病骨病，但是维生素 D 可能通过增加小肠钙吸收而出现高钙尿症，因此，应用维生素 D 时需监测血碱性磷酸酶水平和尿钙排泄。一项纳入 31 例 Dent 病儿童患者的回顾性研究初步显示，13 例患儿接受 ACEI/ARB 治疗的中位时间为 1.7 年（范围 0.3~8.5 年），其中 7 例观察到尿白蛋白-肌酐比值降低，3 例尿白蛋白-肌酐比值比治疗前升高的百分比 <25%，这些患儿的肾小球病理改变包括肾小球轻微病变、系膜增生性肾炎和局灶节段性肾小球硬化，且对治疗耐受性良好；剩余 3 例尿白蛋白-肌酐比值显著升高，较治疗前增长的幅度 >25%。对于 Dent 病进展至终末期肾病的患者，肾移植是有效的治疗措施之一，移植肾未见 Dent 病复发。

迄今为止，尚无治愈眼脑肾综合征的药物或治疗方案，主要为对症支持治疗。及早摘除白内障，鼻胃管喂养或胃造瘘术以给予恰当的营养，职业或言语治疗以解决喂养问题，采用标准的胃食管反流措施。制订婴儿早期便可实施的促进运动最佳发育的方案，包括为视力障碍儿童提供服务；制订行为矫正计划包括按需使用抗抑郁药和/或抗精神病药物。肾性 Fanconi 综合征或Ⅱ型酸中毒者口服补充碳酸氢钠和钾，或柠檬酸钠和钾以纠正酸中毒及低钾血症，口服磷酸盐和骨化三醇以纠正低磷血症和肾性佝偻病；进展至终末期肾病者予以透析和肾移植。应用人生长激素治疗以改善身高；症状性纤维瘤和皮肤囊肿行手术切除治疗。

附：Dent 病诊断流程图

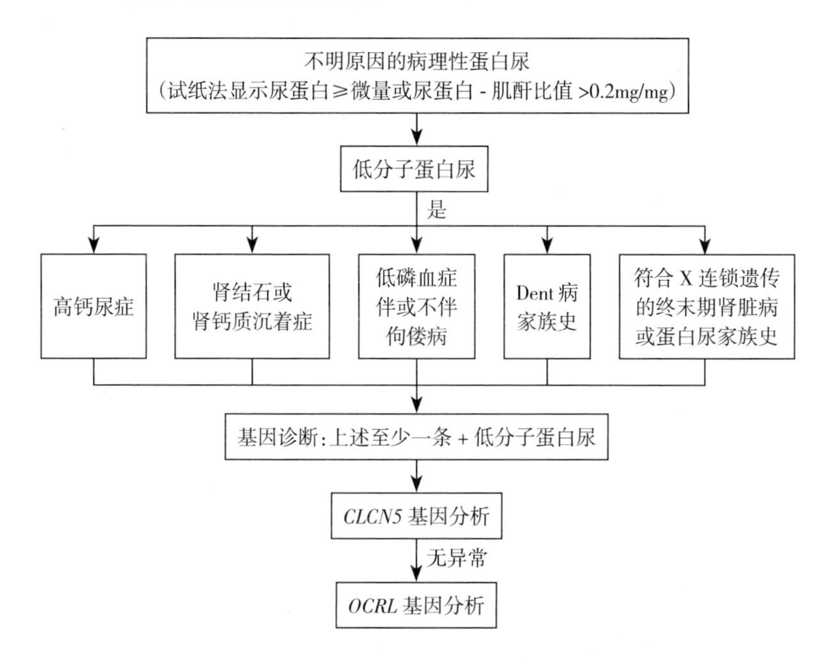

附：眼脑肾综合征诊断流程图

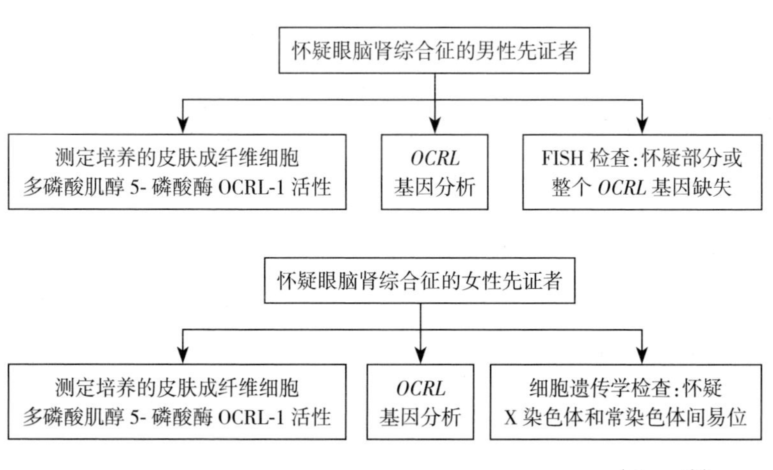

（王　芳）

参考文献

[1] EHLAYEL AM, COPELOVITCH L. Update on dent disease. Pediatr Clin North Am, 2019, 66(1): 169-178.

[2] GIANESELLO L, DEL PRETE D, ANGLANI F, et al. Genetics and phenotypic heterogeneity of Dent disease: the dark side of the moon. Hum Genet, 2021, 140(3): 401-421.

[3] GIANESELLO L, DEL PRETE D, CEOL M, et al. From protein uptake to Dent disease: An overview of the CLCN5 gene. Gene, 2020, 747: 144662.

[4] LIESKE JC, MILLINER DS, BEARA-LASIC L, et al. Dent disease//ADAM MP, ARDINGER HH, PAGON RA, et al. GeneReviews. Seattle: University of Washington, 2021.

[5] LEWIS RA, NUSSBAUM RL, BREWER ED. Lowe syndrome//ADAM MP, ARDINGER HH, PAGON RA, et al. GeneReviews. Seattle: University of Washington, 2021.

[6] DE MATTEIS MA, STAIANO L, EMMA F, et al. The 5-phosphatase OCRL in Lowe syndrome and Dent disease 2. Nat Rev Nephrol, 2017, 13(8): 455-470.

[7] BÖKENKAMP A, LUDWIG M. The oculocerebrorenal syndrome of Lowe: an update. Pediatr Nephrol, 2016, 31(12): 2201-2212.

[8] BEARA-LASIC L, COGAL A, MARA K, et al. Prevalence of low molecular weight proteinuria and Dent disease 1 CLCN5 mutations in proteinuric cohorts. Pediatr Nephrol, 2020, 35(4): 633-640.

[9] DENG H, ZHANG Y, XIAO H, et al. Phenotypic spectrum and antialbuminuric response to angiotensin converting enzyme inhibitor and angiotensin receptor blocker therapy in pediatric Dent disease. Mol Genet Genomic Med, 2020, 8(8): e1306.

第二十二章　Bartter 综合征

【概述】

Bartter 综合征(Bartter syndrome,BS)是一种罕见的遗传性失盐性肾小管疾病。临床特征包括低血钾、低氯性代谢性碱中毒、高肾素-血管紧张素-醛固酮血症、血压正常或偏低以及肾活检示肾小球旁器增生肥大。1962 年,由 Bartter 等首次报道了 2 名非洲裔美国人,患有一种以严重的低钾性碱中毒、血压正常的高醛固酮血症伴肾小球旁器增生和肥大为表现的临床综合征。随后该病陆续有报道并逐渐被认识。本病发病率低,从胎儿期至成年均可发病,最多见于儿童期。

【病因】

本病是由于基因突变造成肾小管髓袢升支粗段(thick ascending limb of Henle loop,TAL)离子转运蛋白和离子通道缺陷而引起重吸收氯化钠功能障碍所致的一系列临床综合征。由于分子遗传学的发展,根据不同的致病基因,BS 被进一步分为Ⅰ~Ⅴ型 5 种亚型(表 22-1)。

表 22-1　BS 不同亚型相关基因、蛋白及遗传方式

特点	Ⅰ型	Ⅱ型	Ⅲ型	Ⅳa 型	Ⅳb 型	Ⅴ型
基因	*SLC12A1*	*KCNJ1*	*CLCNKB*	*BSND*	*CLCNKA+CLCNKB*	*MAGED2*
蛋白	NKCC2	ROMK	CIC-Kb	Barttin	CIC-Ka+CIC-Kb	MAGE-D2
遗传方式	AR	AR	AR	AR	AR	XLR

注:AR. 常染色体隐性遗传;XLR.X 连锁隐性遗传。

Ⅰ型 BS(OMIM 601678):是由编码 Na^+-K^+-$2Cl^-$共转体(Na^+-K^+-$2Cl^-$ cotransporter,NKCC2)的 *SLC12A1* 基因突变引起的,导致 TAL 管腔侧

NKCC2 的功能障碍。已发现超过 63 种的 *SLC12A1* 基因突变，包括错义/无义突变、剪接突变、小插入和小缺失。以往研究表明，大多数Ⅰ型 BS 患者表现为纯合子突变或一个等位基因突变，以及另一个等位基因大面积缺失。遗传方式为常染色体隐性遗传。

Ⅱ型 BS（OMIM 241200）：是由编码电压依赖的肾外髓质钾离子通道蛋白 ROMK（renal outer medullary potassium channel，ROMK）的 *KCNJ1* 基因突变引起的，导致 TAL 管腔侧 ROMK 的功能障碍。*KCNJ1* 与 WNK 激酶、Src 家族蛋白酪氨酸激酶和蛋白激酶 C 等相互作用，调节肾脏对钾离子的处理。已发现 40 多种 *KCNJ1* 基因突变导致 ROMK 通道功能丧失，其中大多数编码 ROMK 重要结构域的是位于外显子 2 的错义/无义突变，因折叠或错误运输导致 ROMK 表面表达的减少或消除。通过磷酸化位点的改变或通过基因开放阅读框的移码导致钾离子通道活性的丧失。本型既往称为一过性高钾代谢性酸中毒的新生儿 BS 或产前 BS 或高前列腺素 E 综合征。遗传方式为常染色体隐性遗传。

Ⅲ型 BS（OMIM 607364）：此型 BS 属于经典型 BS，是由于编码基底侧氯离子通道蛋白 Kb（chloride channel Kb，ClC-Kb）的 *CLCNKB* 基因突变引起的，导致基底侧氯离子的重吸收异常。已发现 75 种以上的 *CLCNKB* 基因突变，突变类型以错义突变为主，也包括移码突变、无义突变、剪接突变和大缺失突变。遗传方式为常染色体隐性遗传。

Ⅳ型 BS：此型分为Ⅳa 型（OMIM 602522，Barttin 缺陷）和Ⅳb 型［OMIM 613090，基底侧氯离子通道 Ka（*ClC-Ka*）和 *ClC-Kb* 突变］。Ⅳa 型 BS 型是由编码 β 亚基蛋白 Barttin 的 *BSND* 基因突变引起的，Barttin 蛋白是 TAL 基底侧氯离子通道 ClC-Ka 和 ClC-Kb 的 β 亚基，参与调节 ClC-K 的稳定性及细胞膜表面定位，对 ClC-K 功能的维持有重要作用，其特征是严重的肾性盐耗和感音神经性耳聋。Ⅳb 型 BS 是由于分别编码氯离子通道亚单位的 ClC-Ka 和 ClC-Kb 蛋白的 *CLCNKA* 和 *CLCNKB* 基因同时突变引起，是一种双基因疾病，该双基因遗传不属于孟德尔遗传的范畴，可使两个氯离子通道功能受损，从而导致严重的盐耗和耳聋，其表型与Ⅳa 型 BS 相似。这两种类型的

BS 都伴有感音神经性耳聋，因氯离子通道及其 Barttin 亚基都在内耳表达，有助于内淋巴的产生，ClC-K 功能异常可引起内淋巴性质的改变，从而导致感音性耳聋。只有当两种氯离子通道的功能都受损，严重阻碍氯离子转运时，才会发生耳聋。而在Ⅲ型 BS 中因 *CLCNKA* 完好无损，氯离子通过 ClC-Kb 通道转运，故不会发生耳聋。Ⅳ型 BS 以前被称为产前 BS 伴感音神经性耳聋。遗传方式为常染色体隐性遗传。

Ⅴ型 BS（OMIM 300971）：即短暂性新生儿 BS，2016 年首次被报道，最新分类把这类编码蛋白黑色素瘤相关抗原-D2（MAGE-D2）的 *MAGED2* 基因突变归为Ⅴ型 BS。MAGE-D2 在发育中和成熟肾脏的 TAL 和更多远端肾单位段均有表达，是胎儿肾盐重吸收和羊水稳态所必需的。研究发现，MAGE-D2 可能通过腺苷酸环化酶、cAMP 信号通路和胞质热休克蛋白的作用影响氯化钠协同转运蛋白 NKCC2 和 NCC（远端肾小管盐重吸收的关键成分）的表达及其功能。进一步研究表明，MAGE-D2 可增加 TAL 中 NKCC2 和 DCT 中 NCC 的表达；在缺乏 MAGE-D2 的情况下，两种转运蛋白都被困在内质网中，导致管腔细胞膜的表达减少。MAGE-D2 功能缺失导致 X 连锁隐性遗传的短暂产前 BS，临床特点为胎儿多尿、羊水过多、早产以及伴持续肾性失盐的产后多尿，可能会危及生命。NKCC2 和 NCC 表达的同时降低至少可以部分解释 *MAGED2* 突变患者Ⅴ型 BS 特征的严重性。由于 *MAGED2* 位于 X 染色体，故该疾病为 X 连锁隐性遗传方式。

需要说明的是，既往Ⅰ、Ⅱ、Ⅳ型 BS 被归为“高前列腺素 E 综合征”。此外，常染色体显性遗传或家族性低钙血症可与低钾、低氯性代谢性碱中毒有关。在发现 *MAGED2* 突变之前，这种情况归为Ⅴ型 BS，现在被认为是家族性低钙血症的 Bartter 样亚型。它是由编码基底侧钙离子敏感受体（calcium sensing receptor，CASR）的 *L125P* 基因激活突变引起以低血钙、甲状旁腺激素功能抑制为特征的 Bartter 样综合征。一旦被激活，CASR 可以降低 NKCC2、ROMK、钠钾 ATP 酶的活性，从而产生类似于 BS 的表型。CASR 通过控制甲状旁腺激素的分泌和肾脏对钙的重吸收速率来调节钙磷代谢。此型遗传方式为常染色体显性遗传。

Gitelman 综合征过去曾被认为是 BS 的一个亚型即变异型 BS，现被确定为一个独立的疾病。本病是由于编码肾远曲小管的噻嗪类利尿剂敏感的钠氯共同转运体（NCCT 蛋白）的 *SLC12A3* 突变所致 NCCT 的结构和/或功能异常，从而引起肾脏远曲小管对钠氯重吸收障碍，导致低血钾、代谢性碱中毒、肾素-血管紧张素-醛固酮系统激活等一系列病理生理和临床表现，以常染色体隐性方式遗传。值得一提的是，约 1/3 儿童期发病的肾小管病变患者中，基因诊断无法确定。

BS 各亚型分子缺陷都会导致 TAL 的水盐重吸收障碍，并激活肾素-血管紧张素系统，从而导致低钾血症和低氯性代谢性碱中毒。此外，由于潜在的分子缺陷，肾小管-肾小球反馈在致密斑发生改变，激活环氧化酶（主要是 COX-2）产生大量的前列腺素（主要是前列腺素 E_2），进而刺激肾素分泌和醛固酮过度生成。升支粗段盐重吸收障碍可导致钙重吸收减少出现高钙尿症和进行性髓质肾钙质沉着症，也可导致肾髓质渗透梯度减少或完全减弱，稀释或浓缩尿液的能力受损出现等渗尿。

【诊断】

1. **临床表现**　在胎儿早期，羊水过多应引起临床对 BS 的怀疑，原则上，有两种方法确定诊断：产前基因检测和羊水生化分析。这两种方法均为有创性的，都有羊膜腔穿刺手术相关并发症的风险，而基因检测是最可靠的方法。产前诊断有助于尽早开始适当的治疗。

产后诊断应包括详细的临床评估，包括妊娠合并羊水过多伴或不伴早产的病史，以及多尿、脱水、不明原因发热、发育不良和反复呕吐的病史。本病临床表现复杂多样，且无特异性，不同亚型之间又有差异。少数患儿可无临床症状，因其他原因就诊时偶然发现。各亚型临床特点分述如下。

（1）Ⅰ型 BS：此型临床上属于新生儿型 BS，以严重的产前症状为特征，约 90% 的病例在孕 24~36 周即因胎儿多尿引起羊水过多，甚至早产。这是由于 *SLC12A1* 基因突变导致编码的 Na^+-K^+-$2Cl^-$ 转运体（NKCC2 蛋白）的功能障碍引起肾小管 TAL 对 Na^+、Cl^-、K^+ 和 Ca^{2+} 的重吸收减少并带走大量水所致。在这一环节中，离子传输是由基底外侧钠钾 ATP 酶产生的电化学梯度驱动的。这种梯度有助于钠、钾和氯化物通过 NKCC2 进入细胞。没有氯化钠的跨细胞转运，就没有管腔正跨膜电压梯度来促进钠的细胞旁转运。这可阻止尿液浓缩所需的皮质髓质渗透梯度的产生，并引起低渗尿。向远端肾单位输送盐的增加导致醛固酮敏感节段对钠的重吸收增强，并伴有钾离子和氢离子的排泄，导致低钾代谢性碱中毒。

NKCC2 蛋白也负责介导氯化物进入致密斑。无功能的转运体导致邻近管腔体液中氯化物浓度降低，刺激肾素释放，形成了一种高肾素状态。高醛固酮进一步导致低钾血症，加剧代谢性碱中毒和阻碍水的重吸收。尽管肾素-血管紧张素-醛固酮系统激活，但患者血压通常正常。管腔正跨膜电压的降低也导致细胞旁二价阳离子的减少，引起高镁尿和高钙尿，患儿出生 1~2 个月后出现高钙尿，并导致肾钙质沉着症的发生。TAL 的钠吸收受损导致前列腺素 E_2 释放，可在尿液和血液中测定高水平的前列腺素 E_2。

特征性Ⅰ型 BS 面容包括三角脸、额头突出、眼睛大、耳郭突出、嘴角下垂伴噘嘴表情，为继发于低钾血症的面部肌肉无力。婴儿肾脏浓缩能力受损而有严重的多尿(有时易误诊为肾性尿崩症)，并可能经历危及生命的水盐丢失。除低钾低氯性碱中毒外，患者还可能出现发热、呕吐和继发于前列腺素 E 生成增加的发育障碍。患儿出生后可有多尿、喂养困难、呕吐、腹胀、低体重、发育迟缓等表现，重者发生严重脱水、抽搐等危及生命。患儿持续丢失盐、水和 H^+，出现胃肠功能紊乱，从而影响机体的代谢和生长。

(2) Ⅱ型 BS：本型也被称为产前变异型 BS，因它在新生儿期常更容易出现严重症状。Ⅱ型 BS 和Ⅰ型 BS 的临床表现相似，难以区分。然而，由于疾病的广泛表型，Ⅱ型 BS 和Ⅰ型 BS 都有迟发性的报道。Ⅱ型 BS 中 ROMK 蛋白缺陷可影响 NKCC2 功能，但 NKCC2 的功能仍有保留，故Ⅱ型的临床症状相对于Ⅰ型轻。ROMK 是一种内向整流钾通道，通过将钾离子再循环回管腔内来确保 NKCC2 的正常功能。ROMK 功能丧失导致对氯化钠的重吸收减少，并导致与原发性

NKCC2 缺陷相同的后遗症，即多尿伴大量盐耗、低钠血症、低氯血症、容量收缩、代谢性碱中毒、高钙尿伴肾钙质沉着、高肾素血症、醛固酮增多、尿前列腺素增多等。在Ⅱ型 BS 婴儿中通常有短暂的新生儿酸中毒和高钾血症，高钾血症可能是由于钠钾 ATP 酶不成熟，也有可能是皮质集合管中的 ROMK 通道的表达在 K^+ 分泌中起作用。这些症状与假性低醛固酮血症 1 型类似，但Ⅱ型 BS 中血钾升高是短暂的，在假性低醛固酮血症 1 型患者中钾升高是持续的。在新生儿期后，随着 ROMK 和其他钾通道和转运体的补充，患儿逐渐出现低钾血症，且表现为代谢性碱中毒。在所有 BS 亚型中，Ⅱ型 BS 患者的血浆钾离子水平通常是最高的。此外，此型与Ⅰ型 BS 患者一样因未能建立足够的跨膜电压梯度来促进钙和镁的吸收，导致高钙尿和高镁尿，患儿出生 1~2 个月后出现高钙尿并伴有肾钙质沉着症。由于有羊水过多和早产的常见表现，Ⅰ型 BS 和Ⅱ型 BS 通常被归为新生儿型（产前型）BS。

（3）Ⅲ型 BS：此型 BS 有时也被称为经典型 BS，因此种亚型通常在出生后出现，既往认为比产前型 BS 具有更温和的表型，但最近的报道表明，在一部分患者中出现了更严重的产前表现。该型患者具有一系列表型异质性，可能出现疑似产前型 BS、经典型 BS 或 Gitelman 样综合征，归因于 ClC-Kb 通道在整个肾单位的分布，特别是在 TAL、DCT 和早期集合管。患者可在产前出现羊水过多，或在儿童早期出现发育不良和嗜睡、明显的盐耗、低钾血症、多尿、多饮、肌无力等。早产不太常见，但也有报道。有些病例可能在儿童期或成人发病，伴有偶然的低钾血症、低镁血症和/或低钙尿。多数以多尿、多饮、发育不良、体重不增、嗜盐为主要表现，肾脏的浓缩能力基本正常，较少出现脱水。此型患者通常电解质严重异常，血钾水平最低，低氯性碱中毒最为明显。在某些Ⅲ型 BS 患者中，可能存在低镁血症，尿钙通常正常，也有发生高钙尿和低钙尿的报道，通常不会出现肾钙质沉着症和肾结石。与Ⅰ型 BS 和Ⅱ型 BS 一样，ClC-Kb 通道的缺陷会损害 TAL 中氯化钠的重吸收，并增加氯化钠向远端肾单位输送，导致盐耗、体积收缩和肾素-血管紧张素-醛固酮系统的激活，伴有低钾代谢性碱中毒。DCT 中有缺陷的基底外侧氯离子外流通过氯化钠协同转运减少氯化钠再吸收，导致 Gitelman 样综合征表型。该型患者均有明显的低氯血症，与Ⅰ型 BS 和Ⅱ型 BS 患者相比，Ⅲ型 BS 患者的低氯血症更为严重，这可能是因 ClC-Kb 在肾单位其他部位的表达，导致氯化物的消耗。

(4) Ⅳ型 BS：既往称为新生儿型 BS 伴有感音神经性耳聋，除上述临床症状外，感音神经性耳聋是其重要特征。由两种独特的缺陷组成——Ⅳa 型（Barttin 缺陷）和Ⅳb 型（ClC-Ka 与 ClC-Kb 同时突变），这两种表型是无法区分的。胎儿羊水过多和早产是 *BSND*、*CLCNKA* 和 *CLCNKB* 突变患者的典型特征。胎儿出现羊水过多、早产、多尿和严重的盐耗。与Ⅰ型和Ⅱ型 BS 相比，高钙尿可能是暂时性的，但仍可能发展为髓质肾钙质沉着症。Ⅳa 型是由编码 Barttin 的 *BSND* 基因失活突变引起的，Barttin 是远端小管表达 ClC-Ka、ClC-Kb 中 2 个氯离子通道的必需 β 亚基。Barttin 促进了氯离子通道向细胞表面的转运，突变导致通过基底外侧膜的氯离子在 TAL 和 DCT 中的释放受损。尽管尿液浓缩能力仍保持一定的完整性，母亲孕期出现羊水过多，需反复抽取羊水以避免早产。Ⅳb 型 BS 是由染色体 1p36 上编码 ClC-Ka（*CLCNKA*）和 ClC-Kb（*CLCNKB*）的两个相邻基因共同突变引起的。在表型上，这些患者与 Barttin 缺陷患者类似。该型患者的肾活检可显示明显的组织损伤，伴肾小球硬化、肾小管萎缩和单核细胞浸润。*BSND* 突变的患者通常有尿液浓缩功能缺陷。然而，在 *CLCNKA* 和 *CLCKNB* 突变的病例中尿液浓缩功能缺陷不明显。慢性低钾血症可引起肾性尿崩症，从而加重尿液浓缩功能的缺陷。Ⅳ型 BS 特有的特征是感音神经性耳聋，Ⅳa 型和Ⅳb 型患者内耳感觉功能受损。在Ⅳa 型 BS 中，Barttin 突变损害了血管纹和前庭迷路的钾分泌，而在Ⅳb 型中，Barttin 突变发生在两个氯通道中，损害了内耳的正常功能。因 *BSND* 也在耳蜗中血管纹的边缘细胞内表达，在内耳，ClC-K-Barttin 复合物负责氯离子的循环，突变影响氯离子依赖性 NKCC1 转运蛋白介导钾离子跨细胞通道的能力。这种听力所必需的钾离子梯度破坏会导致感音神经性耳聋。与Ⅰ型和Ⅱ型相比，Ⅳ型 BS 患者通常表现出更严重的表型，生长迟缓，对非甾体抗炎药反应差，早期即可出现终末期肾病，需要移植治疗。在某些患者中，早期就可出现肾小球滤过率下降。患者电解质丢失、临床表现较重，生长迟缓明显。此型患儿一般血钾水平较低，低氯性碱中毒也明显。尿钙通常正常，也有可能发生高钙尿，通常不存在肾钙质沉着症。

(5) V型 BS：此型是由编码 MAGE-D2 的 *MAGED2* 基因突变引起的短暂性新生儿 BS。婴儿有严重的羊水过多、早产病史，大量持续的盐耗、高钙尿、高肾素血症和醛固酮增多症，导致高死亡率。出生后，通常是早产，存活者往往出现低钾血症，严重的低氯性代谢性碱中毒和高钙尿，可导致肾钙质沉着症。然而，在存活者中，肾小管病变在生命的最初几周就消失了。这种短暂性表型的机制尚不清楚。一种假说认为，低氧胎儿肾髓质需要 MAGE-D2 使协同转运体正常表达。出生后，肾髓质组织氧含量增加，腺苷酸环化酶活性对加压素的敏感性增加，导致对 MAGE-D2 的依赖性降低。

在一项法国的队列研究中，MAGE-D2 突变解释了 9% 的产前 BS 病例。在同一队列研究中，所有妊娠患者都发生严重羊水过多，大多数患者的体重和/或身长都在第 90 百分位数以上，且 MAGE-D2 突变患者的血浆氯化物含量高于其他产前 BS，这些特征有助于区分短暂性 BS。对于疑似产前 BS 的患者，应常规进行 *MAGED2* 突变的基因筛查。

2. 辅助检查

(1) 血液检查：①低钾血症，常低至 1.5~2.5mmol/L；②低氯血症；③代谢性碱中毒，血浆碳酸氢根（HCO_3^-）浓度 >30mmol/L；④高肾素血症；⑤高醛固酮血症；⑥血前列腺素水平增高；⑦低镁血症，血镁 <0.7mmol/L。

(2) 尿液检查：①高尿钾，尿钾 >20mmol/L；②低尿钙，随机尿中尿钙-肌酐比值 <0.2mmol/mmol；③蛋白尿，有报道可以达到肾病水平的蛋白尿。

(3) 影像学检查：肾脏超声检查是否有肾钙质沉着或肾结石，骨密度和 X 线检查是否有骨质疏松。

(4) 肾活检病理学检查：肾小球球旁器增生、肥大是 BS 的主要病理特点。其他表现为弥漫性肾小球和肾小管间质病变，伴有肾小球增大和局灶节段性肾小球硬化。

(5) 基因检测：临床上对于怀疑 BS 或有家族史的患儿要尽早进行基因检测。基因检测可以实现 BS 精准分型，早期基因诊断有助于解决表型重叠的疑难病例。此外，对遗传缺陷的识别可促使对Ⅳ型 BS 患者的耳聋进行筛查和治疗；并且可避免对短暂性Ⅴ型 BS 患者进行过度治疗。同时也能发现家系中无症状的致病基因携带者，为未来的遗传咨询提供科学的指导。

(6) 其他检查：心电图可显示低钾波形改变。听力筛查有助于发现Ⅳ型 BS。骨密度检测骨量。肾小管功能检测，氢氯噻嗪试验因其试验过程较为复杂，且存在加重低血钾的风险，已经过时，不推荐使用。

3. 诊断标准 BS 的诊断标准主要基于以上临床、生化检查结果，包括：①烦渴、多尿、厌食、呕吐等表现，以及乏力、麻木等低钾血症临床症状；②肾性低钾；③代谢性碱中毒；④血氯降低；⑤血肾素、血管紧张素、醛固酮增高；⑥血压正常或偏低；⑦血前列腺素水平增高；⑧肾活检有肾小球球旁器增生、肥大。即使不同亚型 BS 通常依据临床表现可以诊断(表 22-2)，但仍需基因分析以确认。

【鉴别诊断】

BS 的鉴别诊断取决于发病年龄、临床表现和生化指标等，临床上需与以下疾病鉴别。

1. Gitelman 综合征 Gitelman 综合征过去曾被认为是 BS 的一个亚型，现被确定为一个独立的疾病。本病由 *SLC12A3* 基因突变引起，表现为低钾血症、代谢性碱中毒伴低镁血症、低钙血症。为常染色体隐性遗传，青少年或成人期发病。症状轻、无特异性症状。Ⅲ型 BS 或经典型 BS 也有低镁血症、低钙血症，由编码 ClC-Kb 氯通道的 *CLCNKB* 基因突变引起，发病早。两者在临床上存在交叉，均有低血钾、肾性失钾、低氯性代谢性碱中毒、肾素-血管紧张素-醛固酮系统激活，但血压不高。鉴别要点主要是发病年龄、是否存在低钙尿、低血镁，是否合并生长发育迟缓等，两者依靠基因检测可以明确。

表 22-2　不同亚型 BS 基因型-临床表型特点

特点	Ⅰ型	Ⅱ型	Ⅲ型	Ⅳ型	Ⅴ型
发病年龄	产前	产前	产后	产前	产前
羊水过多	严重	严重	无或轻度	严重	很严重
出生孕周	32（29~34）	33（31~35）	37（36~41）	31（28~35）	29（21~37）
主要症状	多尿，低氯，碱中毒，低钾	多尿，低氯，碱中毒，短暂性新生儿高钾血症	低钾，低氯，碱中毒，生长迟滞	多尿，低氯，碱中毒，低钾	多尿，低氯，碱中毒，低钾
尿钙	高	高	多变	多变	高
肾钙质沉着	很常见	很常见	罕见，轻	罕见，轻	罕见，轻
其他			低镁血症	耳聋，慢性肾脏病风险，终末期肾病	胎龄大，暂时性疾病

2. **原发性醛固酮增多症** 与 BS 均有烦渴、多饮、低血钾和血醛固酮水平升高，但原发性醛固酮增多症以血钠、血压升高为特征，而无代谢性碱中毒，易与 BS 鉴别。

3. **Liddle 综合征** 本病由 ENaC 蛋白 β 及 γ 亚基的编码基因突变引起 *PY* 基因序列缺失或结构改变，Nedd4 的 WW 区域不能与 *PY* 基因序列连接，从而阻滞 ENaC 的快速内摄和降解，导致顶膜上 ENaC 数量增加并处于持续激活状态，使远端肾单位对钠离子重吸收显著增加，导致远端肾小管 Na^+-K^+ 交换增加，引起低钾血症和血容量增加等一系列临床表现。本病同 BS 均有低血钾、代谢性碱中毒表现，但高血压、低肾素血症和低醛固酮血症，易于与 BS 鉴别。

4. **肾小管酸中毒** 肾小管酸中毒是一类由于近端肾小管重吸收碳酸氢盐和/或远端肾小管排氢、泌铵功能障碍引起的一组以持续性代谢性酸中毒为主要表现的临床综合征。临床上肾小管酸中毒与 BS 均可出现多饮、多尿、脱水、厌食、呕吐、生长发育不良及低钾血症，但肾小管酸中毒的特点为血氯升高、pH 值降低，可与 BS 相鉴别。

5. **尿崩症** 因垂体抗利尿激素分泌减少或缺乏，使远端肾小管和集合管对水分的重吸收减少，而排出大量稀释尿，临床上可表现为持续性多饮、多尿、烦渴、尿比重减低、生长发育迟缓，但缺乏低钾血症及代谢性碱中毒表现，可与 BS 相鉴别。

6. **Fanconi 综合征（FS）** 本病为常染色体隐性遗传，由于肾近曲小管转运功能障碍所致。其主要临床特点：多在生后 6 个月内发病，生长发育不良、多尿、呕吐、脱水、发热、便秘、低血钾，但 FS 具有高氯血症及代谢性酸中毒、高氨基酸尿症等 BS 不具有的实验室检查特征，可与 BS 相鉴别。

7. **非肾性因素** 如先天性氯化物腹泻会引起明显的低钾和低氯代谢性碱中毒，这些生化指标异常继发于水样腹泻；在囊性纤维化患者中因皮肤汗液中盐的丢失可引起相关生化指标异常；滥用利尿剂或泻剂可导致钾和氯化物的丢失，出现低血钾、高肾素、醛固酮血症，但停用上述药物，症状好转。

8. **肾钙化和/或尿石症** 对于发病年龄小的肾结石患者，临床需排除潜在原因,包括 BS 和远端肾小管酸中毒等。

【治疗】

BS 是由基因突变引起的,目前尚无根治方法。治疗上主要是减少钾丢失,纠正低血钾和碱中毒,防治并发症,减缓肾功能恶化,维持其生长发育所需。早期诊断和早期治疗可以改善患者的生活质量,达到最大的生长潜能。

产前治疗:妊娠合并羊水过多有发生不良后果的风险,尤其是早产及早产相关并发症。连续羊膜腔穿刺术通常可用于延长妊娠期,但这一策略的益处尚未在前瞻性研究中评估。母体可以考虑非甾体抗炎药治疗,据报道,在一些不同原因的继发性羊水过多及特发性羊水过多的病例中有明显疗效。然而,这种治疗对胎儿既有增加坏死性小肠结肠炎的风险,影响肾脏的成熟和胎儿肾单位的总数,也可能导致胎儿动脉导管过早关闭。因此,在母体进行非甾体抗炎药治疗的过程中,必须使用胎儿超声心动图进行密切监测。鉴于上述风险和缺乏前瞻性研究,产前干预需慎重,需要产科专家、新生儿科专家、心脏病专家(在非甾体抗炎药治疗的情况下)和儿科肾脏病专家等团队合作。

产后治疗重点包括:①电解质的补充治疗,如氯化钾、氯化镁;②前列腺素酶抑制剂,如吲哚美辛、布洛芬、塞来昔布;③抗醛固酮类药物,如螺内酯、氨苯蝶啶;④ACEI,如卡托普利、依那普利。

1. **补钠** 补充氯化钠可以支持细胞外容量和改善电解质异常,建议至少 5~10mmol/(kg·d)。在生命早期需补充氯化钠,但在较大的儿童中因食盐的摄入,氯化钠通常是足够的,而不需额外补充氯化钠。一些Ⅰ型 BS 和Ⅱ型 BS 患者合并继发性肾性尿崩症,补充盐会加重多尿和高钠性脱水的风险,且高钠会抑制钾的重吸收,不建议对高钠性脱水伴尿渗透压低于血浆渗透压或有病史的患者补充钠。

2. **补钾** 如果补充钾,应使用氯化钾,避免使用钾盐(如柠檬酸盐),因为钾盐可能会加重碱中毒,从而加重代谢紊乱。BS 低钾血症可导致严重并发症,包括瘫痪、心脏节律异常和猝死等,故应积极补充。氯化钾可以为水剂或缓释剂,剂量因个体需要调整,推荐剂量 1~3mmol/(kg·d),分次口服。日常饮食中可多食富含钾的食物,如香蕉、豆类、玉米、马铃薯等;应注意的是,某些食物含有大量的碳水化合物和热量。血钾目标值需控制在 3.0mmol/L。还必须提到的是,在应激的情况下病情危重者,包括急性疾病、外科手术和创伤,血电解质水平可能会迅速变化,需要立即有效的静脉治疗,可通过静脉补充电解质和液体快速纠正电解质、酸碱平衡紊乱和脱水。

3. **补镁** 如果需要补充镁(主要是Ⅲ型 BS 型患者),应首选口服镁盐,可采用氯化镁,有助于提升血镁,并可补充氯的丢失。血镁的确切目标值尚不确定,但高于 0.6mmol/L 似乎是合理的。因为尿盐和电解质的丢失是持续的,理想的补充应尽可能接近持续。因此,建议将补充剂分为患者可耐受的剂量。对于接受持续鼻饲的婴儿,需要鼻饲添加补充剂。

4. **前列腺素合成酶抑制剂** BS 治疗的最大突破是前列腺素合成酶抑制剂(环氧酶抑制药,如非甾体抗炎药)的应用。高水平的前列腺素 E_2 是由于致密斑中 COX-2 的激活所致,可促进 BS 病情进展,提高肾素-血管紧张素-醛固酮系统的活性,加重失钾;前列腺素 E_2 可降低 ROMK 通道的活性,影响 NKCC2 的功能。此外,前列腺素 E_2 还与发热、呕吐、生长缓慢等临床表现有关。故抑制前列腺素 E_2 的生成可中断体内的恶性循环,纠正高血管紧张素、高肾素血症,提高血清钠、钾等离子浓度,患儿快速生长,多可达到正常水平。多项临床观察研究已经表明,此类药物可减少尿钙排出,减轻肾钙化;减少低钾性代谢性碱中毒的发生,部分改善尿的浓缩功能;改善患者生长和电解质状况。BS 中常用的非甾体抗炎药为吲哚美辛[1~4mg/(kg·d),分 3~4 次]、布洛芬[15~30mg/(kg·d),每日 3 次]和塞来昔布[2~10mg/(kg·d),分 2 次]。该类药可导致早产儿坏死性小肠炎、胃肠道穿孔、降低肾小球滤过率及增加心血管事件,用药过程中需注意观察,必要时停药,且避免在早产儿出生 4~6 周内用药。由于容量状态可能影响潜在的肾毒性,因此在使用非甾体抗炎药前应先达到正常血容量。胃肠道副作用常见甚至严重,对这些长期使用前列腺素抑制剂的患者有必要常规内镜下评估。长期使用该类药物,需注意非甾体抗炎药可以防止发热,从而掩盖感染性疾病的症状。

目前尚无确切的研究结果证实，不同的非甾体抗炎药在治疗效果、不良反应方面存在差异，也无明确的治疗时间和治疗周期。据报道，随着治疗时间的延长患者对非甾体抗炎药有“耐受性”；也有报道，因缺乏有效性，非甾体抗炎药在学龄期应停止使用。长期使用非甾体抗炎药应个体化，在稳定的患者中逐渐减少或停止使用。

5. **胃酸抑制剂** 吲哚美辛和布洛芬是非选择性环氧合酶(cyclooxygenase，COX)抑制剂。相反，塞来昔布主要抑制 COX-2。COX-1 在多种组织中表达，其抑制作用与潜在的严重副作用有关，在接受非甾体抗炎药的 BS 患者中也有报道。因此，如果使用非选择性 COX 抑制剂的患者需同时使用胃酸抑制剂。如果使用质子泵抑制剂，有可能引起质子泵抑制剂相关的低镁血症。在这些情况下，建议使用 H_2 受体阻滞剂或其他抗酸药(或 COX-2 抑制剂)。

6. **保钾利尿剂、ACEI/ARB 和噻嗪类药物** BS 的低钾性碱中毒是在醛固酮介导的集合管产生的。因此，保钾利尿剂、ACEI/ARB 有助于改善 BS 的电解质平衡，其应用已被报道。然而，BS 主要是一种耗盐性疾病，集合管中钠重吸收的增强是关键的代偿机制。因此，抑制远端钠重吸收的药物会加重盐耗和发生危险性低血容量血症的风险，故 BS 中的猝死可能是由低血容量而不是低钾血症引起的。因此，我们不建议常规使用这些药物。相反，使用非甾体抗炎药和电解质补充治疗控制不佳，仍有严重电解质异常的患者可考虑使用这类药物。

在补充高剂量钾不能很好耐受的患者中，使用保钾利尿剂，如螺内酯、依普利酮或阿米洛利，有助于提高血清钾和逆转代谢性碱中毒。应用螺内酯，有利于减少尿钾丢失，但可加重高钙尿症及肾钙化。螺内酯和依普利酮可阻断醛固酮受体，但因低钾血症可能导致醛固酮水平降低，一些研究人员推测阿米洛利(一种直接的 ENaC 通道抑制剂)效果可能更好。

ACEI/ARB 可降低血管紧张素Ⅱ和醛固酮的高水平和/或效应，从而控制蛋白尿，并在某些情况下增加血清钾浓度。据报道，依那普利在治疗 3 个月后可改善低钾血症，并部分纠正低镁血症。然而，由于多尿和脱水是常见的症状,低血压风险仍然是一个问题,因此在这类高危患者中,因有潜在的急性肾损伤风险,必须谨慎行事。部分专家建议从低于最低剂量的剂量开始治疗,并始终提供足够的液体摄入。

噻嗪类药物不应用于治疗 BS 的高钙尿症和肾钙质沉着症是由于此类药物可进一步抑制远曲小管中盐的重吸收而降低肾脏的代偿能力,同时增加严重脱水的风险。因此,BS 中的噻嗪类药物可能导致危及生命的低血容量,不应常规给药。

7. **支持治疗** 生长障碍是 BS 常见的并发症,通常也是最早表现出来的。饮食支持对于最大化热量摄入和促进最佳生长非常重要。尤其是婴幼儿,可能需要考虑管饲。管饲不仅有助于获得足够的热量摄入,还有助于药物补充治疗。BS 中生长迟缓伴生长激素缺乏已有报道。这是该病本身导致的还是因酸碱和/或电解质平衡紊乱继发的尚不清楚,但大多数生长激素缺乏都与Ⅲ型 BS 患者有关,后者具有最严重的代谢异常。此外,前列腺素的提升可能导致生长迟缓。生长激素治疗已经成功地用于治疗可能与 BS 有关的生长迟缓和身材矮小的病例中。然而,以往的研究表明,生长激素在严重低钾血症时不能促进生长。事实上,生长激素应在适当管理液体和电解质后仍有生长迟缓的情况下使用。据报道,生长激素缺乏症对重组人生长激素的补充没有反应,直至使用环氧化酶抑制剂治疗。因此,在开始重组人生长激素前,应尝试优化代谢控制。

8. **其他新药** 最近的一项随机临床试验表明,在 BS 的标准治疗中加入乙酰唑胺是有益的。在该试验中,乙酰唑胺的使用降低了血清碳酸氢盐水平,提高了血清钾水平。此外,乙酰唑胺还能降低血清醛固酮水平和血浆肾素活性。虽然在短期试验中没有发现乙酰唑胺的副作用,但是长期疗效和安全性需要进一步研究,不推荐用于肾功能受损的患者。

9. **终末期肾移植** BS 很少进展为终末期肾病和肾衰竭。在因慢性肾病或药物副作用而进展的 BS 患者中,肾移植被证明是可行的。已有报道对 2 例严重的 BS 患者在终末期肾病发病前进行了双侧肾切除术并进行肾移植,以期治愈潜在疾病并提高生活质量。

【预后】

BS的预后较好，早期及时治疗能明显减少后遗症、降低病死率，大多数患儿可以正常生活。慢性肾脏疾病在Ⅰ型BS患者中很常见，Ⅰ型BS和Ⅳ型BS患者可能比Ⅱ型BS和Ⅰ型BS患者有更严重的慢性肾脏疾病进展。除分子缺陷本身(尤其是Ⅳ型BS)外，其他导致慢性肾损伤的危险因素可能包括早产/低出生体重、肾钙化、慢性脱水状态、肾素-血管紧张素系统激活引起的过度过滤相关的进行性蛋白尿，以及非甾体抗炎药治疗。在BS患者中，血清钾水平和估计的肾小球滤过率之间似乎没有相关性。一些患者进展为终末期肾病，但缺乏确切的数据。

➢ 附：Bartter综合征诊断流程图

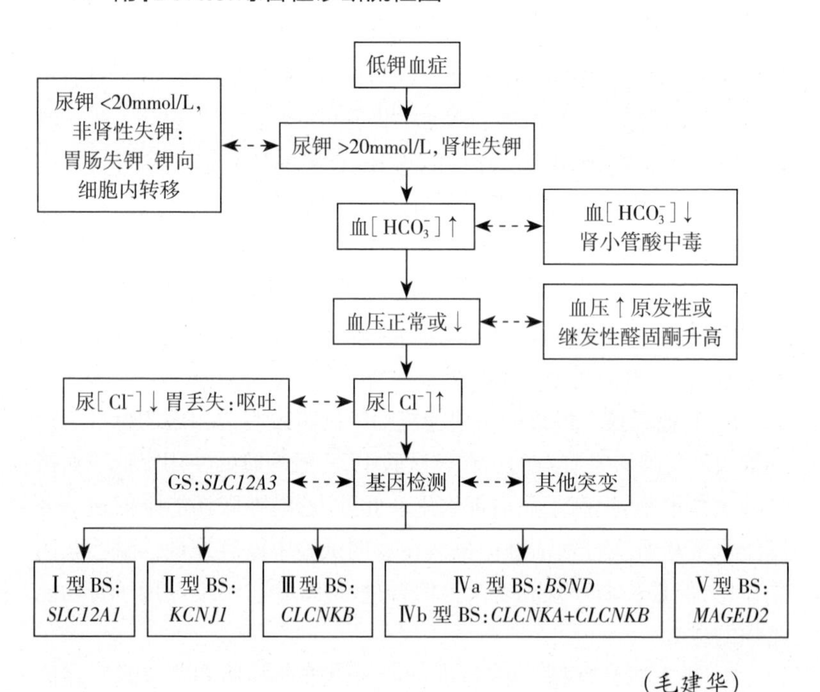

（毛建华）

参考文献

[1] 徐虹,丁洁,易著文. 儿童肾脏病学. 北京:人民卫生出版社,2017:241-245.

[2] KONRAD M, NIJENHUIS T, ARICETA G, et al. Diagnosis and management of Bartter syndrome: executive summary of the consensus and recommendations from the European Rare Kidney Disease Reference Network Working Group for Tubular Disorders. Kidney Int, 2021, 99(2): 324-335.

[3] BLANCHARD A, BOCKENHAUER D, BOLIGNANO D, et al. Gitelman syndrome: consensus and guidance from a Kidney Disease: Improving Global Outcomes (KDIGO) Controversies Conference. Kidney Int, 2017, 91(1): 24-33.

[4] FREMONT OT, CHAN JC. Understanding Bartter syndrome and Gitelman syndrome. World J Pediatr, 2012, 8(1): 25-30.

[5] FULCHIERO R, SEO-MAYER P. Bartter syndrome and Gitelman syndrome. Pediatr Clin North Am, 2019, 66(1): 121-134.

[6] MRAD FCC, SOARES SBM, DE MENEZES SILVA LAW, et al. Bartter's syndrome: clinical findings, genetic causes and therapeutic approach. World J Pediatr, 2021, 17(1): 31-39.

[7] BESOUW MTP, KLETA R, BOCKENHAUER D. Bartter and Gitelman syndromes: Questions of class. Pediatr Nephrol, 2020, 35(10): 1815-1824.

[8] WALSH PR, TSE Y, ASHTON E, et al. Clinical and diagnostic features of Bartter and Gitelman syndromes. Clin Kidney J, 2018, 11(3): 302-309.

[9] CUNHA TDS, HEILBERG IP. Bartter syndrome: causes, diagnosis, and treatment. Int J Nephrol Renovasc Dis, 2018, 11: 291-301.

[10] SEYBERTH HW, WEBER S, KÖMHOFF M. Bartter's and Gitelman's syndrome. Curr Opin Pediatr, 2017, 29(2): 179-186.

[11] LAGHMANI K, BECK BB, YANG SS, et al. Polyhydramnios, Transient Antenatal Bartter's Syndrome, and MAGED2 Mutations. N Engl J Med, 2016, 374(19): 1853-1863.

[12] LEGRAND A, TREARD C, RONCELIN I, et al. Prevalence of novel MAGED2 mutations in antenatal Bartter syndrome. Clin J Am Soc Nephrol, 2018, 13(2): 242-250.

[13] 郭琴, 张翀. 低钾失盐性肾小管病的研究进展. 上海交通大学学报(医学版), 2018, 38(9): 1109-1115.

[14] Gitelman 综合征诊治专家共识协作组. Gitelman 综合征诊治专家共识. 中华内科杂志, 2017, 56(9): 712-716.

[15] 冯仕品, 谢敏, 王莉, 等. 儿童 Batter 综合征诊治进展. 发育医学电子杂志, 2015(3): 185-189.

[16] 周建华. Bartter 综合征和 Liddle 综合征. 中华实用儿科临床杂志, 2018, 33(17): 1289-1292.

第二十三章 尿路感染

【概述】

尿路感染（urinary tract infection，UTI）是指病原微生物入侵泌尿系统并在尿液中繁殖，侵入尿路黏膜或组织引起炎症反应。UTI 是儿科最常见的感染性疾病之一，无论成人还是儿童，女性 UTI 的发病率普遍高于男性，但新生儿或婴幼儿早期，男性发病率却高于女性。

根据感染部位，UTI 分上尿路感染和下尿路感染，前者指肾盂肾炎，后者指膀胱炎和尿道炎。上尿路感染的危害较大，以婴幼儿发病率最高，反复感染可形成肾瘢痕，严重者可致继发性高血压和慢性肾衰竭。根据有无临床症状，分为症状性 UTI 和无症状性菌尿。无症状性菌尿是指尿路病原菌在尿道定植而不引起尿路症状，是儿童 UTI 的一个重要组成部分，见于各年龄、性别的儿童，但以学龄女孩最常见。

【病因】

多种病原微生物均可以引起 UTI，其中大肠埃希菌最为常见，占 75%~90%，其次为肺炎杆菌、变形杆菌等。在尿路梗阻、结构异常、尿路结石、膀胱输尿管反流和神经源性膀胱的疾病基础上并发 UTI 可为一种以上细菌的混合感染。腺病毒可引起出血性膀胱炎，真菌感染可能继发于糖尿病患儿留置导尿、免疫缺陷病，或使用糖皮质激素、广谱抗生素或其他免疫抑制剂者。

UTI 以上行感染为最主要感染途径，其次为血行感染，少数为邻近器官感染的直接侵犯。婴幼儿泌尿道解剖和生理特点、膀胱输尿管反流、其他先天畸形和尿路梗阻等均为促发上行感染的重要因素。

【诊断】

1. **临床表现**　因年龄和 UTI 感染部位不同而异，表现为肾盂肾炎、膀胱炎和无症状性菌尿等形式。

(1) 肾盂肾炎:婴幼儿占多数,以全身感染中毒症状为主要表现,常有 38.5℃以上的发热,高热时可有惊厥或寒战,表现为全身不适、精神委靡、面色苍黄、呕吐、腹泻等。新生儿常见败血症样表现,有体重下降、喂养困难、黄疸、激惹、发热或体温不升。年长儿诉胁肋部或腰部痛及肾区叩击痛。

(2) 膀胱炎:年长女孩多见,有尿频、尿急、排尿困难、排尿不尽、下腹不适、耻骨联合上区疼痛、尿失禁的症状,有时伴尿液恶臭、外阴部湿疹等。一般无发热。

(3) 无症状性菌尿:小儿尿培养阳性而无任何感染的临床症状,但若不治疗可能发展为有症状的 UTI。

患者多有感染或尿路刺激征的临床表现,肾盂肾炎常同时伴有寒战、高热、腰痛、肋脊角痛,肾区压痛和叩痛等,膀胱炎可有膀胱刺激症状。

2. 辅助检查

(1) 血液检查:急性肾盂肾炎常有血白细胞总数和中性粒细胞比例明显增高、血沉增快、C 反应蛋白 >20mg/L。膀胱炎患儿上述实验指标多正常。

(2) 尿常规检查:清洁中段尿离心沉渣中白细胞 >5 个/HPF,即可怀疑为 UTI。若见白细胞管型,提示肾盂肾炎。肾乳头炎或膀胱炎可有明显血尿或终末血尿。严重者可有短暂明显的蛋白尿。

(3) 亚硝酸盐试纸条试验(Griess 试验)和尿白细胞酯酶检测:试纸条亚硝酸盐对诊断 UTI 的特异度高而灵敏度低,大肠埃希菌、副大肠埃希菌和肺炎杆菌呈阳性,产气杆菌、变形杆菌、铜绿假单胞菌和葡萄球菌为弱阳性,粪链球菌、结核分枝杆菌阴性。此外,尿白细胞酯酶可检测标本中有无白细胞。建议采用晨尿两者联合检测增加 UTI 诊断的特异度和灵敏度。

(4) 尿培养细菌学检查:清洁中段尿培养菌落数 $>10^5$/ml 可确诊,10^4~10^5/ml 为可疑,$<10^4$/ml 系污染。但结果分析应结合患儿性别、尿液收集方法、细菌种类及繁殖力等综合评价其临床意义。对临床高度怀疑 UTI 而尿普通细菌培养阴性者,应做 L 型细菌和厌氧菌培养。

对婴幼儿、新生儿及怀疑UTI而留尿困难的小儿，必要时可做耻骨上膀胱穿刺尿液培养，阳性结果即有诊断意义。用集尿袋留取尿液的培养结果，仅有排除意义。留做细菌培养的尿液不能及时送验时，应暂放在4℃冰箱内。大量利尿或已应用抗菌药物治疗则影响培养结果。有发热的UTI患儿应同时行血培养。尿培养如阳性应做药敏试验以指导临床抗生素的选择。

(5) 其他实验室指标：对病情迁延，特别是疑有尿路畸形或肾瘢痕者要注意肾小球及肾小管功能测定。

(6) 影像学检查

1) B超检查：可探查泌尿系统的结构有无异常，有无结石、梗阻、残余尿过多等感染诱因。

2) 核素肾静态扫描(^{99m}Tc-DMSA)：建议在急性感染后3~6个月行^{99m}Tc-DMSA评估肾瘢痕。此外，此检查可作为诊断急性肾盂肾炎的“金标准”。

3) 排尿性膀胱尿道造影：系确诊膀胱输尿管反流的基本方法及分级的“金标准”。

3. **诊断标准** 结合尿常规、尿培养细菌菌落计数可以作出诊断；符合以下(1)、(2)者可确诊。

(1) 清洁中段尿，离心镜检见白细胞计数≥5个/HPF，或有泌尿系统感染症状。

(2) 中段尿培养菌落计数≥10^5/ml。

(3) 如无(1)，应重复尿培养，若同一细菌仍≥10^5/ml，可确诊为无症状性菌尿。

确诊UTI后应确定此次感染为初发还是再发，确定致病菌类型并做药敏试验，感染的定位诊断(上尿路感染或下尿路感染)及有无尿路畸形，如膀胱输尿管反流、尿路梗阻等，必要时应了解反流的严重程度和有无肾瘢痕形成。

【鉴别诊断】

急性肾小球肾炎在病程中可有暂时性尿白细胞增多，但有血尿、水肿和高血压；急性间质性肾炎和狼疮肾炎亦有白细胞尿，可结合临床和相关检查作鉴别诊断；对一般抗菌药物治疗无效且尿细菌培养多次阴性者，尚应结合胸部X线检查、结核菌素试验、尿沉渣找抗酸杆菌和静脉肾盂造影等排除泌尿系结核。

【治疗】

治疗原则为积极控制感染、防止复发、保护肾功能。

1. 一般治疗　急性期卧床休息，多饮水，进食易消化、含足够热量和蛋白质的食物。同时应注意外阴部的清洁卫生。

2. 抗感染治疗

(1) 选用抗生素的原则

1) 感染部位：对肾盂肾炎患儿应选择血浓度高的药物，对膀胱炎应选择尿浓度高的药物。

2) 感染途径：如发热等全身症状明显或属血源性感染，多选用青霉素类或头孢菌素类单独或联合治疗。

3) 根据尿培养及药敏试验结果，同时结合临床疗效选用抗生素。

4) 药物在肾组织、尿液、血液中都应有较高的浓度。

5) 选用抗菌能力强，抗菌谱广，且不易产生耐药菌株的药物。

6) 选用对肾功能损害小的药物。

(2) 常用药物

1) 广谱青霉素：由于耐药菌株增加，可选用复方氨苄西林等制剂。

2) 头孢菌素类：选择第二、三代头孢菌素，效果较好，肾毒性小。

3) 其他药物：复方磺胺甲噁唑片的剂量为50mg/(kg·d)，每日2次；呋喃妥因为5~7mg/(kg·d)，每天4次。适用于下尿路感染和预防性用药，但不推荐小于3个月的婴儿或伴肾功能损害的患者使用。

4) 对于真菌感染可用抗真菌药。

(3) 疗程：婴幼儿如伴有呕吐、精神萎靡，建议静脉用药，常规疗程为2周。对治疗恢复不顺利者应根据尿培养及药敏试验结果及时更换抗生素。年长儿且明确为下尿路感染者，疗程为3~5天。

(4) 无症状菌尿的治疗：单纯无症状菌尿一般无需治疗。但若合并尿路梗阻、膀胱输尿管反流或存在其他尿路畸形，或既往感染使肾脏留有陈旧性瘢痕者，则应积极选用前述抗菌药物治疗，疗程为7~14

天,再给予小剂量抗菌药物预防,直至尿路畸形被矫治。

(5) 复发和再感染的治疗:复发是指经治疗后尿培养暂时转阴,停药后短期内(一般 <6 周)原有致病菌和症状再次出现;再感染是指经治疗已治愈,停药后较长时间(通常 >6 周)由另外一种致病菌侵入尿路引起 UTI。对复发和再感染治疗的关键在于去除诱因。治疗可延长至 6 周或更长,必要时可选用磺胺甲噁唑、呋喃妥因等以 1/4~1/3 量维持 1 年或更长。

【预后】

复发和再感染的患儿随着尿路畸形的矫正,大多数 UTI 急性发作的次数可明显降低,肾瘢痕形成的风险减少。少数起病早但发现晚、就诊时已有广泛肾瘢痕形成的慢性 UTI 儿童,可发展为高血压、进行性肾损害,直至发生慢性肾衰竭等不良预后。

➢ 附:尿路感染诊断流程图

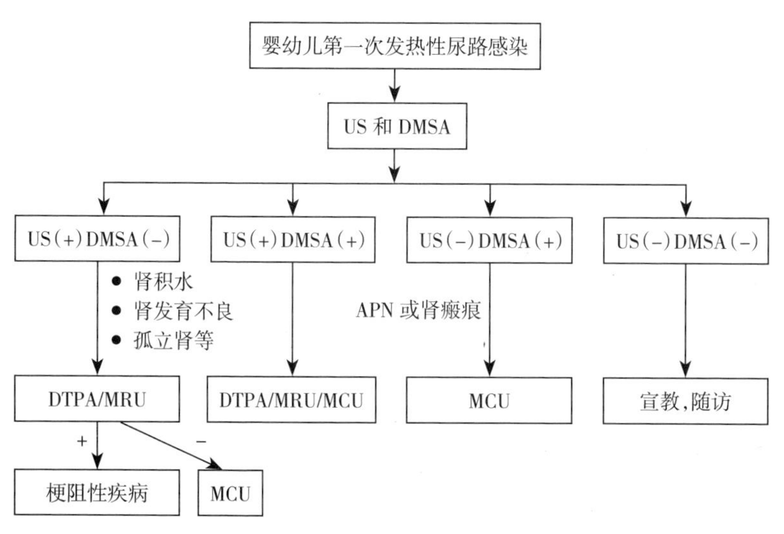

APN. 急性肾盂肾炎;DMSA. 核素肾静态扫描;DTPA. 二乙撑三胺五乙酸;MRU. 磁共振尿路成像;MCU. 排尿性膀胱尿路造影;US. 超声。

(徐　虹)

参考文献

[1] 中华医学会儿科学分会肾脏病学组. 泌尿道感染诊治循证指南(2016). 中华儿科杂志,2017,55(12):898-901.

[2] OKARSKA-NAPIERAŁA M, WASILEWSKA A, KUCHAR E. Urinary tract infection in children: Diagnosis, treatment, imaging-Comparison of current guidelines. J Pediatr Urol, 2017, 13(6): 567-573.

[3] STROHMEIER Y, HODSON EM, WILLIS NS, et al. Antibiotics for acute pyelonephritis in children. Cochrane Database Syst Rev, 2014, 28(7): CD003772.

[4] ZHANG X, XU H, ZHOU L, et al. Accuracy of early DMSA scan for VUR in young children with febrile UTI. Pediatrics, 2014, 133(1): e30-38.

[5] TULLUS K, SHAIKH N. Urinary tract infections in children. Lancet, 2020, 395(10237): 1659-1668.

第二十四章　膀胱输尿管反流

【概述】

膀胱输尿管反流（vesicoureteral reflux，VUR）是指尿液在排尿或非排尿期自膀胱反流至输尿管和肾盂，分为原发性和继发性。原发性VUR是一种先天性疾病，具有一定的遗传倾向。健康儿童VUR的患病率约为1.3%，而在尿路感染患儿中则可达8%~50%。尿液从膀胱到上尿路的异常逆向反流可产生反复的尿路感染，甚至可引起反流性肾病，最终导致肾功能不全，其中有5%~10%的患儿因反流性肾病最终发生终末期肾病。

【病因】

原发性VUR最常见，主要为膀胱三角区先天薄弱，输尿管的膀胱壁内段过短及膀胱输尿管连接部瓣膜作用不全所致。继发性VUR常继发于下尿路梗阻，如后尿道瓣膜、神经源性膀胱等。近年来的研究显示，遗传因素也参与了VUR的发病，1.3%~14%的VUR患儿明确了单基因致病，常见致病基因包括*PAX2*、*ROBO2*、*TNXB*等。

【诊断】

1. 临床表现

（1）无症状性反流：无任何症状及体征，仅在因其他原因行超声或排尿性膀胱尿路造影时才被发现。部分患儿在胎儿期即被发现，生后可行排尿性膀胱尿道造影而证实。

（2）尿路感染：由于排尿后部分尿液反流，细菌随其上行并滞留于肾内，导致反复发作的肾盂肾炎，表现为发热、尿频、尿急、脓尿及血尿等。

（3）腰部疼痛：年龄大的患儿可有反流侧腰部胀痛。

(4) 生长发育迟滞：婴幼儿由于反复尿路感染、厌食、呕吐等，影响生长发育。

(5) 高血压：进行性肾内反流、肾瘢痕形成，部分患者可导致高血压。

(6) 肾功能不全。

(7) 其他：夜尿、多尿、尿淋漓不尽等排尿异常症状，在儿童中也可以遗尿作为首发症状。

2. **辅助检查**

(1) 超声检查：了解有无肾积水、输尿管扩张、肾重复畸形和肾瘢痕等病变。

(2) 排尿性膀胱尿道造影：诊断 VUR 和确定 VUR 分级的"金标准"。凡有反复尿路感染发作的婴儿或儿童均推荐行此项检查，急性感染控制后也可行该检查。根据膀胱尿道造影的结果将原发性 VUR 分为五级——Ⅰ级即反流仅达远端输尿管；Ⅱ级即反流至肾盂、肾盏，但无输尿管扩张；Ⅲ级即反流至轻度扩张、迂曲的输尿管，肾盏轻度扩张和穹窿轻度变钝；Ⅳ级即输尿管中度扩张和弯曲，肾盂肾盏中度扩张，但多数肾盂仍维持乳头形态；Ⅴ级即输尿管严重扩张和迂曲，肾盂肾盏严重扩张，多数肾盏乳头形态消失。近年来，排泄性尿道超声造影逐渐应用于儿童 VUR 的诊断和随访，且无辐射，并能判断肾内反流。

(3) 核素肾静态扫描（^{99m}Tc-DMSA）：评判双侧分肾功能及反流造成的肾瘢痕情况。

(4) 尿流动力学检查：如小儿同时有排尿功能异常，应行此检查。

(5) 膀胱镜检查：不作为常规检查，主要用于排除尿道病变，如下尿路梗阻、膀胱炎性囊肿和膀胱憩室；观察输尿管的开口位置等。

【鉴别诊断】

主要与继发性 VUR 鉴别。

1. **后尿道瓣膜**（posterior urethral valve，PUV）　是婴幼儿最常见的尿道梗阻疾病，发生于男孩，多在婴幼儿期出现排尿困难，排尿性膀胱尿道造影可见瓣膜以上后尿道扩张，难以鉴别时可用膀胱镜检查。

2. **神经源性膀胱**　是由于支配和协调膀胱和尿道功能的中枢或周围神经受损而发生的排尿障碍，一般由脊柱裂、脊膜膨出、骶骨发育不良等先天性畸形或外伤、手术所致的神经损伤引起，常表现为排尿困难、尿潴留、尿失禁等膀胱功能异常的症状，可伴便秘、大便失禁、会阴部感觉减退等症状。尿动力学检查示膀胱顺应性异常，膀胱逼尿肌收缩力减退或丧失。

【治疗】

对原发性 VUR 诊断明确的患儿，治疗的关键是综合评估、选择内科预防性应用抗生素或外科手术等有效治疗方案，并定期随访。

1. **内科保守治疗**

(1) 小剂量抗生素预防 UTI 复发：常用药物有复方磺胺甲噁唑、呋喃妥因，小婴儿可用阿莫西林或头孢克洛。UTI 发作时，可静脉或口服全量抗生素。感染控制后改用预防量，即治疗量的 1/3 或 1/4，睡前服用，服药时间一般持续至反流消失或 5 岁。

(2) 充足饮水。

(3) 及时排尿，避免憋尿。

(4) UTI 婴幼儿合并排尿功能障碍和便秘时，需要得到充分重视。

2. **手术治疗**　基于以下因素考虑是否行手术治疗：①年龄，大年龄儿童 VUR 未好转或自愈；②性别，计划妊娠的女性患者；③VUR 级别，需要强调的是，高级别 VUR 亦有好转和自愈倾向，VUR 级别只是参考因素之一，需判断和随访是否有肾损害；④预防性抗生素治疗期间仍不能防止感染复发或出现新的肾瘢痕；⑤预防性抗生素治疗依从性差或药物过敏；⑥家属和患者的意愿。

手术的目的是通过外科手术增加输尿管在膀胱黏膜下的长度以达到抗反流的目的。手术方法有多种，常用术式为经膀胱横向推进黏膜下隧道输尿管膀胱再吻合术。另有经内镜注射生物胶防反流技术。

无论内科保守治疗还是外科手术干预，均需定期随访，包括记录身高、体重、生长发育评估及血压的水平，定期随访肾脏超声、尿微量白蛋白、肾功能等。反流程度较轻者，约 50% 可自愈。

附：膀胱输尿管反流诊治流程图

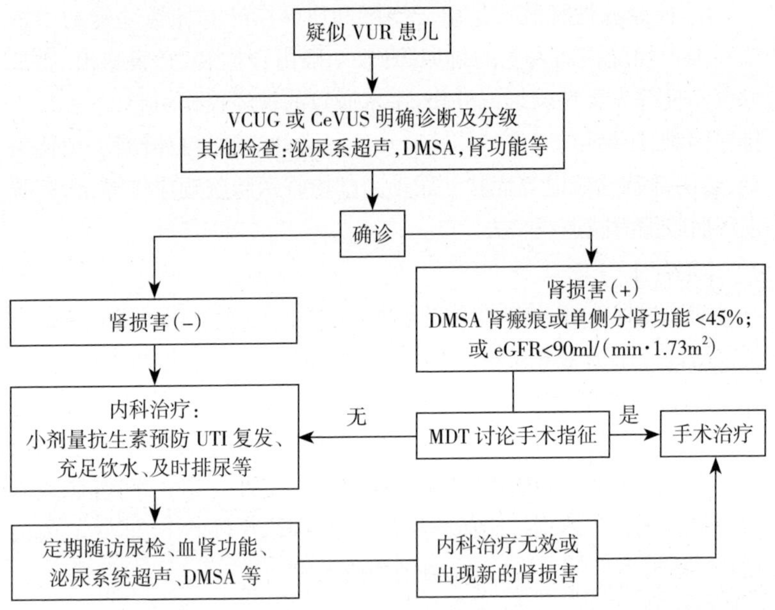

CeVUS. 排泄性尿道超声造影；DMSA. 核素肾静态扫描；eGFR. 估算的肾小球滤过率；MDT. 多学科诊疗；VCUG. 排尿期膀胱尿道造影；UTI. 尿路感染；VUR. 膀胱输尿管反流。

（徐　虹）

参考文献

[1] 上海市儿科学会肾脏学组，上海市小儿外科学会泌尿学组．儿童尿路感染及原发性膀胱输尿管反流临床诊治的专家共识（2007 上海）. 临床儿科杂志，2008，26（4）：273-275.

[2] ZHANG X，XU H，ZHOU L，et al. Accuracy of early DMSA scan for VUR in young children with febrile UTI. Pediatrics，2014，133（1）：e30-38.

[3] 张致庆，沈茜，何丽莉，等．儿童膀胱输尿管反流行超声尿路造影病例系列报告．中国循证儿科杂志，2019，14（5）：300-303.

[4] GARIN EH. Primary vesicoureteral reflux；what have we learnt from the

recently published randomized, controlled trials? Pediatr Nephrol, 2019, 34 (9): 1513-1519.

[5] AIKATERINI N, SUSAN JB, SPHOORTI S, et al. Contrast-enhanced voiding urosonography (ceVUS) with the intravesical administration of the ultrasound contrast agent Optison™ for vesicoureteral reflux detection in children: a prospective clinical trial. Pediatr Radiol, 2018, 48 (2): 216-226.

第二十五章 遗 尿

【概述】

遗尿(enuresis)俗称尿床,是指在夜间睡眠中所发生的无意识排尿行为。多数正常儿童约 18 个月龄时可在白天自觉控制排尿,在 2~2.5 岁时夜间在膀胱胀满时能自然觉醒。如果 5 岁以上仍有夜间无意识排尿则应考虑患有遗尿症,也称夜遗尿症(nocturnal enuresis, NE)。遗尿症为儿科常见病,据统计约有 16% 的 5 岁儿童、10% 的 7 岁儿童和 5% 的 11~12 岁儿童患有夜遗尿症。

【病因】

遗尿症病因及发病机制十分复杂,涉及中枢神经系统、内分泌、泌尿系统功能以及遗传等多种因素。临床根据遗尿的病因可分为原发性遗尿症和继发性遗尿症。

1. **原发性遗尿症**(primary nocturnal enuresis,PNE) 指自幼遗尿,没有 6 个月以上的不尿床期,除外泌尿系统、神经系统、行为心理障碍及内分泌系统等器质性疾病。目前研究认为主要原因是生理性发育延迟,其中睡眠觉醒障碍的主要病因包括唤醒阈值高、睡眠质量不佳、夜间尿量增多和膀胱功能性容量减小。夜间尿量增多除夜间抗利尿激素分泌不足外,还可能与缺乏夜间血压波动的高血压、夜间血管紧张素Ⅱ水平降低、肾脏夜间对尿钠排泄增高、尿前列腺素 E_2 的分泌增高及夜间肾小球滤过率增高等因素有关,称为去氨加压素抵抗的夜尿增多型夜遗尿症。

2. **继发性遗尿症**(secondary nocturnal enuresis,SNE) 指之前已有 6 个月或更长时间不尿床期后又再次出现尿床。其在生理性发育延迟基础上可能伴有以下疾病。

（1）泌尿系统其他疾病：如神经源性膀胱、尿路畸形、尿路感染、肾脏疾病等。

（2）全身性疾病：如糖尿病、尿崩症、便秘、某些食物过敏等。

（3）神经系统疾病：如脊髓栓系综合征、脑发育不全、脊膜膨出等。

（4）心理行为问题：如身体疾病、家庭、学校环境改变等刺激造成心理或行为能力异常。

【诊断】

1. 诊断标准　迄今为止，儿童夜遗尿症的诊断标准曾引用的几个版本主要包括：1992 年，世界卫生组织发布的《国际疾病分类手册（第十版）》，简称 ICD-10，指 5~6 岁儿童每个月至少发生 2 次夜间睡眠中不自主漏尿症状，7 岁及以上儿童每个月至少尿床 1 次，且连续 3 个月以上，没有明显精神和神经异常；1993 年，美国精神卫生协会（APA）发布的《精神障碍诊断与统计手册（第五版）》（DSM-Ⅴ）标准，指≥5 岁儿童平均每周至少 2 次不管有还是没有意识状态下出现尿床或湿裤情况，并持续 3 个月以上，需除外药物（如抗精神病药物、利尿剂）或其他疾病（如癫痫发作、尿崩症、糖尿病等）的状况；2014 年，国际儿童尿控协会（International Children's Continence Society，ICCS）发布的《儿童和青少年下尿路功能术语标准》，简称 ICCS-14，指≥5 岁儿童平均每个月至少 1 次夜间不自主排尿，持续 3 个月以上，并提出了白天的尿湿称为尿失禁的概念；2014 年中国儿童遗尿疾病管理协作组发布的《中国儿童单症状性夜遗尿疾病管理专家共识》诊断标准，规定儿童夜遗尿症是指≥5 岁儿童平均每周至少 2 次夜间不自主排尿，并持续 3 个月以上，诊断要点包括：①患儿年龄≥5 岁；②患儿睡眠中不自主排尿每周至少 2 次，并持续 3 个月以上（疲劳或临睡前饮水过多而偶发遗尿的儿童不认为是为病态）；③对于大年龄儿童诊断标准可以适当放宽夜间遗尿的次数。其中，2014 年中国儿童遗尿疾病管理协作组发布的《中国儿童单症状性夜遗尿疾病管理专家共识》诊断标准是目前国内统一采用的。对于夜遗尿症程度的诊断，目前国际上大都采用美国精神卫生协会制定的 DSM-Ⅳ标准，轻度遗尿指每周

2~3 个夜晚遗尿，中度遗尿指每周 4~6 个夜晚遗尿，重度遗尿指每周 7 个夜晚都遗尿。不同组织发布的夜遗尿诊断标准比较见表 25-1。

表 25-1 不同组织发布的夜遗尿诊断标准比较

标准	内容
DSM-V	指≥5 岁儿童平均每周至少 2 次，无论是否有意识状态下出现尿床或湿裤情况，并持续 3 个月以上，需除外药物或其他疾病的状况
ICD-10	指 5~6 岁儿童每个月至少发生 2 次夜间睡眠中不自主漏尿症状，7 岁及以上儿童每个月至少尿床 1 次，且连续 3 个月以上，没有明显精神和神经异常
NICE 2010	睡眠时无意识的尿床，没有固定的频率或病理生理的改变
ICCS 2014	指≥5 岁儿童平均每个月至少 1 次夜间不自主排尿，持续 3 个月以上，并提出了白天的尿湿称为尿失禁的概念
中国儿童单症状夜遗尿疾病管理专家共识	指≥5 岁儿童平均每周至少 2 次夜间不自主排尿，并持续 3 个月以上，疲劳或临睡前饮水过多而偶发遗尿的儿童不作为病态；对于大年龄儿童诊断标准可以适当放宽夜间遗尿的次数

2. **临床表现** 遗尿症作为儿童常见的疾病之一，其最主要的临床表现是夜间尿床，伴或不伴有其他症状或合并症。不同年龄、不同的病因，发生尿床的频率、时间、尿量也会不同，可以从每周 1 晚到每晚尿床，也可以从每晚 1 次至 5~6 次；尿床的时间可以发生在入睡后不久，也可以发生在凌晨快起床之前；遗尿的量可表现为湿裤，也可湿透整个床垫。尿床可以是自幼就有从来没有间断过，也可以是曾经一段时间不尿床后又出现尿床。所以，把自幼遗尿，没有 6 个月的不尿床期，并除外器质性疾病，称为原发性夜遗尿；把之前已经有至少 6 个月以上不尿床期又再次出现的尿床称为继发性夜遗尿。继发性夜遗尿多合并一些诱因或合并症，如因环境变化或家庭重大变故等心理因素，因上气道阻塞综合征或肥胖导致的呼吸暂停、便秘或排尿机制障碍等。因此，建议继发性夜遗尿在治疗之前先解决相关的因素，

去除这些因素后继发性夜遗尿也可能不治而愈。

除了尿床，有些患儿还表现为日间下尿路症状，包括：①日间漏尿，表现为内裤总有尿渍，发生的频率从每日1次到多次或数日1次不等，因此可能伴有外阴瘙痒、湿疹或感染，且带有异味；②尿频，指每日排尿次数8次以上，严重者每小时至数分钟排尿1次，每次尿量不多，或表现为一天中的某一时段比较明显，如晚上入睡前；③尿急，指突然有急迫的排尿需求，如果不能马上排尿有可能出现漏尿或尿失禁，有时候会出现特殊的憋尿姿势，如文森特屈膝礼，表现为患儿突然停止活动，脚尖站立，双腿用力交叉，或蹲位用脚后跟顶住会阴部；④排尿困难，需要腹部按压促进排尿；⑤排尿延迟，指排尿开始启动较慢或启动困难；⑥日间排尿频率减少，指每日排尿次数少于3次；⑦尿线中断或排尿间断，表现为一次排尿过程需要中断几次才能完成。以上这些症状均提示患儿排尿功能障碍。根据临床症状是否伴日间症状和/或膀胱功能失调的表现可分为单一症状夜遗尿症（monosymptomatic nocturnal enuresis，MNE）和非单一症状夜遗尿症（non-monosymptomatic nocturnal enuresis，NMNE）。MNE患者仅有夜间遗尿，不伴有日间下尿路症状。NMNE患者不仅有夜间遗尿，还伴有日间下尿路症状。

此外，遗尿症患儿往往存在一些合并症，包括：①尿路感染，容易反复发作，与遗尿症状互为因果，相互影响，特别是反复多次迁延难愈的尿路感染，必须注意排查器质性尿路病变，如膀胱功能障碍也会继发膀胱输尿管反流；②便秘，每周排便不超过3次，大便干粗；③内裤上有大便痕迹；④心理、行为或精神问题，如注意力缺陷多动障碍（attention deficit and hyperactive disorder，ADHD）、孤独症谱系障碍（autism spectrum disorder，ASD）等。总之，遗尿可以是单独的一个疾病，也可以是其他疾病的一个临床表现，需要临床医生详细了解病史拓展诊断思路。

因此，详细采集病史格外重要，也是诊断夜遗尿症的关键。全面的病史采集既可以帮助排除潜在疾病和寻找病因，也有助于夜遗尿症的诊断和治疗。临床工作中可以制作详细病史采集表（表25-2）。

表 25-2 病史采集表

病史		
夜遗尿症	是	否
该儿童是否尿床（提示严重程度、治疗方法及预后）	是	否
1. 每周尿床的夜晚数________		
2. 每晚尿床的次数________		
3. 每晚尿床的时间________		
4. 每晚尿床量________（可通过测量尿布增重值进行计量）		
以下症状提示膀胱功能障碍		
1. 日间发生的漏尿（提示膀胱活动过度/非单症状夜遗尿症） ——内裤上的尿液滴沥（排尿前/排尿后） ——严重尿湿内裤 ——漏尿频度（每日发生次数） ——每日间断或持续的漏尿 ——3 岁半以后的日间漏尿病史	 是 是 是 是 是	 否 否 否 否 否
2. 尿频（排尿次数每日≥8 次）	是	否
3. 突然和急迫地想要排尿（提示膀胱活动过度）	是	否
4. 排尿延迟（排尿次数 <3 次/天）（提示排尿机制障碍）	是	否
5. 特殊憋尿姿态（如文森特屈膝礼：儿童突然停止活动，脚尖站立，双腿用力交叉或采取蹲位，脚后跟顶着会阴部）（提示排尿机制障碍）	是	否
6. 需按压以促进排尿，即需要压迫腹肌以促进排尿（提示排尿机制障碍）	是	否
7. 排尿间断，或一次接一次的数次排尿（提示排尿机制障碍）	是	否
8. 尿路感染（常与潜在的膀胱机制障碍有关）	是	否
9. 疾病和/或畸形 ——肾和/或尿路 ——脊髓	 是 是	 否 否

续表

合并症：可能预测治疗抵抗的因素		
1. 存在以下排便症状或病史（可预测治疗抵抗；便秘治愈可能致遗尿症治愈）		
——便秘（每周排便≤3次）	是	否
——内裤上的大便痕迹（大便失禁），并非内裤清洗不干净造成	是	否
2. 存在心理、行为或精神问题，如注意缺陷多动障碍、孤独症谱系障碍的证据（可预测治疗抵抗）	是	否
——注意力不易集中，注意短暂	是	否
——活动过多	是	否
——情绪易冲动	是	否
——社会交往、交流障碍	是	否
——兴趣狭窄	是	否
——刻板重复的行为方式	是	否
3. 运动障碍、学习障碍和/或精神运动发育障碍的病史（可能提示中枢神经系统病变）	是	否
饮水习惯		
1. 饮料摄入量和类型________		
2. 晚间是否饮水	是	否
3. 晚间饮水超过一杯	是	否
4. 晚间是否饮用牛奶或晚餐进食粥、汤类食物	是	否
5. 晚间是否食用有利尿作用的水果（如西瓜等）	是	否
家族史和既往史		
1. 夜遗尿症家族史（包括父母、同胞及其他家属）	是	否
2. 既往尿路感染病史	是	否
3. 脊髓及泌尿系统手术史	是	否
4. 服用影响排尿的药物（如螺内酯、呋塞米等）	是	否
5. 既往夜遗尿症的治疗方法________________		

病史重点询问内容包括：①遗尿的频率，明确是否夜间遗尿和遗尿的程度；②是 PNE 还是 SNE；③有无日间下尿路症状，明确是 MNE 还是 NMNE；④每天液体摄入量和产尿量（一般通过排尿日记完成）；⑤排便情况（包括便秘、腹泻和大便失禁）；⑥有无心理、行为和精神异常，以及运动和学习障碍；⑦夜遗尿症家族史；⑧既往夜遗尿症治疗史；⑨把尿训练开始时间及尿不湿使用时间；⑩其他相关的病史（如呼吸睡眠暂停、贫血、糖尿病、反复尿路感染、步态异常或神经泌尿系统疾病）；⑪生活习惯包括饮水习惯、晚饭时间和作息规律等。

3. **体格检查** 为明确诊断需进行详细的体格检查，以排除潜在的解剖学或神经学异常疾病。包括测量血压、身高、体重，了解生长发育状况；是否有腭扁桃体肥大或其他睡眠呼吸困难的体征；腹部触诊，可以帮助发现直肠团块和巨大膀胱；会阴部外生殖器检查（包括内裤），了解有无尿道下裂、包茎、小阴唇粘连和大便失禁或白天尿失禁的痕迹；腰骶部检查包括相应部位的背部包块、小凹、多毛、色素沉着、臀裂不对称，简单神经系统检查包括异常步态、异常腱反射、不对称性足萎缩和高足弓等。体格检查表可参考表 25-3。

表 25-3 体格检查表

项目	检查	结果
血压	有无血压过高或过低	
体重和身高	有无生长发育迟缓	
外生殖器检查（包括内裤的检查）	有无尿道下裂、包茎、小阴唇粘连、大便失禁迹象	
腰骶部检查	有无皮肤凹陷、脂肪瘤、多毛症或骶骨发育不全	
简单神经系统检查	嘱患儿脱鞋，观察双足外形有无异常并观察步态，了解双下肢肌力和肌张力	

4. **辅助检查** 辅助检查是儿童夜遗尿症诊断的重要步骤。尿常规适用于所有初诊遗尿儿童及治疗过程中遗尿反复的患者；泌尿系

统超声检查常可协助诊断儿童膀胱功能异常和泌尿系统先天畸形；对伴有明显日间排尿症状者及排便异常者，可考虑进行尿流动力学检查及腰骶部磁共振检查等。

（1）尿常规：检查项目包括尿比重、尿糖、白细胞尿、血尿和蛋白尿，可以初步排查有无潜在尿路感染、糖尿病、尿崩症及肾脏疾病等。建议查晨尿，注意是否存在晨尿尿比重低。监测晨起首次尿比重也有助于判断去氨加压素治疗夜遗尿症的疗效。

（2）泌尿系统超声：该检查安全无创，通过检查可初步排除泌尿系统先天畸形，通过检测膀胱容量、膀胱壁厚度及残余尿协助了解膀胱功能状态。将充盈时膀胱壁厚度≥3mm 或排尿后膀胱壁厚度≥5mm 定义为膀胱壁增厚。除新生儿外的正常小儿均能够排空膀胱，4~6 岁小儿残余尿量超过膀胱容量的 10% 或大于 20ml，或 7~12 岁儿童残余尿超过膀胱容量的 6% 或大于 10ml，均属于残余尿增多，提示膀胱排空功能障碍，需要做进一步检查。

（3）尿流动力学检查：尿流动力学检查以图形和数字的形式为各类排尿功能异常的诊断、治疗方案的制订和治疗效果的评估提供客观依据，是评估排尿功能不可缺少的手段。它依据流体力学和电生理的基本原理和方法，检测尿路各部的压力、流率、生物电活动，以了解尿路排尿的功能及机制，以及排尿功能障碍性疾病的病理生理学变化。国际儿童尿控协会的规范指出，对于明确存在或可能存在的膀胱或尿路功能异常，以及需要评估下尿路功能与上尿路损害间的关系时，均需进行尿流动力学检查。其中，尿流率检查是一种简单非侵入性的筛查方法，可以客观反映下尿路的排尿过程，是尿流动力学检查中最基本的组成部分，有助于了解膀胱功能，可以观察最大尿流率、是否有排尿梗阻，以及膀胱逼尿肌-括约肌是否协调。对伴有明显日间排尿异常症状者及排便异常者，建议进一步进行全套的尿流动力学检查。

（4）腰骶部磁共振：对于夜遗尿症规范治疗后疗效欠佳者；伴有明显下尿路症状特别是有症状加重趋势者；对伴有下肢及腰骶疼痛、肛门周围感觉障碍、大便失禁或便秘者；体格检查发现腰骶部包块、小凹、多毛、色素沉着、臀裂不对称者；神经系统检查发现下肢活动障碍、异常步态、异常腱反射、不对称性足萎缩和高足弓畸形者等，均需进行腰骶部磁共振检查，以排除脊髓栓系综合征、尾骨发育不全等疾病。隐性脊柱裂（spina bifida occulta，SBO）是一种最常见的脊柱先天性畸形，常发生于腰骶部，尤其以 L_5 和 S_1、S_2 最多见，表现为腰骶中嵴消失，两侧椎板不联合而形成裂缝，虽然其在夜遗尿症中的发生率可高达 50%，但在儿童夜遗尿症中的意义尚存在争议。同时，鉴于对该部位的 X 线检查可能会对儿童生殖系统造成一定程度的损伤，故目前不建议常规行腰骶部 X 线诊断隐性脊柱裂。

（5）排尿性膀胱尿路造影：该项目为膀胱输尿管反流确诊及分级的一种检查方法，也可以用来观察膀胱的形态。膀胱功能障碍患者可以继发膀胱输尿管反流。因此，对于合并有膀胱功能障碍的夜遗尿症患儿，特别是治疗效果欠佳或反复尿路感染者，建议完善此项检查进一步评估病情。

5. **排尿日记**　排尿日记指在一定时间内采用特定的表格连续记录自然状态下的排尿相关数据，包括日间和夜间每次排尿的时间、尿量、饮水时间及饮水量、遗尿、漏尿等参数。排尿日记应在睡前 2 小时限水、睡前排空膀胱之后进行评价，需详细记录至少 3~4 个白天（儿童上学期间可于周末记录）和连续 7 个夜晚，推荐连续记录 1 周，也可记录周末 3 个夜晚及 2 个白天的排尿日记。使用排尿日记表，开始记录前需准备电子秤、带刻度的量杯或量筒（根据预估患儿每次尿量的大小选择）、尿不湿等辅助工具。排尿日记在实际使用中存在一定困难，填写前临床医师应与家长和患儿充分沟通，使其认识到排尿日记记录的重要性而提高依从性，并详细讲解排尿日记具体的记录方法，以确保数据记录的准确性和真实性。通过排尿日记不仅可准确了解患儿功能性膀胱容量和夜间尿量，判断是否伴有下尿路症状和烦渴症等以决定是否需要进一步检查；还可了解患儿和家属的治疗依从性，为治疗提供预后信息。排尿日记中涉及的夜间总尿量（total voided volume，TVV）是指入睡后产生的尿液总量，包括晨起首次排尿量，计算方法为入睡前排空膀胱，入睡后夜间尿不湿增重量（1g≈1ml）

或入睡后夜间排尿量和晨起首次排尿量之和。排尿日记中涉及的日间最大排尿量(maximum voided volume,MVV)即功能性膀胱容量是指日间出现的单次最大排尿量(早晨第1次排尿除外),该排尿量需要至少3天的排尿日记确定。根据患儿排尿日记的数据信息评估患儿膀胱容量和夜间总尿量,从而辅助诊断及指导治疗。另外,根据排尿日记的数据可将夜遗尿症分为4个亚型:1型指夜间尿量和功能性膀胱容量均正常,属正常型;2型指夜间尿量正常伴功能性膀胱容量减低,属膀胱容量减小型;3型指夜间尿量增多伴功能性膀胱容量正常,属夜尿增多型;4型指夜间尿量增多伴功能性膀胱容量减低,属混合型。因此,排尿日记是评估儿童膀胱容量和是否存在夜间多尿的主要依据,同时也是明确诊断的辅助工具、制订具体治疗策略的参考依据。临床医师和患儿及家长均应重视排尿日记的记录。不同年龄预计膀胱容量、最大排尿量及夜间总尿量的正常参考值见表25-4,遗尿症相关术语和定义见表25-5。

表25-4　不同年龄预期膀胱容量、最大排尿量及夜间总尿量的正常参考值

年龄/岁	预期膀胱容量/ml	日间最大排尿量/ml	夜间总尿量/ml
5	180	117	234
6	210	137	273
7	240	156	312
8	270	176	351
9	300	195	390
10	330	215	429
11	360	234	468
12~18	390	254	507

表 25-5　遗尿疾病相关术语和定义表

术语	定义
夜遗尿症	指≥5岁儿童平均每周至少2次夜间不自主排尿，并持续3个月以上
单一症状夜遗尿症	患儿仅有夜间遗尿，不伴有日间下尿路症状
非单一症状夜遗尿症	患儿不仅有夜间遗尿，还伴有日间下尿路症状
原发性遗尿症	自幼遗尿，没有6个月以上的不尿床期，除外器质性疾病
继发性遗尿症	之前已有6个月或更长时间不尿床期后又再次出现尿床
夜间多尿	夜间尿量超过同年龄段儿童预期膀胱容量的130%
膀胱过度活跃症	一种以尿急症状为特征的综合征，表现为尿频、尿急，伴或不伴有急迫性尿失禁
预期膀胱容量	计算公式为30+(年龄 ×30)，单位为毫升
最大排尿量	指日间出现的单次最大排尿量(早晨第1次排尿除外)，该排尿量需要至少3天的排尿日记确定
漏尿	指白天不知不觉将尿液排出体外的现象
残余尿量	指排尿结束时残留在膀胱内的尿液容量
功能性膀胱容量减少	指日间最大排尿量低于预期膀胱容量的65%
夜间总尿量	入睡后产生的尿液总量包括晨起首次排尿量

【鉴别诊断】

夜遗尿症既是其他疾病的一个临床表现，也可以是独立的一种疾病，临床诊治过程中需要仔细鉴别。

1. 单一症状夜遗尿症的鉴别诊断

(1) 尿崩症：尿崩症(diabetes insipidus，DI)是一种以患儿完全或部分丧失尿浓缩功能为特征的临床综合征，其临床特点为多饮、多尿、烦渴、低比重尿或低渗尿。尿崩症可以在任何年龄起病，其多尿或遗尿常常是家长最早发现的症状，一般不伴有尿频、尿急、尿失禁等下尿路症状，可能被拟诊为单一症状夜遗尿症。

（2）糖尿病：儿童糖尿病（diabetes mellitus，DM）是由于胰岛素绝对或相对缺乏而造成的糖、脂肪、蛋白质代谢紊乱。典型表现为多饮、多尿、多食，但仍消瘦或伴体重下降。婴幼儿起病较隐匿，以酮症酸中毒为首发症状较多。学龄前或学龄期儿童也有因夜间遗尿就诊，需详细采集病史，检查尿常规是否存在尿糖及尿酮体阳性，检测空腹血糖，观察排尿日记有否多饮及多尿现象，以资鉴别。

（3）其他肾疾病：其中最常误诊的慢性肾脏病（chronic kidney disease，CKD）是指各种原因引起的慢性肾脏结构和功能障碍，肾脏损害病史大于 3 个月，包括肾小球滤过率正常和不正常的病理损伤、血液或尿液成分异常，以及影像学检查异常，或不明原因肾小球滤过率下降 <60ml/（min·1.73m^2）超过 3 个月，即为 CKD。CKD 患者因为肾小管损害，尿浓缩功能下降，夜尿增多，出现遗尿，也可以遗尿为首诊症状。

2. 伴有下尿路症状的非单一症状夜遗尿的鉴别诊断

（1）膀胱过度活跃症：膀胱过度活跃症（overactive bladder，OAB）是一种以尿急症状为特征的综合征，表现为尿频、尿急，伴或不伴有急迫性尿失禁。有时可有特殊的憋尿姿势，如文森特屈膝礼。膀胱测压可测到膀胱充盈期有逼尿肌过度活动引起的单个或多个振幅不一的压力波。一般膀胱容量小于正常，但无膀胱排空障碍，残余尿阴性。需排除其他器质性疾病，行残余尿测定、尿流动力学及腰骶部磁共振可以协助诊断。

（2）神经源性膀胱：神经源性膀胱（neurogenic bladder，NB）是指任何原因引起致支配和协调排尿功能的中枢神经（脑或脊髓）或周围神经损害，从而使正常的贮尿和排尿功能受到破坏的一类疾病的统称，也称为神经源性膀胱功能障碍（neuropathic bladder dysfunction，NBD）。儿童 NB 常见于神经管发育异常，如脊髓脊膜膨出、椎管内脂肪瘤、脊髓栓系综合征等先天性脊髓发育不良。肛门直肠畸形（尤其是高位肛门闭锁）、骶尾部畸胎瘤、中枢/周围神经系统感染等，也是儿童 NB 的常见原因。其他少见的原因如外伤、肿瘤以及骶尾部手术也可引起神经源性膀胱。

(3) 非神经源性神经性膀胱：非神经源性神经性膀胱(non-neurogenic nervous bladder，NNB)的特点是由不良的排尿习惯、心理或精神等非神经病变因素引起的排尿功能障碍，用现代的检查方法不能发现神经系统损害及解剖结构异常，而临床症状和膀胱的形态改变却符合神经性膀胱的变化。临床表现为日间尿失禁、夜间遗尿、复发性尿路感染、便秘、残余尿量增加、慢性尿潴留及排尿困难等，常见于学龄期儿童及青少年。尿动力学检查提示这些患者有逼尿肌和尿道括约肌的共济失调，膀胱排尿期尿道括约肌不协调性收缩及逼尿肌过度活动导致高压低排梗阻型膀胱，膀胱内压力异常增高，增加尿路感染和肾损伤及进行性加重的风险。

(4) 膀胱直肠功能障碍：膀胱直肠功能障碍(bladder and bowel dysfunction，BBD)指不明原因引起排便和排尿功能障碍的一种排泄功能异常，常见于进行排尿训练前的儿童，且临床上无解剖和神经系统等器质性疾病的证据。临床上对于伴有便秘的遗尿症注意与 BBD 鉴别。主要依靠详细病史、完整体格检查、排尿排便日记、尿常规、尿流率测定、排尿后残余尿、经腹超声、腰骶部 MRI、结肠传输时间试验和肛管直肠测压技术等多种手段协助诊断。

【治疗】

儿童遗尿症虽不对患儿造成急性伤害，但长期夜遗尿可给患儿及其家庭带来较大的疾病负担和心理压力，0.5%~2% 的患儿遗尿症状可持续到成年。因此，儿童遗尿症一经确诊，需尽早进行治疗，临床医师和家长切勿采取“观望”态度。遗尿症的治疗方法主要包括基础治疗、遗尿报警器治疗、药物治疗、中医治疗及其他治疗。临床上应结合患儿年龄、病史特点、排尿日记及相关检查结果等选择治疗方案。一般建议在治疗遗尿前先治疗合并症，如便秘、尿路感染、膀胱过度活跃、打鼾及精神心理障碍等。肠道合并症的有效治疗可缓解白天的尿失禁症状；对尿路感染、膀胱过度活动症的有效治疗可能会终止夜间遗尿；若合并精神心理障碍往往需要特殊治疗，如共患注意缺陷多动障碍需药物和行为治疗。若合并症治愈后夜遗尿症仍持续存在可继续按标准治疗 MNE。国际儿童尿控协会对遗尿症的治疗效果分为无效（遗尿夜晚数减少 <50%）、部分有效（遗尿夜晚数减少 50%~99%）和痊愈（夜间遗尿完全停止）。临床医生应根据儿童夜遗尿的具体情况选择适合患儿的治疗方案，并且应充分考虑家长和患儿的意愿，取得治疗良好的依从性。

1. **基础治疗**　夜遗尿症的基础治疗应贯穿治疗的全过程，主要包括遗尿症的健康教育、作息与饮食习惯调节、行为治疗、觉醒训练，并记录排尿日记。

（1）健康教育主要是对遗尿患儿家长的教育，向其讲解关于遗尿症的基本知识，包括病因、治疗措施、治疗的可能结果等；强调并使整个家庭认识到夜间尿床不是孩子的错，避免指责患儿；鼓励患儿正常学习和生活。同时，在医师和家长帮助下使患儿树立治疗信心，减轻心理负担，积极参与治疗。

（2）作息与饮食调节主要是指帮助家庭制订规律作息时间；患儿白天充足的饮水是非常重要的，避免食用含茶碱、咖啡因的食物或饮料；晚餐定时，宜早且宜清淡，少盐少油，饭后不宜剧烈活动或过度兴奋；保持良好的作息习惯，睡前排空膀胱，睡前 2~3 小时应不再进食和大量饮水，睡前 2 小时禁止饮水及食用包括粥汤、牛奶、水果、果汁等含水分较多的食品。

（3）积极的生活方式指导是儿童夜遗尿治疗的基础，某些夜遗尿儿童仅经生活方式、生活习惯的调整，夜间遗尿症状便可消失。行为治疗主要为养成日间规律排尿（每日 4~7 次）、睡前排尿的良好习惯；多食纤维素丰富的食物，保持大便通畅，养成每日定时排便习惯；设立奖励机制，不断强化正性行为和治疗动机，减轻孩子对疾病的心理负担，让孩子积极地参与治疗过程，如对白天摄入推荐的液体、建立睡前排尿习惯、积极参与遗尿症的管理，对主动服药及记录排尿日记等行为及时给予奖励，结合儿童的年龄、喜好等慎重选择激励方法，避免使用惩罚措施。家长应在医师的帮助下树立家庭战胜遗尿的信心，不断强化正性行为。

（4）觉醒训练主要是指当膀胱充盈至即将排尿时，将其从睡眠中完全唤醒至清醒状态排尿，曾经包括人工唤醒、闹钟唤醒及警报器唤醒，其中警报器唤醒最能和膀胱充盈同步而被推荐使用，而传统的人工唤醒和闹钟唤醒时间因不能与膀胱充盈时间同步，且频繁唤醒影响孩子夜间睡眠和家长的休息，对儿童夜间睡眠剥夺加重，影响生长激素和去氨加压素的分泌节律，所以不被推荐。

(5) 记录排尿日记是一种非侵入性诊断工具，不仅增加了患儿就诊的依从性，还能动态、客观地反映病情，有助于区分白天多尿、夜间多尿、压力性尿失禁及急迫性尿失禁等，可准确判断患儿夜遗尿症的类型，指导临床针对性治疗，因此，排尿日记是评估儿童膀胱容量和是否存在夜间多尿的主要依据，是儿童夜遗尿具体治疗策略选择的基础，应指导家长认真记录“排尿日记”，以帮助评估儿童夜遗尿的个体化病情并指导治疗。

2. **遗尿报警器治疗**　遗尿报警器治疗遗尿是一种操作性行为治疗，具有复发率低、长期疗效好的优点，是国际儿童尿控协会推荐的儿童夜遗尿症一线治疗方案。遗尿报警器是内裤上装置金属尿湿感应器，当夜间膀胱涨满少许尿液溢出时，尿湿感应器通过铃声报警或震动报警唤醒患者起床排尽余尿，并清洁床单，通过反复训练使患者最终能感受到尿意而自觉醒来排尿。如果尿床开始的时候儿童不能被铃声或震动唤醒，则需要儿童的监护人将其唤醒，使其在清醒的状态下排尿，由此逐渐建立起患儿膀胱充盈和大脑觉醒之间的联系，渐渐地患儿膀胱充盈到一定程度时可以自行觉醒。可见，遗尿报警器治疗的主要原理是使唤醒的铃声或震动与膀胱充盈的刺激同时出现，经过一段时间的反复训练后，逐渐形成一种稳定的条件反射，患儿可由最初被报警器唤醒逐渐过渡到停用报警器而被充盈的刺激唤醒而自行起床排尿。遗尿报警器治疗的缺点在于用报警器很容易打扰患儿和家长的睡眠，且起效时间往往较长，坚持使用才能达到理想效果，大多数使用 8~10 周才能起效，有些要更长时间，需要患儿和家长具有良好的依从性，必要时结合心理行为治疗，不断地给予患儿及家庭支持和鼓励，故需提前告知患儿家庭治疗可能出现的困难。连续使用 2~4 个月或连续使用 14 晚未尿床，可以认为治愈并停止使用，遗尿报警器治疗流程请参考“遗尿报警器治疗流程图”。建议依从性好且每周尿床≥2次的患儿使用遗尿报警器，每天晚上坚持使用，使用期间睡前不必限水，家长夜间不可以提前唤醒患儿。若患儿排尿日记显示膀胱容量降低或夜间尿量正常，应优先选用遗尿报警器治疗，遗尿报警器治疗具有最高的整体治愈率。遗尿警报器不适用于以下情况：①每周尿床<2次的患儿；②每晚遗尿频率>2次的患儿；③患儿或家长不愿意使用尿遗报警器；④患儿家长期望得到快速有效的治疗；⑤患儿家长对尿床持消极态度或责备患儿或家庭关系不和谐的家庭；⑥有精神心理疾病的患儿。

3. **药物治疗**

（1）醋酸去氨加压素（desmopressin acetate，DDAVP）：DDAVP是国际儿童尿控协会推荐的一线治疗药物，排尿日记显示夜间多尿是使用DDAVP的最佳指征，DDAVP也可在遗尿警报器治疗失败后或家长拒绝使用遗尿警报器的情况下使用。DDAVP是一种人工合成的具有高度选择性的天然精氨酸血管升压素类似物，其作用机制主要是通过与肾远曲小管和集合管上皮细胞管周膜上的V2受体结合，从而激活肾小管上皮细胞内腺苷酸环化酶的活性，增加管腔膜上的水通道及其通透性，从而加强远曲小管和集合管对水的重吸收，并调节肾脏离子分泌如Na^+、K^+和Ca^{2+}等，从而减少尿液量。还可能通过排尿中枢调节膀胱自发性收缩活动，改善患儿觉醒障碍，使其在夜晚膀胱达到完全充盈时能够觉醒。DDAVP的适用患者包括，①夜间尿量增多但膀胱容量正常的患儿；②夜间尿量增多但膀胱容量偏小的患儿，可联合遗尿报警器治疗；③夜间尿量正常且膀胱容量也正常的患儿，可给予遗尿报警器或DDAVP治疗。主要目的是减少夜间的尿量和改善觉醒功能。DDAVP推荐片剂起始剂量为0.2mg/d，初始治疗建议每2周评估1次疗效，包括记录排尿日记。用药后根据患者治疗效果、排尿日记指标等疗效调整剂量，DDAVP治疗流程参考“去氨加压素治疗流程图”。最大剂量0.6mg/d，疗程一般为3个月，治疗3个月后评估疗效，疗效以治疗第3个月与开始治疗前1个月尿床夜数进行比较。国际儿童尿控协会推荐的治疗有效停药指征是服药后连续停止尿床2个月。停药后复发率较遗尿警报器高，如果停药后遗尿复发则可以再次使用DDAVP治疗。停药时逐渐减药可以降低复发概率,但具体减药方案尚无统一意见。口服DDAVP的血浆达峰浓度在1~1.5小时后出现,药物有效时间约8小时,故一般建议在临睡前1小时服用。常见不良反应包括头疼、恶心、呕吐、鼻出血等,服药过程摄入大量液体会引起水中毒,伴有低钠血症和惊厥,故DDAVP疗法要与液体限制相结合。

DDAVP治疗注意事项包括:①夜间睡前1小时服药。②服药前1小时和服药后8小时禁止饮水(服药除外),以达到治疗效果并避免药物副作用。③若患者出现发热需要大量补充液体,应暂停使用去氨加压素,以免引起水中毒。如果已经服用,仍需限制饮水。④必要时监测血钠及血压。主要禁忌证包括习惯性多饮或精神性烦渴症,高血压,有限制液体要求的疾病如心力衰竭、需要用利尿剂、中至重度肾功能不全、抗利尿激素分泌异常综合征和低钠血症等。

(2)抗胆碱能药物:抗胆碱能药物又称为胆碱能受体阻滞药,能与胆碱能受体结合,但不产生或极少产生拟胆碱作用,却能阻断乙酰胆碱与胆碱能受体的作用,从而拮抗其拟胆碱作用。抗胆碱能药物根据其对不同受体的选择性可分为M受体阻滞药和N受体阻滞药。M受体阻滞药又称抗毒蕈碱药物,作用广泛,累及腺体细胞、心肌、平滑肌、外周神经节和中枢神经系统的M受体,各器官对药物的敏感性不相同。M受体阻滞药又可分为非选择性M受体阻滞药和选择性M受体阻滞药两种,选择性M受体阻滞药有M_1受体阻滞药、M_2受体阻滞药、M_3受体阻滞药等。非选择性M受体拮抗剂主要包括托特罗定、奥昔布宁和消旋山莨菪碱等;选择性M受体拮抗剂主要为索利那新。M受体阻滞药不是遗尿症治疗的一线药物,当遗尿报警器或DDAVP等一线治疗效果不佳时,尤其是考虑存在功能性膀胱小容量或夜间逼尿肌过度活跃的单症状夜遗尿症患儿,联合使用M受体阻滞药治疗常可取得满意的疗效。使用时要参照儿童剂量,疗程多为3~6个月,少数需半年甚至1年的时间。值得注意的是,此类药物大多数特异性差,副作用相对较大。因此,为了用药的安全性和延续性,在使用M受体阻滞药之前,必须排除或治疗便秘、膀胱残余尿量增多等异常;用药期间也要注意观察患儿的反应、排尿和排便情况，定期随访并监测残余尿量，尤其是第 1 个月应密切关注副作用，以便及时调整治疗方案。

1）奥昔布宁（oxybutynin）又称尿多灵，为非选择性 M 受体阻滞药，可以作用于泌尿道平滑肌，解除膀胱平滑肌痉挛，放松逼尿肌，减少膀胱的不自主收缩，起到增加膀胱容量、排尿量和两次排尿间隔时间的作用，适用于膀胱过度活跃、尿频、尿急、神经源性尿失禁、自发性逼尿肌不稳定和夜遗尿症患者，是目前儿童遗尿症治疗中应用最广泛的胆碱能受体阻滞药，也是唯一被美国 FDA 批准可用于儿童遗尿症的 M 受体阻滞药，是合并不稳定膀胱遗尿症的首选药物。建议 5 岁及以上的遗尿症患儿使用，方法为 0.1~0.3mg/（kg·d），每晚 1 次，睡前给药，从小剂量开始，根据病情逐渐增加剂量，达到有效剂量后持续治疗 3 个月，再用 1~2 个月阶梯式缓慢减停，最大量不超过 0.4mg/（kg·d）。因其作用特异性较差，在阻滞膀胱内 M 受体的同时也阻滞泪腺、腮腺、肠道内消化腺等部位 M 受体的功能，所以其不良反应的发生率较高，容易产生眼部及口腔干涩、大便干结或便秘等不良反应，少数患者可出现少汗、视力模糊、心悸、嗜睡、头晕、恶心、呕吐等抗胆碱能药物的类似症状，个别患者可见过敏反应或药物特异反应，如荨麻疹和其他皮肤症状。奥昔布宁对腮腺 M 受体的亲和力要强于对膀胱 M 受体的亲和力，因此，在使用过程中口干的副作用特别突出，导致患儿饮水量增加而影响遗尿症的治疗效果。本药需严格在专科医生指导下使用，并注意监测残余尿量。

2）托特罗定（tolterodine）是新一代 M 受体拮抗剂，主要特点是对膀胱的 M 受体选择性明显强于对唾液腺的选择性。临床上用于治疗膀胱过度活跃引起的尿频、尿急和急迫性尿失禁，现也逐渐联合 DDAVP 被广泛用于治疗夜遗尿症并取得较好的疗效。目前，美国 FDA 尚未批准托特罗定用于儿童，可试用于对奥昔布宁依从性差的患儿，疗效与奥昔布宁相当，但耐受性明显优于奥昔布宁。成人剂量为每次 2mg，每日 2 次。现托特罗定在遗尿症患儿治疗中的起始剂量、维持剂量及疗程尚无统一意见。儿童剂量可参考以下方法，体重≤20kg 者，每次 1mg，每日 2 次；体重 20~30kg 者，每次 1.5mg，每日 2 次；体重

≥30kg 者，每次 2mg，每日 2 次，疗程共 3 个月。也有报道儿童托特罗定剂量 0.1mg/(kg·d)，最大剂量 2mg/次。

3) 索利那新(solifenacin)是新型高度选择性 M_3 受体拮抗剂，对膀胱的选择性高于奥昔布宁、托特罗定对唾液腺的选择性，能有效解除膀胱痉挛，对于各种原因所致的膀胱过度活跃症均有效，已报道索利那新联合 DDAVP 治疗遗尿疗效优于单独使用 DDAVP。索利那新被誉为超选择性 M_3 受体拮抗剂，具有更强的疗效和更少的全身不良反应。目前尚未批准索利那新用于儿童，但已有研究表明，对于不能耐受奥昔布宁或托特罗定的患儿，索利那新有更好的疗效和耐受性，使用疗程达半年，耐受性良好，甚至有疗程长达 52 周。副作用偶见心电图 QT 间期延长和便秘。成人的索利那新用法为每次 5mg，每日 1 次，疗程 4 周。

(3) 抗抑郁药物：三环类抗抑郁药(tricyclic antidepressants，TCAs)，属于非选择性单胺摄取抑制剂，主要抑制去甲肾上腺素和 5-羟色胺的再摄取。大多数 TCAs 还能阻断 H_1 受体、α_1 受体及 M 受体而具有抗胆碱能、解痉和局部麻醉的作用，其抗胆碱作用可增加功能性膀胱容量、减少膀胱无抑制性收缩，故对尿流动力学紊乱的夜遗尿症有效，同时也可对排尿中枢神经系统起作用，可能与抑制快速眼动睡眠、促进睡眠觉醒有关，也可能与刺激抗利尿激素分泌降低夜间尿量有关，可通过减少溶质清除和增加肾脏尿素和水的重吸收起作用。此类药物具有多种严重副作用，如口干、低血压、肝损害、中枢神经抑制、情绪和活动欲望的变化等，最严重的不良反应为心脏毒性，故在开始治疗前应进行心电图检查，并且需要在专科医师指导下使用及密切随访。现临床已不推荐常规使用，仅用于对遗尿警报器、DDAVP 和 M 受体阻滞药治疗均无效的重型遗尿症患儿，以及因遗尿而有严重情绪沮丧的大龄夜遗尿症患儿。临床常用药物有丙米嗪(imipramine)、阿米替林(amitriptyline)、去甲替林(nortriptyline)等。

最近台湾的一项研究显示，丙米嗪与 DDAVP 相比治疗遗尿疗效相当且副作用不大，因价格便宜可能更适合经济困难者。治疗夜遗尿症的剂量为睡前单次给药，与 M 受体拮抗剂和/或 DDAVP 联用可以提高治疗效果。Samir M 等报道索利那新联合丙米嗪治疗遗尿取得良好疗效且未表现明显副作用。

1）丙米嗪推荐剂量：<7 岁者 12.5mg，>7 岁者 12.5~25mg，睡前 1~2 小时口服，反应良好者 1 周可见效，停药后遗尿可复发，故起效后需巩固疗效而后逐渐减停，疗程不宜超过 8 周。

2）阿米替林推荐用法：7~10 岁者 8.0~12.5mg，10~14 岁者 12.5~25mg，每晚 1 次，持续治疗 3 个月后，用 1~2 个月阶梯式缓慢减量。

3）去甲替林是阿米替林的代谢产物，治疗儿童遗尿症用法：小于 7 岁者 10mg，8~11 岁者 10~20mg，大于 11 岁者 25~30mg，睡前 1 次服，总疗程不超过 3 个月，包括逐渐撤药的时间。

4）抗抑郁药去甲肾上腺素再摄取抑制剂：瑞波西汀（reboxetine），在治疗难治性遗尿中有一定疗效，是一种无心脏毒性的替代药物，但仍需进一步临床对照研究。

（4）米拉贝隆（mirabegron）：是一种选择性 β_3 受体激动剂，已经用于儿童膀胱过度活跃症的治疗，报道与索利那新疗效相当。其主要通过选择性激动膀胱的 β_3 肾上腺素受体，使逼尿肌主动舒张，增加储尿容量，但是否可以用于 NMNE 的治疗尚无文献报道。

（5）盐酸甲氯芬酯（meclofenoxate hydrochloride）：适用于伴有夜间唤醒困难的夜遗尿症患儿。治疗剂量为 100mg，睡前半小时口服。盐酸甲氯芬酯能促进脑细胞的氧化还原代谢，增加对糖类的利用，清除体内多余氧自由基，起到引起觉醒、振奋精神、兴奋呼吸等作用；可提高大脑皮质对排尿反射的敏感性。过度兴奋者和锥体外系症状患者禁用。副作用偶见兴奋与倦怠。

（6）其他药物：舍曲林（setraline）是一种选择性 5-羟色胺再摄取抑制剂，是较新的夜遗尿症治疗药物。一项舍曲林治疗 25 例去氨加压素治疗失败的 PMNE 患儿的前瞻性研究表明，18 例（72%）获得缓解（其中 12 例完全缓解，6 例部分缓解），随访 6 个月后 16% 的患儿复发且与药物有关的不良事件很少见。舍曲林的不良反应包括睡眠障碍、头痛、震颤、躁动和胃肠不适。因此，需要进一步研究确保舍曲林对遗尿症患者的有效性和安全性。另外，也有报道清晨使用呋塞米或夜间使用非甾体抗炎药如双氯芬酸或吲哚美辛等，可以减少夜间尿钠的排泄，从而恢复肾脏对去氨加压素的反应。

4. **中医治疗** 目前，小儿遗尿症的中医治疗分为内治法和外治法，内治法主要包括中医汤剂的辨证论治，单方单药、中成药、膏方等，外治法主要包括针灸治疗、穴位贴敷、推拿按摩、刮痧、拔罐等，还有中医内、外治法同用的综合治疗及中西医结合治疗。适合家长有中医治疗的强烈意愿及年龄 3~5 岁且遗尿次数不少于每周 5 次的患儿。中医强调辨证论治，所以施治前首先要辨证。小儿遗尿症的中医辨证，主要依据望、闻、问、切收集起来的资料，这些资料包括尿的情况、伴随症状、舌脉象。根据这些资料分成若干证型，传统中医认为遗尿多为下元虚寒证、肺脾气虚证、肝经湿热证和心肾不交证，并且以虚证多见，实证少见，病位主要在脾肾。中医治疗小儿遗尿的主要原则是固涩止遗。根据虚则补之、寒则温之、实则泻之、热则清之的原则进行。下元虚寒者，治以温肾固涩；肺脾气虚者，治以益气固胞；肝经湿热者，治以清利疏泄；心肾不交者，治以清心宁神，交通心肾。临床依证选方是正法，《中医儿科常见病诊疗指南》(2012 版)指出：下元虚寒证，方用桑螵蛸散合缩泉丸加减；肺脾气虚证，方用补中益气汤合缩泉丸加减；肝经湿热证，方用龙胆泻肝汤加减；心肾不交证，方用金匮肾气丸合交泰丸加减。还有一些经验方加减也可供选择，如尿床饮或清心止遗散用于心肾不交证；醒神止遗散和遗尿合剂用于肾气不足型遗尿等。还有一些中成药制剂，包括缩泉丸、醒脾养儿颗粒、健脾止遗片、补中益气丸等。中药内服治疗小儿遗尿病是目前最常用、患者最易接受的治疗方法，而针灸、推拿按摩、刮痧、拔罐等治疗方法，受限于痛感和就医频率，因此只能作为辅助治疗，与内服中药配合使用。对于服药极困难的患儿，可以采用外治法治疗。在外治法中，穴位贴敷疗法是孩子最易接受的方法。缺点是部分儿童皮肤对膏药胶布易过敏，贴膏药的部位容易发红而痒。

小儿遗尿症的中医诊治，首先要根据患儿的病症判断是否符合小儿遗尿症的诊断；其次，准确辨证、适当治疗。虽然中医治疗小儿遗尿症的方法较多，各种治法也各有优势，但要从患儿的主症及主要伴随症状出发，明确辨证思路，从而给予相应的处方用药，同时根据患儿的实际情况配合其他的中医外治法，以期达到最好的临床疗效。

5. 其他治疗

（1）膀胱功能训练：包括保留控制训练，已被应用于儿童遗尿症的治疗。具体方法为督促患儿白天尽量多饮水，根据实际情况适当憋尿并尽量逐渐延长 2 次排尿的间隔时间使膀胱扩张，当患儿排尿时鼓励时断时续排尿，然后再把尿排尽，以提高膀胱括约肌的控制能力，这有利于加强患儿膀胱控制力和增大膀胱容量。

（2）生物反馈治疗：是一种特殊的膀胱功能训练方法。其原理是利用人体本身的神经反馈机制，采用专门的设备，采集自身生理活动的信息加以处理放大，使之可听、可视、可控，通过人们熟悉的视觉、听觉信号，让患者根据观察到的自身活动信息并做出调整，从而达到减轻或消除疾病的目的。包括膀胱生物反馈训练、排尿生物反馈治疗以及交互式电脑游戏生物反馈等模式，有些还可以结合电刺激或磁刺激骶神经的形式。其治疗理念是帮助患儿感知和理解逼尿肌收缩和盆底肌放松，了解自己的排尿情况。主要适用于合并膀胱功能异常的儿童遗尿症，尤其是逼尿肌括约肌协同失调者。对于合并膀胱过度活跃的儿童遗尿症，可以采用骶神经刺激联合盆底生物反馈治疗。该治疗需要患儿的理解和配合，因此没有明显的年龄限制，取决于患儿的成熟程度和理解力。治疗频率一般为每周 1~2 次，每次 1 小时，疗程至少持续 3 个月，训练结束后要求患儿每天进行至少一次的尽可能长时间的憋尿。评估生物反馈治疗的指标主要包括临床症状的改善、尿流动力学的改变、残余尿量的减少或消失。其治疗效果受患儿及家长的依从性、治疗季节、治疗过程中感兴趣的程度、患儿的成熟程度与理解力、功能性膀胱容量及便秘等多因素影响。

（3）心理治疗：对于伴有明显心理问题的患儿除上述治疗外，建议同时前往心理专科治疗。遗尿症患儿共患的精神心理行为障碍主要有注意缺陷多动障碍、对立违抗性障碍（oppositional defiant disorder，ODD）、抽动障碍（tic disorder，TD）、情绪障碍（emotional disorder）和孤独症谱系障碍等。针对不同的精神心理行为障碍采取相应的治疗，包括非药物治疗及药物治疗，非药物治疗有家庭干预、认知行为疗法、沙盘游戏疗法、社交技能和感觉统合训练等。对于诊断明确的精神障碍，在非药物治疗无效或效果不满意的前提下，可以采用精神药物治疗。

总之，遗尿症是一种复杂的疾病，治疗前需要进行相关专科检查，治疗过程需要医师、家长及患儿积极主动配合才能达到理想的效果，大多数遗尿症患儿的遗尿症状可随年龄增长而改善，因此干预措施应该个体化，遗尿的诊治流程参考“遗尿诊治流程图”。另外，建议对有遗尿家族史或遗尿频繁的小年龄儿童早期开始进行生活方式和生活习惯的调整以及排尿习惯的训练，也可采用中药、按摩、推拿、穴位贴敷等治疗或应用遗尿报警器等进行训练，同时应关注遗尿儿童的心理健康。

➢ **附：遗尿报警器治疗流程图**

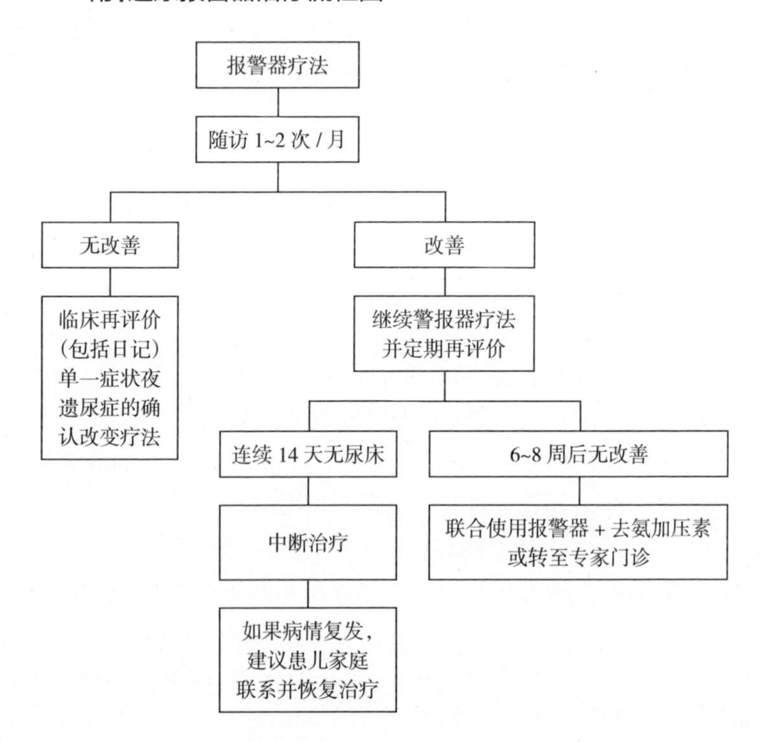

> 附：去氨加压素治疗流程图

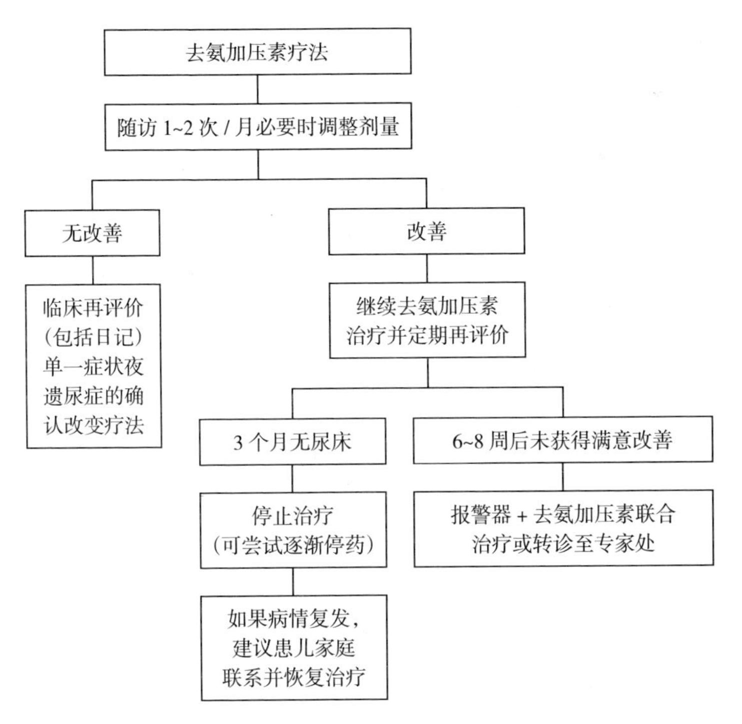

> 附：遗尿诊治流程图

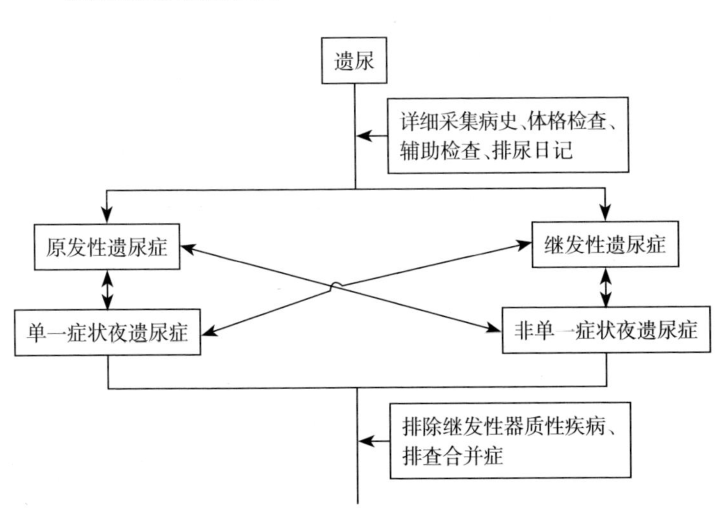

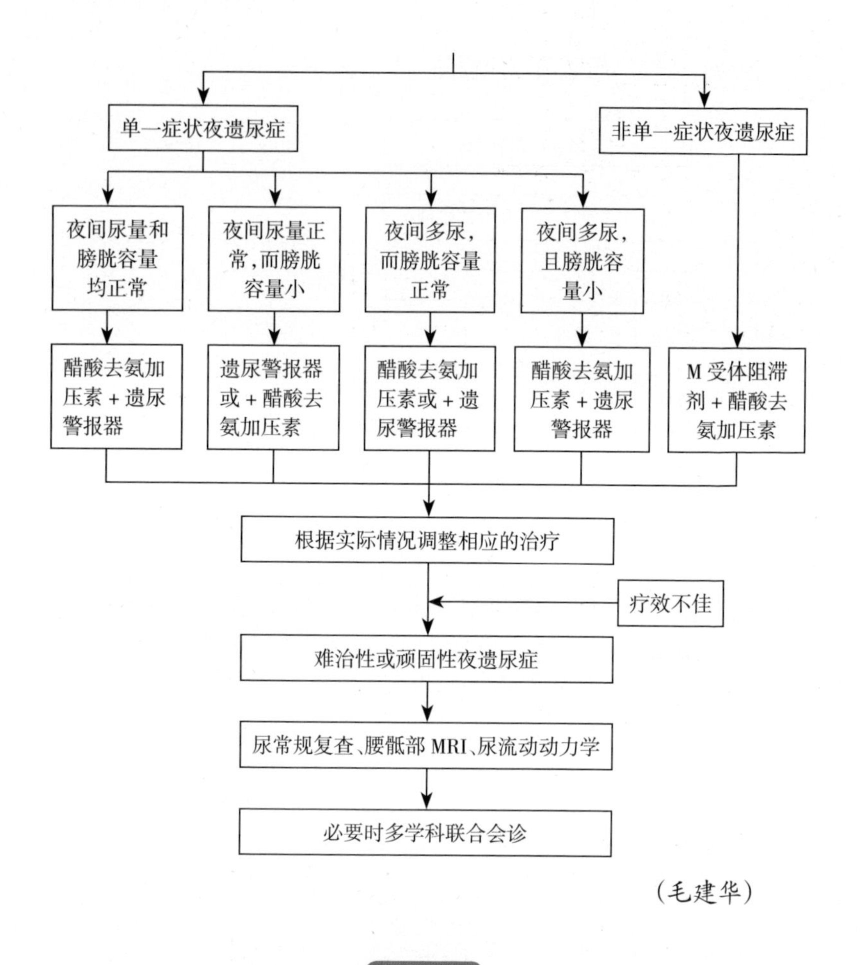

（毛建华）

参考文献

[1] VANDEWALLE J, RITTIG S, BAUER S, et al. Practical consensus guideline for the management of enuresis. Eur J Pediatr, 2012, 171(6): 971-983.

[2] 中国儿童遗尿疾病管理协作组. 中国儿童单症状性夜遗尿疾病管理专家共识. 临床儿科杂志, 2014, 32(10): 970-975.

[3] HAID B, TEKGÜL S. Primary and secondary enuresis: pathophysiology, diagnosis, and treatment. Eur Urol Focus, 2017, 3(2/3): 198-206.

[4] 夏正坤, 徐虹. 儿童遗尿症诊疗规范. 北京: 人民卫生出版社, 2018.

[5] 中华医学会小儿外科学分会小儿尿动力和盆底学组和泌尿外科学组. 儿童遗尿症诊断和治疗中国专家共识. 中华医学杂志,2019,99(21):1615-1620.

[6] CHUA ME,SILANGCRUZ JM,CHANG SJ,et al. Desmopressin withdrawal strategy for pediatric enuresis:a meta-analysis. Pediatrics,2016,138(1):e20160495.

[7] GHANAVATI PM,KHAZAELI D,AMJADZADEH M. A comparison of the efficacy and tolerability of treating primary nocturnal enuresis with Solifenacin Plus Desmopressin,Tolterodine Plus Desmopressin,and Desmopressin alone:a randomized controlled clinical trial. Int Braz J Urol,2021,47(1):73-81.

[8] KAZEMI RASHED F,NOURIZADE D,HAJEBRAHIMI S,et al. Does combination therapy with desmopressin and tolterodine improve the treatment outcomes of patients with monosymptomatic nocturnal enuresis? A randomized clinical controlled trial. ISRN Urol,2013,2013:413146.

[9] AZARFAR A,ESMAEILI M,NASERI M,et al. Comparison of combined treatment with desmopressin plus oxybutynin and desmopressin plus tolterodine in treatment of children with primary nocturnal enuresis. J Renal Inj Prev,2015,4(3):80-86.

[10] KOÇ B,CANPOLAT N,ADALETLI I,et al. Efficacy of tolterodine in children with overactive bladder. Turk Pediatri Ars,2020,55(3):284-289.

[11] SAMIR M,MAHMOUD MA,ELAWADY H. Can the combined treatment of solifenacin and imipramine has a role in desmopressin refractory monosymptomatic nocturnal enuresis? A prospective double-blind randomized placebo-controlled study. Urologia,2021:391560321993587.

[12] FRANCO I,HOEBEKE P,BAKA-OSTROWSKA M,et al. Long-term efficacy and safety of solifenacin in pediatric patients aged 6 months to 18 years with neurogenic detrusor overactivity:results from two phase 3 prospective open-label studies. J Pediatr Urol,2020,16(2):180.e1-180.e8.

[13] NEWGREEN D,BOSMAN B,HOLLESTEIN-HAVELAAR A,et al. Long-Term Safety and Efficacy of Solifenacin in Children and Adolescents with

Overactive Bladder. J Urol,2017,198(4):928-936.
[14] HUNSBALLE JM,RITTIG S,PEDERSEN EB,et al. Single dose imipramine reduces nocturnal urine output in patients with nocturnal enuresis and nocturnal polyuria. J Urol,1997,158(3 Pt 1):830-836.
[15] TAI TT,TAI BT,CHANG YJ,et al. Experience of medical treatment with desmopressin and imipramine in children with severe primary nocturnal enuresis in Taiwan. Res Rep Urol,2019,11:283-289.
[16] LUNDMARK E,STENBERG A,HÄGGLÖF B,et al. Reboxetine in therapy-resistant enuresis:A randomized placebo-controlled study. J Pediatr Urol,2016,12(6):397.e1-397.e5.
[17] KIM SC,PARK MC,CHAE CS,et al. Efficacy and tolerability of mirabegron compared with solifenacin for children with idiopathic overactive bladder:A preliminary study. Investig Clin Urol,2021,62(3):317-323.
[18] MAHDAVI-ZAFARGHANDI R,SEYEDI A. Treatment of monosymptomatic nocturnal enuresis:sertraline for non-responders to desmopressin. Iran J Med Sci,2014,39(2):136-139.
[19] KAMPERIS K,HAGSTROEM S,FAERCH M,et al. Combination treatment of nocturnal enuresis with desmopressin and indomethacin. Pediatr Nephrol,2017,32(4):627-633.
[20] 中华中医药学会.中医儿科常见病诊疗指南.北京:中国中医药出版社,2012:102-104.

第二十六章　尿　石　症

【概述】

尿石症(urolithiasis)是泌尿系统各部位结石症的统称。尿石是由尿中晶体聚集物不断沉淀、聚集形成。钙是尿石常见成分,其他成分有草酸盐、磷酸盐、尿酸盐和胱氨酸。小儿尿石症的发病率存在明显的性别、地域差异,南方多于北方,男童高于女童,但均明显低于成人,占全部泌尿系结石患者的 2%~3%。小儿尿石症以下尿路结石多见,上尿路结石约占 10%。

【病因】

形成尿石的病因是综合性的,目前认为尿路梗阻和狭窄畸形、尿路感染及代谢紊乱(特别是高钙尿症)是引起小儿尿石症的最常见病因。液体摄入不足在尿石的病因中也起一定的辅助作用。除此之外,蛋白消耗过多,营养缺乏(如营养不良、维生素 A 缺乏等),食物中非正常添加物的摄入(如三聚氰胺),药物因素,尿液 pH 值的异常改变,促进晶体形成因素的增加(如尿结晶增多、TH 蛋白、细胞分解产物、磷脂、细菌),晶体形成抑制因素的减少或缺乏(如肾钙素、焦磷酸盐、枸橼酸、镁离子等)等也能促使结石的形成和生长。近年来,随着血尿代谢筛查和基因检测技术的进展,由遗传代谢病和先天性肾脏疾病导致的尿石症检出率也逐渐升高。

【诊断】

1. 临床表现　肾绞痛及其后出现的血尿是小儿尿石症的典型表现。患儿可无临床症状。婴幼儿由于无法表达,可表现排尿时哭闹、躁动,甚至呕吐、面色苍白、出冷汗等。下尿路结石可能伴发排尿困难、尿流中断、尿滴沥等尿路梗阻表现,输尿管结石偶有尿频、尿急及尿痛症状。尿路结石可以是单发的,也可是多发的。当结石完全阻塞尿路时可致急性肾衰竭,出现少尿,甚至无尿,高血压、水肿等临床表现。

2. **体格检查**　可能完全正常,但患侧肾常有叩击痛,有梗阻感染时,患侧腰部或上腹部可有压痛。部分患儿消瘦、生长发育迟滞。

3. **实验室检查**

(1) 尿液检查:①尿常规,尿内可见红细胞,如合并尿路感染,尿检中可出现白细胞及轻度蛋白尿,尿 pH 值的高低常提示有某种类型的结石。磷酸钙、碳酸钙结石患者尿 pH 值常高于 7.0;而尿酸、胱氨酸和草酸钙结石患者的尿 pH 值常小于 5.5。②尿中盐类晶体检查及 24 小时尿钙磷、尿酸、草酸、胱氨酸、镁、钠及氧化物、枸橼酸、肌酐等测定,有可能得出阳性结果,有助于结石诊断。③尿培养,合并泌尿系统感染,尿培养阳性,多数以革兰氏阴性杆菌为主。④24 小时尿钙及尿钙-肌酐比值,特发性高钙尿症引起的泌尿系结石为含钙盐结石如草酸钙结石,尿钙升高,尿钙-肌酐比值异常。⑤尿红细胞形态为非肾小球源性血尿。

(2) 血液检查:当结石造成梗阻性肾衰竭时,血尿素氮和肌酐可明显增高,常合并电解质紊乱,尤其是血钾增高。急性梗阻性肾衰竭往往合并感染,外周血白细胞计数增多,而慢性梗阻性肾衰竭往往合并贫血,红细胞计数、血红蛋白及血细胞比容下降。

(3) 结石成分分析:如果尿内有小结石排出,应收留起来做结石成分分析,镜下观察结石结构形态,可能探索其形成的过程及原因,为进一步制订防治方案提供依据。①含钙肾结石,含钙肾结石以草酸钙和磷酸钙为主,占全部尿石的 80%~84%。其中约 20% 可找到明显病因,包括先天性肾盂输尿管连接部狭窄、马蹄肾、多囊肾、原发性甲状旁腺功能亢进、腺瘤或增生、肾小管酸中毒等。②胱氨酸结石,尿中胱氨酸浓度常超过 2 490μmol/L。

(4) 泌尿系统影像学检查:①泌尿系统超声,为首选的影像学检查,方便、快捷,安全、无创,定位准确,可重复操作、动态观察结石变化。超声检查示强回声团,周围的积水呈低回声区,可用于肾结石普查及疑有肾结石患者初步筛选，另外，对无症状的阴性结石及因结石梗阻引起的肾积水有辅助诊断意义。②泌尿系统X线，90%以上肾结石在X线影像上可显示不透光阴影。③静脉肾盂造影，是诊断肾结石的重要方法之一，不仅可以看到阳性结石，更重要的是可以见到阴性结石，了解肾盂肾盏形态。④逆行造影，适用于由于碘过敏、肾功能差、肠气多、造影技术等因素不能进行静脉肾盂造影检查，或影响肾盂肾盏形态使显影不满意者。⑤放射性核素泌尿系统显像，可定量评价分肾功能，确定梗阻存在与否及程度；⑥CT检查，对X线不显影的阴性结石可以确诊，因该项检查价格昂贵，除非鉴别诊断需要，否则一般不将其作为首选方法。

另外，随着医学科学技术的发展，必要时可进行血尿代谢筛查及基因检测协诊。

【鉴别诊断】

1. **急性胆绞痛**　胆绞痛主要是在右上腹，常向右肩部放射痛伴胆囊区压痛及肌紧张，肝区叩击痛，可触及肿大的胆囊，墨菲征阳性，尿常规无红细胞，而右肾结石多数在右腹部痛并向下腹部放射，一般无肌紧张，肾区叩击痛，尿常规可见的红细胞，肾图为梗阻图形。

2. **急性阑尾炎**　阑尾炎为右下腹持续性痛。典型阑尾炎常有疼痛从上腹部或脐部转移到右下腹痛的病史，局限性有下腹压痛伴肌紧张。血常规有白细胞增高，尿常规一般无红细胞，尿路X线示无结石，肾图正常。

3. **肾盂肾炎**　可表现为腹痛及血尿症状，此病多见于女性。无突然发作性剧烈疼痛病史，尿常规可见脓细胞及蛋白。腹部X线示无结石阴影。

4. **肾结核**　肾结核可表现为血尿及肾内钙化灶，有明显的进行性尿路刺激征。但尿多为终末血尿，X线示钙化灶多分布在肾实质区内，为斑片状，密度不均匀。

5. **肾肿瘤**　本病可表现为腹痛及血尿，血块梗阻时也可出现绞痛，腹部X线示肿瘤区可有钙化表现，有时易与肾结石混淆。但肾肿瘤多数为无痛性间歇性肉眼血尿。如有疼痛，常为血尿后出现疼痛，尿液内可找到瘤细胞。腹部X线示钙化点可呈大小不等的斑点状或螺旋状分布在肾实质内。尿路造影显示肾盂肾盏受压、变形、推移或充盈缺损改变。B超检查可发现占位性肿块。

6. **腹腔内或腹膜后淋巴结钙化** 淋巴结钙化若位于肾区，易误为肾结石。淋巴结钙化一般为多发、散在，其密度不均匀，呈斑点状。尿路造影示肾盂肾盏形态正常，透视动态观察，淋巴结钙化可随体位改变或用手推动而改变位置。

7. **海绵肾** 腹部X线示肾区可见钙化影，但为多发的小结石，位于锥体囊性扩张的乳头管和集合管内，呈放射状排列。静脉肾盂造影可见肾小盏周围多发梭形小囊改变，病变多为双侧。

【治疗】

首先是治疗原发病，去除可能的病因及诱发因素，如泌尿系统畸形、感染或代谢紊乱，其次是缓解患儿的不适症状，保护肾功能，处理结石的并发症，如尿路感染、梗阻等。

1. **保守治疗**

(1) 指征：①结石直径在0.5cm以下；②结石光滑无毛刺；③肾功能正常，无输尿管及肾盂管部狭窄；④无明显梗阻和感染等症状。

(2) 方法：多饮水稀释尿液，解除尿路梗阻，控制尿路感染，纠正代谢性疾病，注意调节饮食，调节尿液酸碱度。碱化尿液预防胱氨酸和尿酸结石复发，酸化尿液预防草酸钙、磷酸钙结石复发。进行适量的运动，对肾下盏内结石行倒立体位、叩击肾下盏等亦可促进排石。应用中药及针灸排石治疗也有肯定的疗效。对于存在肾绞痛等不适表现的患儿，可给予对症解痉、止痛治疗缓解症状。

2. **手术治疗** 包括开放性手术取石和经腹腔镜取石。在小儿，因常同时伴有先天性畸形需一并处理，故开放性手术仍是取石的主要方法。结石较大，直径 >0.8cm，或多角形、粗糙，估计不能从尿路排出及可能引起梗阻的结石。作为感染源的结石，经常发生绞痛及大量血尿的结石，原则上都应该去除。

肾盂切开或肾窦切开能去除绝大部分的肾结石，局限于肾上或下极的多发性结石或肾盂积液感染伴结石，可考虑作肾部分切除。较大的鹿角形结石分支嵌顿于肾盂肾盏中，可考虑部分肾切除或原位控制低温下行肾切开取石。输尿管结石和膀胱结石也以手术切开取石为好。尿道结石如结石接近尿道外口，常用钳夹法，将结石夹碎，取出结石碎屑。后尿道结石用尿道探子推入膀胱，再按膀胱结石处理。

经腹腔镜取石是新近开展的微创手术，经腰部进路、后腹膜操作，应用小儿腹腔镜，切开肾盂，抓钳取出结石，具有创伤小、恢复快的优点。

3. **体外震波碎石治疗**　体外震波碎石是治疗尿石症的有效方法，且近年来国内外应用于儿科的治疗报道逐渐增多，均取得了良好的治疗效果，但小年龄儿童由于组织器官较为脆嫩，行震波碎石可能造成肾脏及其周围脏器的损伤。另外，在进行体外震波碎石治疗前需进行腹部X线定位及超声检查，除对结石进行定位外，还需要注意排除尿路畸形、结石远端梗阻可能。

【预防】

主要目标是预防症状的反复发作，保护肾脏结构和功能正常。对已知导致肾结石复发的有关因素进行预防是可行的，对降低复发率有重要意义。

1. 纠正泌尿系统畸形，解除尿路梗阻，既可保护肾功能，也可降低结石复发率。

2. 积极控制感染，特别是对感染性结石尤为重要。

3. 纠正代谢紊乱，如摘除甲状旁腺瘤或旁腺增生，积极治疗肾小管酸中毒、代谢酶缺乏等代谢异常性疾病。

4. 尽可能地在治疗中清除剩余残石。

5. 建立良好的饮食生活习惯，考虑增加饮水量，少饮浓咖啡、可可、茶及酒精类等饮料；不宜偏食，减少脂肪和糖类食品摄入，每日动物蛋白不超过100g，并注意针对不同成分结石的患者进行饮食预防。

6. 药物预防，针对尿石成分及病因的不同，可选用噻嗪类药物、磷酸纤维素、磷酸盐、枸橼酸钾、别嘌醇、维生素B_6等预防尿石症复发。

附:尿石症诊断流程图

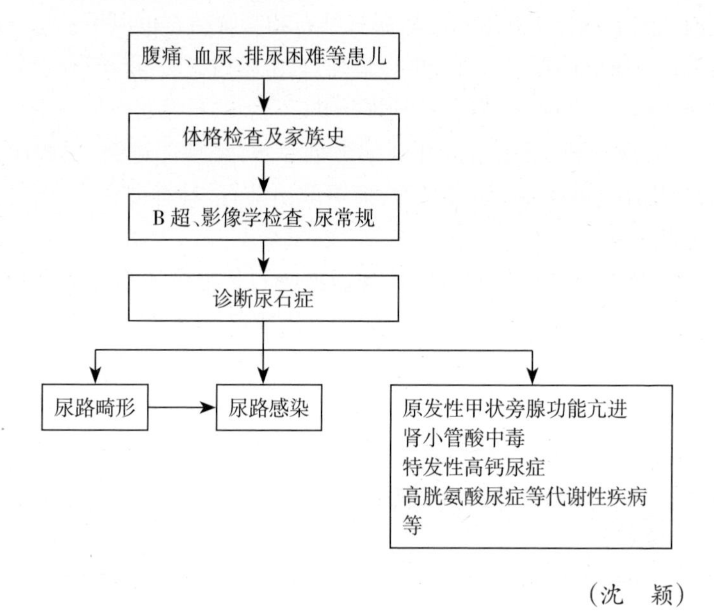

（沈　颖）

参考文献

[1] 吴阶平. 泌尿外科. 济南:山东科学技术出版社,1993:592-605.

[2] SAS DJ. Dietary risk factors for urinary stones in children. Current Opinion in Pediatrics,2020,32(2):1.

[3] SILAY MS,ELLISON JS,TAILLY T,et al. Update on urinary stones in children:current and future concepts in surgical treatment and shockwave lithotripsy. European Urology Focus,2017,3(2/3):164.

第二十七章　肾源性尿崩症

【概述】

肾源性尿崩症(nephrogenic diabetes insipidus,NDI)主要表现为多饮、多尿及高钠血症。NDI是由于肾小管对抗利尿激素(antidiuretic hormone,ADH)缺乏反应,使尿液不能被浓缩,但肾功能正常的疾病。本病分为先天性和获得性两种,先天性NDI是一种罕见遗传性异质性单基因疾病,较少见,约占所有NDI的10%,发病与基因突变相关。获得性NDI可见于一些累及肾髓质或远端肾单位的疾病,导致肾脏对ADH不敏感所致。

【病因】

1. **先天性NDI**　发病与以下两种基因突变有关。

(1)精氨酸升压素2型受体(arginine vasopressin type-2 receptor,AVPR2):约占90%遗传性NDI,*AVPR2*基因位于X染色体长臂(Xq28),属于X连锁隐性遗传疾病,男性多见。

(2)水通道蛋白2(aquaporin-2,AQP2):约占10%遗传性NDI。*AQP2*基因位于12号染色体长臂13(12q13),属于常染色体显性或隐性遗传病。

2. **继发性NDI**　由于各种原发病破坏了肾髓质的高渗状态,使肾小管浓缩功能障碍。常由药物(锂剂、抗生素、抗病毒和抗真菌药物),电解质紊乱(低钾血症、高钙血症)等引起。

【诊断】

根据病史、尿量、尿比重、尿渗透压等诊断本病。对于一些轻型尿崩症,难于诊断时,可选择地进行禁水试验或高渗盐水试验。如条件许可,还可做血浆精氨酸升压素(arginine vasopressin,AVP)测定与

1-脱氨-8-精氨酸血管升压素(DDAVP)治疗试验。

1. **定性诊断**　多尿:每日尿量>2 000ml/m^2,或尿量>40ml/(kg·d);或新生儿>150ml/(kg·d),小于2岁的儿童为100~110ml/(kg·d),2岁以上儿童为40~50ml/(kg·d),成人每日尿量>2.5L。需除外渗透性利尿(使用甘露醇或存在糖尿病)及使用利尿剂等因素引起的多尿。根据发病年龄,典型症状(多尿、脱水、烦渴、发热等),结合家族史及实验室检查低渗尿(尿渗透压正常为50~100mOsm/kg,而溶质性利尿可使其上升至280mOsm/kg),无其他肾小管功能异常证据,肾小球滤过率正常。并排除其他原因引起的多尿可做出疾病的诊断。

2. **诊断试验**

(1) 禁水试验

1) 患者准备:在试验前24小时应停用抗利尿药物;三天前停用氯磺丙脲。试验日前夜间可照常饮水。试验日当天可进食早餐,但禁茶、咖啡、烟与酒。

2) 禁水:禁水8小时,一般从上午8时开始,可进少量干食。每小时收集尿液1次,记录尿量,并测定相应的尿渗透压。每小时测体重1次,若体重下降>5%,或下降>3%但血浆渗透压>300mmol/L,则终止试验。若患者禁水后尿量减少,尿比重与渗透压均增加,可以除外尿崩症。当连续3次尿渗透压均小于30mOsm/kg时即判定其达到试验平顶期,并将最后一次所测得尿渗透压记录为平顶期尿渗透压,并测定其对应平顶期血渗透压,当判定达平顶期后,开始下一阶段试验。

3) 血管升压素试验:静脉注射垂体后叶素0.25U(血管升压素0.1U)或肌内注射DDAVP 2U。患者可进食进饮,但饮水量不得超过禁水时的尿量。继续记录尿量,测定尿比重与尿渗透压。

禁水试验的解释见表27-1。本试验对重症尿崩症可致严重脱水,有一定危险性,因此本试验必须在密切观察下且只能在白天进行,较大婴儿和儿童进行试验时需密切监测生命体征(体温、脉搏和血压)、体重、实验室检查、尿液和血浆渗透压及血钠浓度,患儿的减重不能超过其体重的3%~5%。

表 27-1 禁水试验

尿渗透压/(mOsm·kg^{-1})		诊断
禁水后	注射血管升压素后	
>750	>750	正常,精神性烦渴症
<300	>750	中枢性尿崩症
<300	<300	肾源性尿崩症

(2) 血浆精氨酸升压素(AVP)测定:正常人血浆 AVP 基础值为 1~5pg/ml,禁水后可高达 15pg/ml 以上。肾源性尿崩症血浆 AVP 显著升高;而中枢性尿崩症却显著下降,禁水后亦不能上升。

(3) DDAVP 治疗试验:DDAVP 5~10μg,每日 1 次鼻腔吸入,持续 2 周。中枢性尿崩症,其口渴、多饮均可好转;肾源性尿崩症却不能改善;精神性多饮可出现进行性的稀释性低钠血症,同时伴体重增加与尿渗透压增加。本试验应在医生密切观察下进行。

3. **病因诊断** 经过上述诊断确诊为 NDI 后,需进一步明确 NDI 是先天性还是获得性。先天性经过家系调查多能明确,有条件的医院可进行基因检测。获得性 NDI 有相应的全身性疾病的临床表现,可根据以下几点诊断。

(1) 多尿、多饮:为本病突出的临床表现。先天性 NDI 约 90% 发生于男性。在出生前可表现为羊水过多,在出生时即有多尿、多饮症状。一般在生后不久到 10 岁发病,主要症状是多尿(低比重尿)、烦渴、多饮、生长发育障碍等。重症患儿表现为高热、抽搐、脱水、高钠血症等临床症状。此型随着年龄增长,症状可逐渐减轻。继发性 NDI 首先表现为原发病的症状,之后才出现多尿、烦渴、脱水、血液浓缩等相应症状和体征。

(2) 高渗性脱水与血容量不足:由于婴幼儿不能表达渴感,易发生高渗性脱水及血容量不足,致中枢神经系统症状和婴儿智力发育障碍,若失水严重甚至可导致死亡。中枢性尿崩症及 NDI 以外因素引起脱水时,其尿液应为浓缩尿,故婴儿脱水伴稀释尿,应警惕本病。

(3) 低渗尿：尿比重常持续低于1.005，或尿渗透压 <200mOsm/kg。其他实验室检查可有高钠血症、高氯血症等。

(4) 生长发育迟缓：见于先天性NDI。

(5) 脑组织钙化：本病常伴有颅内钙化，其发生率随病程延长而增高，与多尿、多饮症状是否控制有关，可引起癫痫发作。

(6) 高前列腺素E综合征(hyper prostaglandin E syndrome)：尿前列腺素E排泄量显著增多，先天性及获得性都有发生，控制这种现象可以使NDI的临床表现缓解。

【鉴别诊断】

本病需与中枢性尿崩症、精神性烦渴症等相鉴别，应查明原因。

1. 精神性烦渴症　以女性多见，常有精神因素。尿量多变，夜尿、多尿不如白天。可伴其他神经官能症主诉。

2. 中枢性尿崩症　由于下丘脑和/或垂体病变引起ADH分泌释放不足所致。需完善头颅CT及磁共振检查、眼底检查、视力与视野测定、腺垂体功能测定等。

【治疗】

目前，治疗先天性NDI侧重于改善症状，研究先天性NDI相关的基因突变将为未来开发治疗药物提供新靶点。获得性NDI的治疗尽可能应针对潜在病因。

1. 一般治疗　保证入量和足够的营养，在任何时候都要保持充分体液量同时联合低盐、低蛋白饮食防止脱水。对症疗法包括补充液量、减少溶质摄入，口服困难者应给予静脉输液(葡萄糖溶液、低张含钠液等)。限钠有益于减轻多尿、多饮症状。

2. 药物疗法

(1) 噻嗪类利尿剂：临床证明，氢氯噻嗪、阿米洛利、氨苯蝶啶对NDI有效。氢氯噻嗪可作用于髓袢升支皮质部，抑制氯化钠重吸收，增加尿钾排泄量，剂量为2~4mg/(kg·d)，2~3次/d，口服(最大剂量为 <2岁37.5mg/d；>2岁100mg/d)。阿米洛利和氨苯蝶啶作用于远端肾小管和皮质集合管，在抑制氯化钠重吸收的同时，对钾离子有潴留作用。阿米洛利剂量为20mg/(1.73m^2·d),2~3次/d,口服。以上两类药物的作用部位不同,临床上治疗NDI时,常将氢氯噻嗪与阿米洛利或氨苯蝶啶联合应用。如能同时限制钠的摄入,则疗效更显著。一般认为利尿剂治疗NDI疗效显著,毒副作用少,患者的耐受性较好。

(2) 非甾体抗炎药(NSAID):吲哚美辛,剂量为1.5~3mg/(kg·d),2~4次/d,口服(最大剂量150mg/d,<2岁禁用)。部分研究表明,氢氯噻嗪用于NDI,其减少尿量及增加锂清除率的作用在联用NSAID后加强,而对肾小球滤过率及肾血流量没有显著影响。对于某些NDI患者,NSAID疗效可能比利尿剂更好。NSAID用于治疗NDI的安全性比其他肾脏疾病高,可能与部分NDI患者同时伴有高前列腺素E综合征相关。

3. **病因治疗**　部分获得性NDI去除病因可纠正NDI。

【预后】

先天性NDI为终生性疾病,婴幼儿期可因高渗性脱水危及生命,智力及生长发育障碍难逆转,成年后症状可部分减轻。继发性NDI,及时去除病因多能逆转。

➤ **附:肾源性尿崩症诊治流程图**

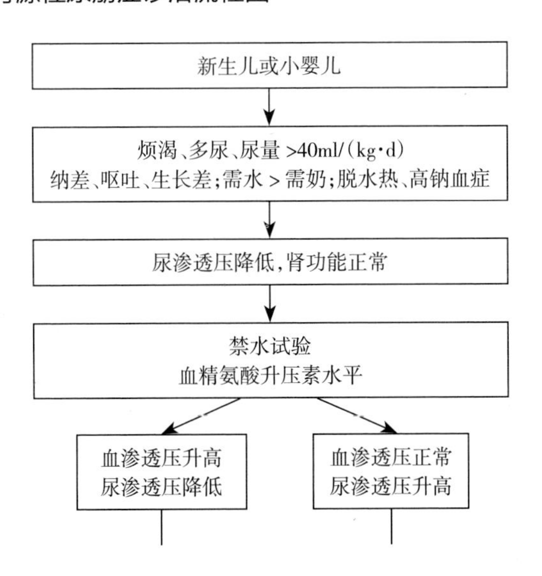

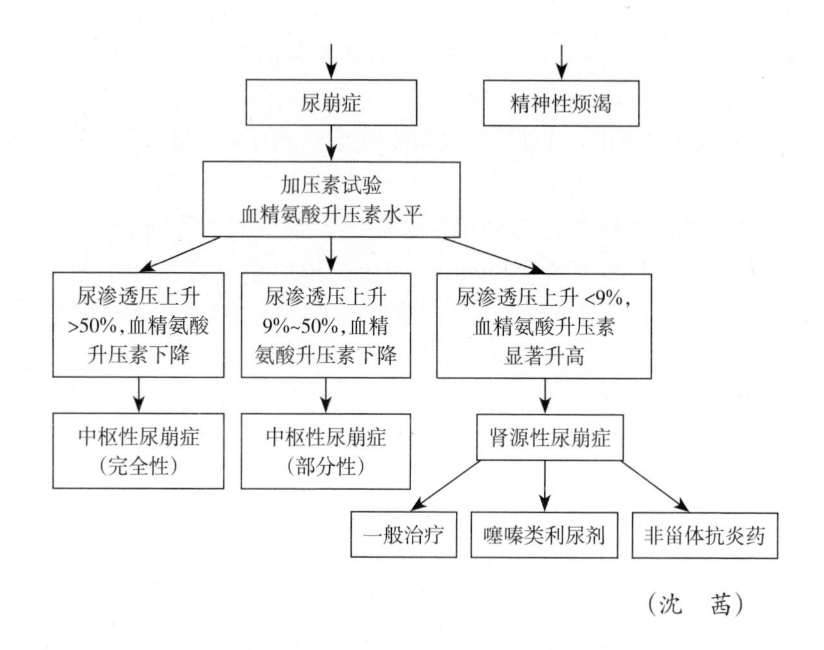

（沈　茜）

参考文献

[1] MILANO S, CARMOSINO M, GERBINO A, et al. Hereditary nephrogenic diabetes insipidus: pathophysiology and possible treatment. An Update, Int J Mol Sci, 2017, 18(11): 2385.

[2] KAVANAGH C, UY NS. Nephrogenic diabetes insipidus. Pediatr Clin North Am, 2019, 66(1): 227-234.

[3] BOCKENHAUER D, BICHET DG. Pathophysiology, diagnosis and management of nephrogenic diabetes insipidus. Nat Rev Nephrol, 2015, 11(10): 576-588.

[4] MAKARYUS AN, MCFARLANE SI. Diabetes insipidus: diagnosis and treatment of a complex disease. Cleve Clin J Med, 2006, 73(1): 65-71.

[5] ROBERTSON GL. Diabetes insipidus: Differential diagnosis and management. Best Pract Res Clin Endocrinol Metab, 2016, 30(2): 205-218.

第二十八章　肾血管性高血压和肾动脉狭窄

【概述】

小儿收缩压或舒张压超过该年龄及性别组的第95百分位数，相当于超过同年龄、同性别组平均值2个标准差为高血压；第95~99百分位数者，为有意义的高血压，超过第99百分位数者为严重高血压。儿童高血压中65%~80%为继发性高血压，肾血管性高血压（renovascular hypertension，RVH）即为其中之一。RVH主要指肾动脉狭窄，系单侧或双侧肾动脉和/或其分支病变使肾脏缺血引起的高血压，在高血压中的发病率 <5%，是可根治的小儿高血压的病因之一。

【病因】

1. **肾动脉纤维肌性发育不良**　系国外报道小儿和青少年RVH的主要病因，病变多发生于肾动脉的中段或远段。常累及其分支，常见的为：①内膜纤维增生，主要是肾动脉主干的狭窄和变形，血管造影显示中段有局灶性狭窄；②中层纤维增生，呈间断性破坏和增厚，多蔓延至肾动脉中远段，血管造影呈念珠状阴影；③纤维肌性增生，肾动脉壁呈同心性增厚，肾动脉造影示肾动脉及其分支有光滑的狭窄；④外膜下纤维增生，致肾动脉严重狭窄，动脉造影示不规则狭窄及丰富的侧支循环。

2. **多发性大动脉炎**　一种非特异性慢性血管炎性疾病，是我国成人和小儿发生RVH的重要病因。此病多见于10岁以上女童，男女之比为1∶8。基本病变是动脉中层的弹力纤维组织增生变性和不同程度的小圆形细胞浸润，最终导致血管壁增厚，瘢痕形成，血管壁弹性消失，管腔狭窄或动脉瘤样膨出。主要侵犯主动脉弓，胸、腹主动脉及其分支，60%~70% 累及一侧或双侧肾动脉。病变常为肾动脉于腹主动脉的起始部狭窄，引起高血压。

3. **其他**　肾动脉血栓形成或栓塞，见于外伤或新生儿时期有脐静脉插管史者，肾动脉-静脉瘘，肾动脉瘤，移植后肾动脉狭窄，先天性肾动脉异常（肾动脉均匀细小、扭曲或狭窄），肾发育不良，成神经纤维瘤病的肾动脉受累，以及其他肾肿瘤、肾囊肿使肾动脉受纤维索带、动脉旁淋巴结压迫等。

也有根据病变所在的部位分为主要侵犯肾门的肾动脉疾病、肾内肾动脉疾病和肾动脉外的病变。

【诊断】

1. **临床表现**　肾血管性高血压可发生在任何年龄，男女发病率相似，症状轻重不一。小婴儿可有呕吐、营养和发育差、充血性心力衰竭及急性肾衰竭等表现。可因头痛特别是枕部头痛、眩晕、急躁、过度兴奋、不安及疲乏而就医。重症患者可有高血压脑病，有一过性视力障碍、抽搐等。

大多数患儿严重高血压已存在相当长的时间，诊断时多已出现心、脑、肾等靶器官受累的症状。大动脉炎患者，尚可伴有低热、乏力和关节痛等症状。

约 1/3~2/3 患儿（多为大动脉炎患者）在中上腹部和/或腰背肋脊角处可闻及血管杂音，空腹时更易听到呈收缩期和舒张期连续性杂音，若听诊器胸件从中上腹向旁平行移动时杂音增强则更有临床意义。此外，尚需注意大动脉炎所致的缺血症状，若累及无名动脉，可出现桡、肱动脉搏动减弱或消失；若累及髂动脉可致跛行、手足凉，股动脉、足背动脉搏动减弱或消失。

2. **实验室检查**　肾血管性高血压患儿血和尿常规、电解质、血气分析和肾功能大多正常。当严重高血压有继发性肾损害时可出现蛋白尿、血尿素和肌酐升高。测定血、尿醛固酮、尿儿茶酚胺及其代谢产物，以除外肾实质性高血压，以及内分泌系统、神经系统、心血管系统等疾病，如主动脉缩窄、原发性醛固酮增多症和嗜铬细胞瘤等。

心电图多呈左心室高电压或左心室肥大。胸部X线检查示左心室增大，也曾有RVH致全心衰竭者呈全心普遍增大和肺淤血表现。

3. **诊断试验**　血浆肾素活性测定和血管紧张素抑制试验有助于诊断。

(1) 外周血浆肾素活性(plasma renin activity，PRA)测定：患者的PRA可显著增高，少数正常或降低。此外，其测定还受钠摄入、体位、年龄及所用降压药等多种因素的影响，需在停用降压药和利尿药2周后检测，而停用降压、利尿药有发生高血压严重并发症的危险，因小儿原发性高血压、肾实质性高血压，PRA亦可升高，故其在RVH的诊断的特异度并非很高。

(2) 血管紧张素抑制试验：比较方便的是采用口服卡托普利(captopril)抑制试验。通过口服卡托普利，可阻断血管紧张素(angiotensin，ATⅡ)生成，通过负反馈效应使肾素分泌显著增多，以提高检查的灵敏度和特异度，观察试验前后PRA的变化。方法为试验前2周停服利尿药、降压药，普通饮食，患儿取平卧位，卡托普利按0.7mg/kg(最大不超过50mg)加水20ml口服(服药后盛药容器需以温开水冲洗，再次服下)，在服药前30分钟及服药后1小时采血测PRA及血压。阳性结果为，①舒张压下降≥15%；②血PRA用药前>5ngAI/(ml·h)，用药后>10ngAI/(ml·h)，用药后与用药前PRA之差>4ngAI/(ml·h)。用卡托普利后，ATⅡ生成减少，钠潴留反馈抑制肾素分泌解除，肾素分泌增加。此试验观察用药后PRA上升幅度比血压下降更有诊断意义。阳性结果提示外科手术可取得良好效果。

4. **影像学检查**　了解肾动脉狭窄的部位、病变性质和程度，是确诊肾动脉狭窄的关键依据。当一侧或两侧肾动脉狭窄大于75%，或狭窄达50%且伴有狭窄后扩张才有可能发生RVH。

(1) 快速连续静脉肾盂造影：在注射造影剂后1分钟、2分钟、3分钟、5分钟、10分钟、15分钟摄片，了解双肾大小，肾脏显影及排泄情况。阳性标准是，①缺血侧肾脏长径缩短1~1.5cm以上(正常小儿左肾稍大于右肾0.8cm)；②患肾肾盂肾盏显影延迟，不显影和/或显影浓度降低；③后期造影剂排泄延迟。此法在小儿的符合率为42%~65%，假阴性者多为双肾动脉狭窄或肾动脉分支狭窄。检查时还可静脉注射利尿剂，可使健侧肾盂造影剂迅速“洗脱”，患肾由于肾小球滤过率少，造影剂排出缓慢，从而扩大了两肾排泄造影剂的差别，有利于提高RVH的诊断。

(2) 彩色多普勒超声检查：可通过二维超声图像了解双肾大小有无差异，如一侧肾动脉狭窄，患肾比健侧明显缩小。也可通过多普勒超声检查探查双肾动脉直径、血流量及流速，了解有无肾动脉主干狭窄，高分辨超声还可以探测肾段动脉狭窄，是一种快速、无创、重复性好的检查。

(3) 放射性核素检查：可初步了解分侧肾的血流灌注，分泌和排泄功能。近年来应用锝-99m-二乙撑三胺五乙酸(^{99m}Tc-DTPA)肾动态显像，可更全面地反映两侧肾的大小、肾灌注高峰出现时间、肾功能及两肾间差异程度，还可做ACEI抑制试验以增强健侧肾和患侧肾对示踪剂在双肾的灌注、分泌和排泄的差异程度，提高该检查的灵敏度和特异度。

(4) 肾动脉数字减影血管造影(digital substraction angiography，DSA)：由于消除了其他组织阴影，只剩下唯一的肾动脉图像，使肾动脉显影的清晰度明显提高，可辨认肾实质内直径<1mm的血管。对筛选试验阳性或筛选试验阴性但仍高度怀疑RVH者可行此项检查。采取经皮穿刺插管做血管造影可较好地显示，包括弓状动脉在内的肾动脉及其分支的病变、部位、范围、狭窄程度及侧支循环情况，为确诊RVH的可靠方法。据此可确定手术治疗方式，估计手术疗效。必要时在造影同时还可施行腔内血管扩张术治疗。

(5) CT血管成像(CT angiography，CTA)和磁共振血管成像(magnetic resonance angiography，MRA)：是一种可靠的非创伤性检查方法，对RVH诊断的准确性可与DSA媲美，因为它是三维空间肾动脉的血管像，可清晰显示肾动脉在主动脉开口处的情况。MRA还可以避免由肾动脉造影引起的碘过敏、出血、血栓形成等危险和并发症。适用于对血管造影剂过敏，心、肾功能不全或有出血素质者。但对幼年儿童来说成像时要求屏气 20~30 秒，尚难以配合。

【治疗】

1. **内科治疗**　饮食中应低盐少钠，注意休息。药物治疗原则为控制高血压，防止发生高血压靶器官损伤。

2. 避免肾功能损害，或使已受损的肾功能得到改善，减少心、眼、脑等靶器官的损伤。

（1）钙通道阻滞剂：如硝苯地平，可减低血管阻力，保持肾脏血流灌注，通过扩张血管而起降压作用，安全可靠，用于治疗单侧或双侧肾动脉狭窄性高血压。舌下含片 3~5 分钟可起降压作用，亦用于高血压危象的紧急处理。

（2）ACEI：可抑制 ATⅡ的血管收缩和醛固酮分泌作用，对 RVH 有良好的效应，尤其对合并心力衰竭者更为合适。但对一侧肾已有严重肾实质病变，一侧为肾动脉狭窄（renal artery stenosis，RAS）或双侧 RAS 患者，可能诱发急性暂时性肾功能不全，以致用药后肾功能恶化，此时应该禁用。首先长效的 ACEI 如福辛普利（monopril），从肾和胆汁两条途径排泄，对肾功能已有不全者（肌酐清除率 30~60ml/min）亦可应用。

（3）β 受体阻滞剂：可通过抑制肾素而减少醛固酮分泌和水钠潴留而起降压作用，可用盐酸普萘洛尔 1~3mg/（kg·d），分 3 次服；阿替洛尔或美托洛尔，学龄前小儿按成人剂量的 1/4~1/2 给药，每日 1~2 次。

（4）利尿剂：常与其他降压药联合使用，单独使用效果欠佳，对低肾素性高血压最有效，常用有氢氯噻嗪，按 1~2mg/（kg·d），分 2~3 次口服，注意低血钾副作用。

（5）硝普钠：严重高血压，伴有心、脑器官损害，心功能及肾功能不全者，应紧急处理，但降压不能过快或降至正常，以控制血压至不发生高血压脑病水平为宜。静脉滴注硝普钠效果可靠，剂量为 1~8μg/（kg·min），持续静脉滴注，以后每分钟增加 0.1~0.2μg/kg，直至生效或出现不良反应，停止输注后药效只维持 2~5 分钟，因其作用时间短暂，应同时与其他降压药联合应用。

（6）α 受体阻滞剂：选择性突触后 α 受体阻滞剂，使外周血管阻力降低，产生降压作用，如哌唑嗪，适用于严重高血压的联合用药，儿童 0.25~0.5mg/次，2~3 次/d，按临床疗效调整剂量。

3. 介入治疗和外科手术治疗

（1）经皮腔内血管扩张术和肾动脉腔内支架术：在行动脉造影确立诊断时可行，如经皮腔内血管扩张术未成功或扩张后发生再狭窄可重复再扩张；以膨胀性支架放置于经球囊导管扩张的狭窄肾动脉，是本病治疗行之有效的方法，但鉴于低龄儿童肾脏仍在生长之中，放置支架需权衡利弊，慎重决定。

（2）手术治疗：经皮腔内血管扩张术无效者可做自体肾移植术或血管重建术；一侧肾已失去功能或旁路手术失败，对侧肾功能良好者可根据病情施行部分或全肾切除术。

➢ **附：肾血管性高血压诊治流程图**

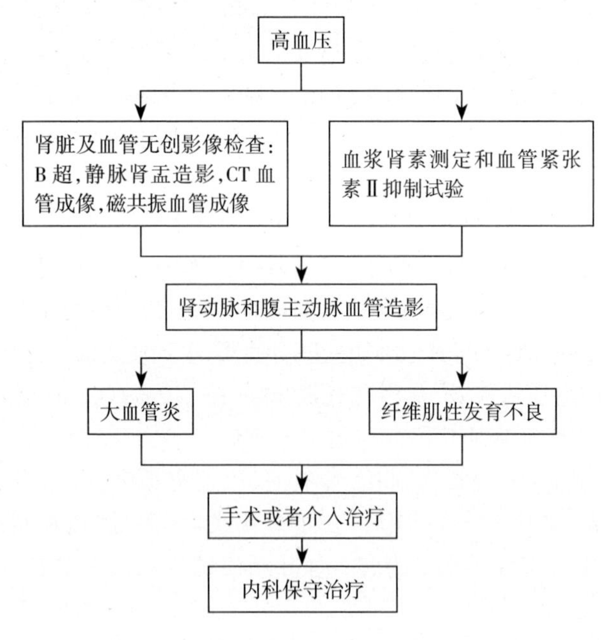

（周建华）

参考文献

[1] RILEY M,BLUHM B. High blood pressure in children and adolescents. Am Fam Physician,2012,85(7):693.

[2] PIECHA G,WIECEK A,JANUSZEWICZ A. Epidemiology and optimal management in patients with renal artery stenosis. J Nephrol,2012,25(6):872.

[3] MARKS SD,TULLUS K. Update on imaging for suspected renovascular hypertension in children and adolescents. Curr Hypertens Rep,2012,14(6):591.

第二十九章 肾 结 核

【概述】

结核病(tuberculosis,TB)由结核分枝杆菌(Mycobacterium tuberculosis,MTB)感染所致,是全球传染性疾病中最常见的死亡病因之一。肾结核是常见的肺外结核,仅次于淋巴结受累和结核性胸膜炎。近年来涌现出了耐利福平及多耐药结核病(poly-resistant tuberculosis)、耐多药结核病(multidrug-resistant tuberculosis,MDR-TB)、泛耐药结核病(extensively drug-resistant tuberculosis,XDR-TB)等。我国是全球结核病及耐药结核病的高发地区,结核病依然是我国三大传染病之一,防治仍然面临严峻挑战。

肾结核(renal tuberculosis)是全身结核病的一部分,多源于肺部结核病灶中的结核分枝杆菌经血源途径播散至肾脏,可长期潜伏。少数患儿因营养不良、并发糖尿病以及使用糖皮质激素、免疫抑制剂和免疫功能低下(缺陷)等使病灶激活,发展为活动性肾结核。肾脏结核分枝杆菌进一步下行感染,常侵犯至输尿管、膀胱和生殖系统,统称泌尿生殖系统结核(genitourinary tuberculosis),造成输尿管狭窄、梗阻及膀胱挛缩,而引起反流,导致对侧输尿管扩张、肾盂积液及对侧肾脏受累,最终部分患儿可进展至终末期肾病。

肾结核感染的原发病灶主要为肺。在肺结核患者中,泌尿生殖系统结核发生率为2%~20%;而粟粒性结核病患儿发生泌尿生殖系统结核比例增加。肾结核是较晚发生的一种肺外结核,从初染至临床发生肾结核的间隔时间可长达数年,此时肺内结核大多已愈合,主要见于学龄儿童和青少年。

【病因】

肾结核的致病菌结核分枝杆菌是专性需氧的一类细菌，抗酸染色呈阳性。在我国以人型结核分枝杆菌感染为主，牛型结核分枝杆菌感染者少见。肾结核为继发性病变，原发性病灶主要在肺部，其次是骨关节及肠道。结核分枝杆菌可以通过血行感染、尿流感染、淋巴感染和直接蔓延四种途径，从原发灶侵入肾脏。其中，血行感染是其主要途径，尿流感染实际是在血行感染基础上，向下尿路的继续蔓延，淋巴感染和直接蔓延在特定的解剖条件下才能发生。

患儿原发肺部感染、结核再激活或粟粒性结核的情况下，结核分枝杆菌主要经血行、淋巴系统播散至肾脏，首先入侵肾脏皮质，在双侧肾皮质形成粟粒状结核结节。结核分枝杆菌先在肾小球周围毛细血管中增殖，以增殖病灶为主，形成结核结节；小结核结节不断扩大，继而发生干酪样坏死，坏死液化并破溃后，形成空洞。空洞多位于肾髓质锥体内，可侵入肾盏及根部，肾内充满干酪样、钙化物质，甚至形成肾脓肿，导致肾脏广泛破坏，最终肾功能受损。

肾结核感染下行播散至输尿管和膀胱，可引起输尿管狭窄和梗阻、肾积水、膀胱挛缩。受侵犯的肾盂、肾盏和输尿管黏膜上可形成结核结节和溃疡，发生纤维化，常导致肾盏漏斗、肾盏输尿管连接部或输尿管节段性狭窄，部分闭塞，引起“肾自截”。膀胱结核从输尿管口周围开始累及，逐渐蔓延至三角区，累及整个膀胱。初期表现为结核结节，然后出现溃疡、肉芽肿和纤维化，当病变达到肌层时使膀胱广泛纤维化和瘢痕挛缩，导致膀胱容量减少，膀胱挛缩。进而引起对侧输尿管口狭窄或关闭不全，导致对侧肾积水。

少数情况下，肾结核可发生肾实质病变，包括间质性肾炎和肾小球肾炎。结核相关间质性肾炎的发病机制尚不清楚，可能是结核分枝杆菌累及其他器官（如肺部），引起免疫功能紊乱介导肾脏损害，而不是结核分枝杆菌侵犯肾脏的直接结果，病理表现为慢性肉芽肿性间质性肾炎。结核性肾小球肾炎可能与结核分枝杆菌直接侵犯肾脏相关，部分患者尿分枝杆菌培养结果阳性，或肾活检结核聚合酶链反应

（polymerase chain reaction，PCR）检测结果阳性。淀粉样蛋白沉积肾脏引起的结核性淀粉样变性是一种特殊的结核相关肾小球肾炎，主要特征为外周血清淀粉样蛋白 A 水平增高，此类疾病的发生可能与结核病介导的慢性炎症相关。

目前，根据肾脏损害特点及进展，肾结核病理可分为：1 期，非破坏型（肾实质结核）；2 期，小型破坏型（结核性肾乳头炎）；3 期，有 1 个或 2 个空洞的破坏型（空洞性肾结核）；4 期，广泛破坏型（多空洞性肾结核，广泛破坏）。

【诊断】

1. **病史**　肾结核患儿半数有明确的肾外结核感染史，且大部分为肺结核，并多已痊愈，少部分患儿伴有肾外活动性病灶。

2. **临床表现**　肾结核男多于女，男女之比为 2∶1，临床上约 90% 为单侧病变，10% 为双侧。早期无特异性症状，偶有脓尿、镜下血尿。疾病进展至膀胱，约半数出现尿频、尿急、尿痛及夜尿症状。相关流行病因素包括既往结核感染史和结核病史，已知或可能有结核病接触史等。

（1）尿路刺激症状：尿频、尿急、尿痛是肾结核最常见的临床表现。尿频最早出现，起初为含结核分枝杆菌的脓尿刺激膀胱黏膜所致，之后随结核病变直接侵入膀胱，尿频加剧，出现尿急、尿痛。

（2）血尿、脓尿：70%~80% 的病例有镜下血尿或无痛性肉眼血尿，大多数来自膀胱溃疡出血，但也可以来自患肾病变。脓尿由膀胱及病变侧肾脏因结核性炎症不断排出干酪样坏死脓性物所致，镜检可见大量脓细胞。

（3）肾区疼痛：约 1/3 患儿可出现腰痛。早期不明显，后期输尿管被血凝块或干酪样物质阻塞，输尿管狭窄、肾积水，可发生钝痛和绞痛，肾区有叩痛。此外，少数患儿腰部可触及肿块，常与肾积脓、积水有关。

（4）全身症状及肾功能不全：当合并有活动性肺结核或肾脏严重受累时，可出现低热、消瘦、乏力、潮热、盗汗和食欲缺乏等；双肾结核、一侧肾脏严重受累、结核性间质性肾炎及肾小球肾炎时，出现肾功能不全表现，如水肿、贫血、恶心、呕吐、少尿或夜尿增多等。疾病晚期进展至终末期肾病，可出现难治性高血压等。

3. **辅助检查**

(1) 尿常规：可见红细胞、脓细胞，肾实质受累出现蛋白尿。结核性间质性肾炎出现白细胞管型，结核性肾小球肾炎可出现异型红细胞和红细胞管型，在结核性肾小球肾炎和淀粉样变性情况下，可有明显蛋白尿。

(2) 尿抗酸杆菌涂片和固体或液体培养法：收集3~5份晨尿标本或24小时浓缩尿，送检抗酸杆菌染色、分枝杆菌培养。抗酸染色法快速经济，但灵敏度低。尿结核分枝杆菌培养阳性率较低，培养时间长，不利于结核病的早期快速诊断，但特异度为100%。传统的改良罗氏培养及药敏试验（drug susceptibility testing，DST），是结核病和耐药结核病诊断的“金标准”；分离的结核分枝杆菌应做药敏试验，包括异烟肼、利福平、吡嗪酰胺、乙胺丁醇和链霉素等主要抗结核药物。

(3) 尿结核分枝杆菌DNA PCR检测：结核分枝杆菌DNA PCR检测诊断阳性率高于尿结核培养及抗酸染色。有研究发现，泌尿系统结核患者尿结核分枝杆菌DNA检测阳性率为66.3%，而尿培养阳性率为13.1%，涂片阳性率为9.8%。目前，结核分枝杆菌（MTB）/利福平（rifampin，RIF）耐药实时荧光定量核酸扩增检测技术（Xpert MTB/RIF，简称Xpert）是全自动化实时定量PCR体外诊断技术，通过核酸提取、扩增和检测，可2小时内同时检测结核分枝杆菌和利福平的耐药情况。2013年，世界卫生组织开始推荐Xpert技术应用于小儿和肺外结核。建议对疑似耐多药结核病或人类免疫缺陷病毒（human immunodeficiency virus，HIV）感染的结核病患儿以及疑似肺外结核病儿童的非呼吸道标本（淋巴和其他组织）进行检测时，可优先采用Xpert MTB/RIF进行初筛。

2017年，世界卫生组织推荐使用新一代检测方法——超敏结核分枝杆菌和利福平基因检测技术（Xper Ultra）替代Xpert。与Xpert

相比，Xpert Ultra可检测结核菌量少的标本，且灵敏度更高。2021年，世界卫生组织推荐对有肺外结核症状和体征的成人和儿童，Xpert可用尿液样本做初始诊断试验。目前研究也证实，Xpert检测尿液标本中结核分枝杆菌的灵敏度和特异度高。需要指出的是，其阴性结果无法除外存在活动性结核病，仍需要根据临床资料进行综合诊断。

全基因组测序（whole-genome sequencing，WGS）为进一步改善结核病快速分子诊断、鉴定耐药性质、了解传播模式，提供了新希望。WGS可以检测结核分枝杆菌基因组完整序列，而靶向下一代测序也可以明确感兴趣基因区域或整个基因组序列。故下一代测序比其他分子检测，在耐药结核的鉴定方面更具有优势；但这些技术成本大、难度高，一定程度限制了其广泛开展。

（4）尿细菌脂阿拉伯甘露聚糖（lipoarabinomannan，LAM）检测：2019年，世界卫生组织推荐尿液检测细菌脂阿拉伯甘露聚糖抗原，以协助重症HIV感染者结核病（肺部和肺外）的诊断。与传统的诊断方法相比，显示合并HIV感染的结核病诊断灵敏度高，尤其对于$CD4^+$T细胞计数低的患者。该检测在常规诊断中的应用尚不确定。

（5）结核检测血液相关诊断试验：结核菌素试验，又称纯蛋白衍生物（purified protein derivation，PPD）试验，PPD阳性提示现在或过去曾感染了结核分枝杆菌，并不意味一定存在活动性结核病。干扰素释放试验（interferon-gamma release assay，IGRA）通过体外试验，检测机体对结核分枝杆菌特异性抗原的免疫应答。与PPD相比，IGRA特异度更高。同PPD一样，IGRA阳性结果仅能提示结核感染的存在，而无法明确诊断活动性结核病。IGRA阴性结果也无法除外活动性结核病的存在。

（6）泌尿系统影像学检查

1）泌尿系统B超：早期超声检查无特殊变化。结核肉芽肿提示小而低回声团改变。随着结核病进展，肾盏黏膜增厚和狭窄，与集合系统相连的低回声囊性病变。肾实质可见混合回声的肿块、坏死、干酪样、纤维化和瘢痕，以及肾积水或肾萎缩。大结核脓肿或结核瘤可能与肿瘤或囊肿相似。晚期可见钙化，有细小点状钙化或全肾钙化。膀胱可显示容量缩小，膀胱壁增厚。

2）X线检查：胸部X线可提示肺部有无原发病灶，约50%患者提示肺部陈旧性病灶。腹部X线提示肾结核可表现为肾脏轮廓增大，部分可表现为肾脏体积缩小，可见肾脏钙化灶，可单发，亦可双侧均有。输尿管结核X线表现为管腔僵硬，节段性狭窄和串珠样改变。

3）静脉肾盂造影（intravenous pyelography，IVP）：可发现肾盂肾盏形态不规整、杯口破坏、肾盂积水、输尿管扩张；肾结核可导致肾脏功能受损，IVP显示肾脏显影延迟，严重时可以不显影。

4）肾脏CT扫描：肾脏外形及大小改变，肾盂肾盏扩张积水，输尿管壁的增厚及不规则的钙化等。增强扫描显示肾实质密度不均匀，可见单发囊腔或多发囊腔，边界欠清晰，能更清楚地显示结核脓肿。肾脏CT可为临床诊断肾结核提供重要依据。

5）磁共振尿路造影（magnetic resonance urography，MRU）：具有非侵袭性、无需造影剂、无肾功能依赖性、能较好显示肾脏结构等优点。MRU能够显示早期特征，如肾脏局限性肿大、皮质变厚、皮髓质分界不清、肾实质强化减低等。MRU还能够显示输尿管狭窄和扩张。

(7）膀胱镜检查：早期病变可见膀胱内结核结节，晚期可见膀胱内结核性溃疡、结核性肉芽肿和输尿管开口呈穹窿样畸形。但当膀胱挛缩使容量少于50ml时，不宜做镜检。此外，镜检时也不要行黏膜活检。

综上所述，肾结核的诊断，需要结合结核病病史、临床表现及相关辅助检查综合判断。对于尿培养未检出化脓性微生物，而存在持续性脓尿、反复血尿；伴随反复尿路刺激症状，且经抗感染治疗后，效果不佳者，应针对肾结核进一步检查。

【鉴别诊断】

1. 慢性肾盂肾炎/膀胱炎 起病慢，病程迁延，大于6个月，可有反复尿路刺激征状、腰背部疼痛、血尿、脓尿和蛋白尿等，一般营养状况较差。其临床表现与肾结核相似，且肾结核合并细菌感染时，可同时出现尿普通培养阳性。但本病呈间歇性发作或加重，膀胱刺激征不明显；尿普通培养可发现致病菌；肾功能损害主要表现为肾小管功能减退；静脉肾盂造影示肾盂肾盏变形、缩窄，而肾实质无“虫蚀样”破坏。

2. **肾小球肾炎** 肾结核以单纯镜下血尿或肉眼血尿起病者，需与肾小球肾炎鉴别。急性肾小球肾炎多伴有高血压、水肿及少尿，血尿为肾小球源性血尿，尿中常有颗粒管型，而慢性肾炎肉眼血尿罕见。

3. **肾结石** 绞痛、血尿、尿路感染是泌尿系统结石的临床特点。当肾结核出血多时，血凝块可引起肾绞痛，与肾结石相似；且超声检查时肾结核钙化灶常被误认为肾结石。因此，当疑诊肾结石，伴有难以解释的反复膀胱刺激征、肾盂积水及输尿管病变时，应行进一步检查除外肾结核。

4. **肾囊肿** 位于肾盂、肾盏边缘的肾结核空洞，易与肾囊肿混淆。单纯的肾囊肿无膀胱刺激征及尿液性状异常，但继发感染时，可出现脓尿、血尿，应积极寻找结核感染依据以鉴别。

【治疗】

与其他器官的结核病一样，肾结核患者必须重视全身治疗，包括营养支持、休息、适当锻炼及健康宣教等，以增强机体的抗病能力及治疗依从性。

1. **抗结核药物治疗** 肾结核抗结核治疗与肺结核治疗相同。

(1) 治疗原则：①未明确诊断前，不应随意进行抗结核试验治疗；②诊断明确后，应按正规方案治疗；③治疗过程中，尽量用杀菌剂，足疗程治疗，不要单一使用或随意更换抗结核药物。

(2) 治疗方案：治疗药物敏感性肾结核，采用6个月短程疗法。最初2个月的强化阶段多采用异烟肼(INH)、利福平(RFP)、吡嗪酰胺(PZA)、乙胺丁醇(EB)四种杀菌剂联用，维持期仅用异烟肼和利福平，时间4个月。但对于有合并基础疾病、使用激素、免疫抑制剂等潜在影响治疗效果因素的患儿，可延迟治疗时间至9~12个月甚至更长。药物剂量为异烟肼10~20mg/(kg·d)，最大剂量300mg/d；利福平10~20mg/(kg·d)，最大剂量600mg/d；吡嗪酰胺15~30mg/(kg·d)(因毒性较大，儿童不宜应用)；乙胺丁醇15mg/(kg·d)(13岁以上儿童应用)。对于肾功能不全患儿，利福平、异烟肼、吡嗪酰胺等不经肾脏排泄，可按正常剂量服用；而链霉素、乙胺丁醇等完全通过肾脏排泄，则应慎用，监测肾功能变化。青少年结核病的治疗遵循原则与成人相同。

(3) 疗效判断：主要根据临床表现、尿常规、尿结核分枝杆菌检测等综合判断。抗结核药物可在尿液中达到高水平，对敏感结核分枝杆菌治愈率超过90%，一般而言，经过2~4周抗结核治疗后，尿液中检测不到结核分枝杆菌。接受抗结核治疗2个月后，症状未缓解或进一步加重、尿检无改善和尿结核菌仍阳性，提示治疗失败。

(4) 耐药肾结核治疗：我国单中心资料显示泌尿系统耐药结核病的总发病率(至少对1种药物)为39.7%，其中20.7%为耐多药结核病。最常见的突变位点是katG S315T1、rpoB S531L和gyrA D94G，对耐药结核病推荐分子诊断。世界卫生组织建议多重耐药结核病，需要治疗12~24个月。治疗过程中需监测临床表现、影像学和尿结核分枝杆菌检测结果的变化。每个月进行1~2次尿相关检测，直至连续3次结果均为阴性，以后每2~3个月，进行1次结核检测。随访时需对所有药物的不良反应进行监测。儿童耐多药和广泛耐药结核病的治疗原则与成人相同，均需联合使用二线药物。与敏感结核病相比，儿童耐药结核病一般治疗效果较差，病死率较高。

根据2019年我国《耐药结核病化学治疗指南》意见，药品剂量除乙胺丁醇(15mg/kg)外，一般按照药品剂量范围的高限使用。有些患者表现为对低浓度的异烟肼耐药，高浓度异烟肼敏感，采用高剂量异烟肼可能有效。新一代利福霉素类药物利福喷丁和利福布汀均与利福平有高度交叉耐药，原则上不推荐用于耐利福平结核病。如果病变范围比较广泛，建议加用一种氟喹诺酮类药物，同时延长治疗时间至9个月以上。左氧氟沙星或莫西沙星是治疗耐多药结核病首选的氟喹诺酮类药物，但原则上不推荐氟喹诺酮类药品用于5岁以下或体重<10kg的儿童，当病情危重且无其他有效药品选择时应谨慎使用，密切观察不良反应，如关节软骨变化、中枢神经系统影响等，用药前需与患儿家属沟通并达成共识。

对利福平单耐药者建议给予异烟肼、乙胺丁醇和一种氟喹诺酮类药物治疗12~18个月，并且至少在治疗起始的2个月加用吡嗪酰胺。但当儿童对氟喹诺酮类药品耐药，且无其他药品可供选择时，经权衡利弊后可适当选择B组注射类抗结核药物中的卡那霉素、阿米卡星或卷曲霉素，但需密切监测耳、肾毒性。C组抗结核药物丙硫异烟胺、环丝氨酸，用于儿童耐药结核病的疗效良好，且易耐受。利奈唑胺也是儿童C组抗结核药物中的一个重要药物。

2. **激素治疗** 糖皮质激素可以减轻纤维化及炎症反应，因此，在有效抗结核及医疗监护的情况下，对输尿管狭窄梗阻或严重结核性膀胱炎患儿，可酌情加用小剂量短程糖皮质激素治疗，总疗程为4~12周，应逐渐减量至停止。

3. **手术治疗** 手术是治疗肾结核及并发症的有效方法。外科手术干预手段包括肾切除术、对输尿管狭窄进行扩张或重建以及膀胱改道。

(1) 治疗原则：①无泌尿生殖系统以外的活动性结核病灶；②手术前后要使用足够的抗结核药物；③术中应尽量保留健康的肾组织。

(2) 术前准备：强化抗结核治疗，以不少于4~6周为宜，具体根据临床表现、血、尿及泌尿系统影像学检查决定。目的是尽量杀灭病变组织中的结核分枝杆菌，缩小感染灶面积，防止结核扩散。

(3) 对于输尿管狭窄的患者，处理方法为扩张或重建手术：重建的选择取决于狭窄的部位和长度，包括输尿管端端吻合术、输尿管再植术、肾盂成形术等。此外，还可考虑支架放置、经皮肾造口手术，但手术最佳时间尚不清楚。与接受输尿管支架相比，接受经皮肾造口手术的患者，可通过夹闭经皮肾造口导管，确定是否狭窄以解除。对于膀胱挛缩患者，需行膀胱扩大手术或构建原位新膀胱。

(4) 肾脏切除手术：对于单侧肾脏受累的患者，肾切除术可有效缓解高血压、消除刺激性排尿症状并降低复发的可能性。手术前建议行肾小球滤过功能检测，以评估残留肾脏功能，有助于指导肾切除术。

1）手术方案：对于单侧肾脏受累患者，肾切除手术可治愈高血压，消除刺激性尿路症状，并降低复发概率。

2）肾切除术：范围除病肾外，还要将患侧输尿管也一并切除。手术指征为，①一侧肾结核破坏广泛或功能丧失（肾小球滤过率 <10~15ml/min），对侧肾功能正常或能担负患儿的生理功能；②双肾结核，一侧病变广泛严重并影响其他器官的病灶，而对侧病变轻微，足以代偿双侧功能；③单侧肾结核病变广泛，且有继发感染或结核脓肾；单侧肾结核药物治疗无效，尿培养结核分枝杆菌始终阳性或耐药，且病灶进行性扩大。单侧肾结核伴多发性输尿管狭窄；单侧肾结核导致不能控制的脓毒血症或无法控制的肉眼血尿。

3）肾部分切除术：局限于肾脏的一部分，与肾盂相通的结核病灶，输尿管无狭窄，经抗结核治疗无效者。

4）肾病灶清除术：在肾实质近表面处形成的结核空洞，病灶与肾盂不相通，经治疗无愈合倾向者。但这类手术现已被 B 超引导下局部脓肿穿刺抽吸和药物灌注治疗所取代。

4. 其他治疗及注意药物副作用　异烟肼可引起维生素 B 缺乏症，特别是营养不良的儿童，推荐补充维生素 B 5~10mg/d。严重营养不良可增加结核病患儿的死亡率，应定期评估儿童的营养状况，加强营养支持，包括幼儿早期继续母乳喂养，额外营养补给。对发生营养不良或生长迟缓的 6 月龄以内婴儿，应给予治疗性喂养，或帮助哺乳期的母亲进行营养补充，优化母乳喂养。

儿童抗结核治疗所致不良反应较成人少见。最重要的不良反应是由异烟肼、利福平、吡嗪酰胺、丙硫异烟胺、对氨基水杨酸、利福布汀和利福喷丁等抗结核药物所导致的抗结核药物肝损伤（anti-tuberculosis drug-induced liver injury，ATB-DIL）。首要措施是及时停用导致肝损伤的可疑药物，或酌情减少肝损伤发生频率高的抗结核药物的剂量。当谷丙转氨酶 > 正常值上限的 3 倍，或总胆红素 ≥ 正常值上限的 2 倍，应停用肝损伤相关的抗结核药物，保肝治疗。谷丙转氨酶 > 正常值上限的 5 倍，或谷丙转氨酶 > 正常值上限的 3 倍伴有黄疸、恶心、呕吐、乏力等症状，或总胆红素 ≥ 正常值上限的 3 倍，应立即停用所有与肝损伤相关的抗结核药物，积极保肝治疗，有肝功能衰竭表现时应积极采取抢救措施，包括血浆置换。乙胺丁醇毒性的早期识别，注意行视神经炎的早期监测。

5. **提高治疗依从性** 依从性差是治疗失败的常见原因。应加强治疗随访及宣教，儿童、父母及其照顾者应了解结核病的危害和完成治疗的重要性。尽可能使用固定药物剂量，规范用药管理和提高治疗依从性。推荐采用患儿治疗卡记录治疗。

6. **预后及预防措施** 肾结核的早期诊断、早期合理规范治疗，可以改善预后，尽可能保存肾功能。肾结核可在初始尿液无菌后复发。患儿可在治疗后平均 5 年时复发，而行肾切除患者，复发率似乎相对较低。因此，对于没有接受肾切除的肾结核患者，肾脏有钙化病灶，需进行密切监测。监测应在抗结核治疗结束后持续 10 年，每 6~12 个月随访 1 次。此外，在尿液改变或主诉症状重新出现时，应再次就诊重新接受评估。大多数肾结核患儿，通过药物治疗均能痊愈，尤以单侧肾脏病变预后为好，但近年来因耐药结核感染者增加，使得治疗前景仍不容乐观。

预防措施：2019 年，世界卫生组织建议快速识别结核病症状的人，及时进行分诊；对疑似结核病患者采取呼吸分离或隔离措施；控制病菌扩散（咳嗽礼仪和呼吸卫生）；尽量缩短在医疗卫生机构停留的时间；尽早开始有效治疗；采取高危险场所使用通风系统、上层空间紫外线杀菌等措施，以有效控制和减少结核病的扩散。

附：肾结核诊治流程图

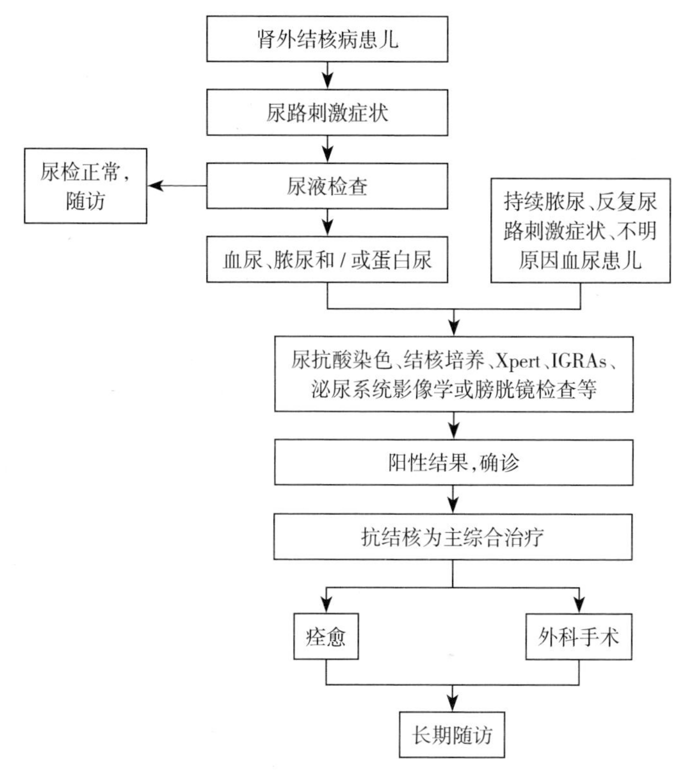

Xpert. 结核分枝杆菌/利福平耐药实时荧光定量核酸扩增检测；IGRAs. 干扰素释放试验。

（李　秋）

参考文献

[1] MUNEER A, MACRAE B, KRISHNAMOORTHY S, et al. Urogenital tuberculosis-epidemiology, pathogenesis and clinical features. Nature Reviews Urology, 2019, 16(10): 573-598.

[2] FIGUEIREDO AA, LUCON AM, SROUGI M. Urogenital Tuberculosis. Microbiol Spectr, 2017, 5(1): 15.

[3] ABBARA A, DAVIDSON RN. Etiology and management of genitourinary tuberculosis. Nat Rev Urol, 2011, 8(12): 678-688.

[4] CHAPAGAIN A, DOBBIE H, SHEAFF M, et al. Presentation, diagnosis, and treatment outcome of tuberculous-mediated tubulointerstitial nephritis. Kidney Int, 2011, 79(6): 671-677.

[5] SUN L, YUAN Q, FENG J, et al. Be alert to tuberculosis-mediated glomerulonephritis: a retrospective study. Eur J Clin Microbiol Infect Dis, 2012, 31(5): 775-779.

[6] LE ROUX DM, PILLAY K, NOURSE P, et al. Systemic amyloidosis complicating multidrug-resistant tuberculosis in childhood. Pediatr Infect Dis J, 2012, 31(9): 994-997.

[7] KULCHAVENYA EV, SHEVCHENKO SY, CHEREDNICHENKO AG. Diagnosis and treatment of cystitis: more questions than answers? Urologiia, 2016(5): 37-42.

[8] YE Y, HU X, SHI Y, et al. Clinical features and drug-resistance profile of urinary tuberculosis in South-Western China: a cross-sectional study. Medicine (Baltimore), 2016, 95(19): e3537.

[9] World Health Organization. Automated real-time nucleic acid amplification technology for rapid and simultaneous detection of tuberculosis and rifampicin resistance: Xpert MTB/RIF assay for the diagnosis of pulmonary and extrapulmonary TB in adults and children: policy update. Geneva: World Health Organization, 2013.

[10] World Health Organization. Global tuberculosis report 2017, Geneva: World Health Organization, 2017.

[11] World Health Organization. WHO consolidated guidelines on tuberculosis: Module 3: diagnosis-rapid diagnostics for tuberculosis detection. Geneva: World Health Organization, 2021.

[12] 陈禹, 刘旭晖, 付亮, 等. GeneXpert MTB/RIF 在 HIV 阴性泌尿系结核中的诊断价值. 中国防痨杂志, 2017, 39(10): 1100-1106.

[13] DOYLE RM, BURGESS C, WILLIAMS R, et al. Direct whole-genome

sequencing of sputum accurately identifies drug-resistant Mycobacterium tuberculosis faster than MGIT culture sequencing. J Clin Microbiol, 2018, 56(8): e00666-18.

[14] World Health Organization. Lateral flow urine lipoarabinomannan assay (LF-LAM) for the diagnosis of active tuberculosis in people living with HIV Policy update (2019). Geneva: World Health Organization, 2019.

[15] 郑阳,王晓明. 泌尿系统结核的影像诊断现状与进展. 结核病与肺部健康杂志,2018,7(4):311-316.

[16] 中华医学会儿科学分会. 儿科肾脏系统疾病诊疗规范. 北京:人民卫生出版社,2016:218-224.

[17] 万朝敏,舒敏. 儿童结核病. 北京:科学出版社,2020:96-101.

[18] 中国防痨协会. 耐药结核病化学治疗指南(2019年简版). 中国防痨杂志,2019,41(10):1025-1073.

[19] 中华医学会结核病学分会. 抗结核药物性肝损伤诊治指南(2019年版). 中华结核和呼吸杂志,2019,42(5):343-356.

[20] World Health Organization. WHO guidelines on tuberculosis infection prevention and control: 2019 update. Geneva: World Health Organization, 2019.

第三十章 肾活检术

【概述】

肾活检术对肾脏病的临床和科研工作起着不可替代的重要作用,对肾脏病的发展起了巨大的推动作用。该项技术始于20世纪20年代,应用于肾脏病的诊断已70年。用于获得活体肾组织的方法有五类:开放肾活检、腹腔镜肾活检、经皮肾穿刺活检、经静脉肾活检和经尿道肾活检。其中,经皮肾穿刺活检(简称肾穿刺)为目前国内外应用最为广泛的肾活检技术,1944年,由AlwallN通过X线和逆行肾盂造影率先开展,1958年,我国由赵魁单、周惠英最先开展。下面将着重介绍经皮肾穿刺活检。

【适应证】

1. **原发性肾脏病**

(1) 急性肾炎综合征:治疗2~3个月病情无好转;肾功能急剧恶化,怀疑急进性肾炎。

(2) 肾病综合征:激素常规治疗4~6周无效;需要根据病理类型予以区别治疗。

(3) 肾性血尿伴血肌酐升高或蛋白尿:明确病因。

(4) 孤立性蛋白尿:尿蛋白 >1g/24h 且病因不清楚。

2. **继发性肾脏病** ①临床怀疑而无法确诊;②临床已诊断,但是肾脏病理对指导治疗和判断预后有重要意义。

3. **遗传性肾脏病** 明确诊断。

4. **急性损伤** 明确病因。

5. **不明原因** 慢性肾脏病:明确病因。

6. **移植肾** ①肾功能明显减退但病因不明;②对移植肾排斥反

应治疗效果不好、难以决定是否切除；③怀疑移植肾出现原有肾脏病复发。

【禁忌证】

1. 绝对禁忌证　活动性肾脏感染、穿刺部位皮肤感染、患者不合作。

2. 相对禁忌证　马蹄肾、肾盂积水、肾血管异常或囊性肾脏病、游走肾或肾脏位置过高、孤立肾、小肾伴估算的肾小球滤过率 >30ml/(min·1.73m^2)、收缩压 >140mmHg、肾内肿瘤、出血倾向(如血小板 <120×10^3/μl、国际标准化比值升高、应用抗凝药(包括阿司匹林、华法林、肝素及Xa因子抑制剂)、肾钙化、重度贫血、过度肥胖、大量胸腔积液、腹水或患儿病情不允许搬动、翻身等。

【肾穿刺方法】

1. 肾穿刺前准备

(1) 向患儿及家长解释肾穿刺必要性、操作过程及可能发生的并发症，征得家长同意并签署知情同意书。

(2) 教会患儿在肾穿刺时的体位(俯卧位且在腹部垫一高度约为10cm 的枕头)下憋气(分别练习吸气末、呼气末和吸气中憋气，一般约20秒即可)，并且练习平卧位状态下大小便。

(3) 了解患儿出凝血状态：进行血小板计数、凝血酶原时间测定和部分凝血活酶时间测定。

(4) 了解患儿肾功能：进行血肌酐、尿素氮和肌酐清除率检查。

(5) 肾脏超声检查：了解双侧肾脏位置、大小(特别是拟行肾穿刺的肾脏实质厚度)和结构。

(6) 血型检查并备血。

(7) 一些特殊情况的准备：①高血压者严格控制好血压。②严重贫血者最好采用输血的方法将血红蛋白提到 80g/L 以上。③血小板减少者可于术前 24 小时输血小板或新鲜血。④已行血液透析的患儿至少在行肾穿刺前 24 小时停止透析、用鱼精蛋白中和透析过程中所用肝素，且在肾穿刺前再次检查凝血时间以确保凝血状态正常。有条件的话行无肝素透析。⑤肾穿刺前 2~3 天停用各种抗凝药物和血小板抑制药物。

2. **肾穿刺部位选择**　定位是经皮肾穿刺活检能否成功和避免严重并发症的关键。往往选择右肾下极稍偏外侧作为穿刺点，原因在于此处可最大限度避开肾门附近的大血管和肾盂肾盏，减少肾穿刺后并发症的发生，因此处肾皮质较多、可保证取材满意。目前，国内外应用最为广泛的肾穿刺定位方法为B型超声定位。该法具有安全可靠、操作简单、省时经济的优点。鉴于超声波探测深度易浅于实际深度，故探头勿重压皮肤，以及需矫正注射局麻药物后的差值。有时局麻前后测得的皮肤至肾脏的垂直距离差可达0.2~0.5cm，应以局麻后即将穿刺深度为准。

3. **穿刺针的选择**　目前国内常见的穿刺针有两类：①负压吸引针。包括需要两人操作的Menghini针、一人操作的Roholm针和Jamshidi针。此种穿刺针结构简单、价格便宜，对于操作熟练者而言，穿刺成功率较高，安全性也较好。②切割针。应用最广泛的是Tru-Cut槽型切割针，该针由针芯和套管针组成。穿刺取材时先把针芯刺入肾实质，再用套管切割肾组织。由于操作较复杂，需经专业培训后方可使用。而近些年出现的所谓半自动穿刺枪和全自动活检枪将上述两步动作中的第二步或全部动作由弹簧驱动，大大简化了操作过程，提高了穿刺成功率和安全性。

目前，国内常用穿刺针的规格为16G×(15~20)cm，取出的组织大小能满足肾脏病理检查需要。一些特殊情况如肾功能较差、肾脏较小等，可以使用18G穿刺针，此针稍细、相对安全，但取出的组织较小，可能不能充分满足肾脏病理检查的需要。

4. **肾穿刺步骤**

(1) 嘱患儿排尿后俯卧于检查台上，腹部垫一约10cm厚硬枕，将肾脏顶向背部并保证后背平坦。

(2) 行体表定位(脊柱正中线旁开5.5~6.5cm与右侧第十二肋下1.0~1.5cm交界处)，用超声核对穿刺点位置，同时测量皮肤至肾下极的垂直距离。

(3) 局部皮肤常规消毒、铺洞巾和局部逐层麻醉至肾被膜。

(4) 在穿刺点做一小切口或用角膜钻钻开皮肤。将穿刺针按测得深度和进针方向刺入直至出现满意摆动,提示此时穿刺针已达肾表面,令患儿深吸气后憋住气,即可完成取材,拔针。如果应用B超引导穿刺可省略步骤2和步骤4。

(5) 穿刺后穿刺部位覆盖纱布、用力压迫5~10分钟,用腹带包扎,患儿保持俯卧位用平车送回病房。

5. **肾穿刺术后处理**

(1) 观察和处理患儿:平卧24小时,不要用力活动。密切监测其血压和心率,观察尿液颜色和变化,多饮水,增加尿量,减少血块堵塞尿路的可能性。如果一切经过顺利,穿刺后24小时可下地活动。

术后常规给予抗生素3天预防感染。如有出血发生可予以止血药。术后每天换药直至穿刺部位结痂,注意观察穿刺部位情况。肉眼血尿明显时延长卧床休息时间。

(2) 肾组织标本处理:取得的肾组织分别送光镜、免疫荧光和电镜检查。光镜标本用10%甲醛溶液固定后室温下保存或转送;免疫荧光标本放在事先预冷的生理盐水纱布上,置4℃冰壶内转送;电镜标本用3%戊二醛固定后室温下转送。

如果所取肾组织不够,需结合临床考虑的可能疾病选择检查项目。如Alport综合征应保证电镜检查,考虑IgA肾病时应保证免疫荧光检查,肺出血肾炎综合征应保证光镜和免疫荧光检查。通常肾脏病的病理诊断多以光镜检查为诊断依据,故应尽可能保证光镜检查有足够标本。

【并发症】

肾穿刺技术为一种有创检查,并发症不可避免,主要的并发症为出血。

1. **出血**　包括血肿(75%)、被膜下出血(<1%)、腹膜后出血(5%~10%)、镜下血尿(>90%)或肉眼血尿(40%~50%)、腰部血管划伤(<1%)。肾周血肿多为无症状小血肿,不需任何处理。较大血肿可致患儿出现腰痛、腹痛、恶心、呕吐,严重者出现呼吸困难、血压和血红蛋白下降。术后患儿出现腰痛、腹痛应及时行床旁B超检查,证实存

在较大血肿时应严格限制其活动，必要时输血补液稳定血压，效果不佳时及时外科手术处理。通常只要血压稳定，大血肿可在 3 个月内自行吸收，注意血肿的继发感染，必要时使用抗生素。镜下血尿 1~5 天内自行消失，通常不作为并发症处理。仅少部分患儿的肉眼血尿需输血或外科手术方法止血。

2. **动静脉瘘（<5%）**　多数自行闭合。临床上常无明显症状，严重的动静脉瘘可表现为肉眼血尿、肾周血肿、顽固性高血压、腰痛、腰部血管杂音、进行性心力衰竭和肾衰竭。可经彩色多普勒或选择性动脉造影证实。使用动脉栓塞治疗效果明显。

3. **其他**　穿刺侧可有腰痛（30%~50%）、腹部不适等症状，通常 1~3 天内缓解。感染（<5%）、误穿其他脏器、肾脏切除（<1%）、死亡（<1%）等并发症随肾穿刺技术的进步几乎见不到。

（王　芳）

参考文献

[1] LUCIANO RL, MOECKEL GW. Update on the native kidney biopsy: core curriculum 2019. Am J Kidney Dis, 2019, 73(3): 404-415.

[2] TRAUTMANN A, VIVARELLI M, SAMUEL S, et al. IPNA clinical practice recommendations for the diagnosis and management of children with steroid-resistant nephrotic syndrome. Pediatr Nephrol, 2020, 35(8): 1529-1561.

[3] VARNELL CD JR, STONE HK, WELGE JA. Bleeding complications after pediatric kidney biopsy: a systematic review and meta-analysis. Clin J Am Soc Nephrol, 2019, 14(1): 57-65.

第三十一章 腹膜透析

【概述】

腹膜透析(peritoneal dialysis,PD)是一种利用腹膜作为透析膜、通过弥散和超滤作用达到清除体内代谢废物和纠正水、电解质失衡的肾脏替代治疗手段。作为终末期肾病的重要血液净化措施,长期腹膜透析可持续或间断进行,可选择持续不卧床腹膜透析(continuous ambulatory peritoneal dialysis,CAPD)或自动化腹膜透析(automated peritoneal dialysis,APD)。由于PD操作容易掌握,所需设备简单、花费低,经适当培训后可在家中进行,且对人体血流动力学影响小,因此是儿童患者特别是幼儿及中低收入国家长期透析最常使用的方式。

【原理】

腹膜分为脏腹膜和壁腹膜,参与腹膜转运的主要为壁腹膜。腹腔内溶质和水的转运需要通过毛细血管层、腹膜间质层、间皮细胞层和腹膜表面黏液层四道屏障。其中,毛细血管内皮细胞在大分子溶质如白蛋白的转运中发挥关键作用,腹膜间质层和腹膜表面黏液层影响小分子溶质的转运,毛细血管层、腹膜间质层和腹膜表面黏液层在水的转运中起着重要作用。

PD利用腹膜的弥散和超滤作用可达到清除溶质和体内过多水分的目的。

1. **腹膜的弥散作用** 是溶质跨腹膜转运的主要机制,其弥散速率取决于溶质分子量、腹膜两侧浓度梯度、腹膜表面积和腹膜通透性。小分子溶质如尿素和肌酐顺着浓度梯度从腹膜毛细血管弥散到腹透液中,而较大分子溶质如白蛋白、转铁蛋白和免疫球蛋白G跨膜转运均相当慢。

2. **腹膜的超滤作用** 为纠正水失衡的主要机制。借助透析液和腹膜毛细血管内的渗透压梯度差将体内水分超滤至腹腔透析液中，同时伴有溶质的转运。灌入腹腔的透析液量和腹膜透析时的体位影响腹腔压力，而腹腔压力是跨腹膜液体压力梯度的主要决定因素。

值得注意的是，PD时毛细血管内溶质和水转运至透析液的同时又可重吸收回淋巴液和血液中，从而极大地影响了PD的效能。长期PD后腹膜结构和腹膜通透性发生明显改变，加之腹腔液体重吸收增加，可致腹膜水分清除能力降低，严重者发生超滤衰竭。

【适应证】

1. **急性肾损伤** 2020年，国际腹膜透析协会（International Society for Peritoneal Dialysis，ISPD）更新的指南建议将PD作为治疗各年龄儿童急性肾损伤的一种合适的肾脏替代治疗方法（证据级别为1C）。

2. **终末期肾病** 2020年ISPD指南指出，高质量目标导向性PD要求遵循医患双方共同决策和重视透析患者健康相关生活质量的原则，因地制宜个体化实施，从而达到为透析患者提供最佳健康预后的目的。

3. **急性药物和毒物中毒** PD可清除体内的药物和毒物，如水合氯醛、阿司匹林、对乙酰氨基酚、环磷酰胺、地高辛、X线造影剂、汞、金、铅、砷等。PD清除与蛋白结合的毒物比血液透析好。

4. 血钾 >6.5mmol/L、严重代谢性酸中毒而不宜静脉补充碱性药物、高钙血症危象、严重潴留性高钠血症等。

5. **急性尿酸性肾病**

6. 利尿剂和洋地黄治疗无效的顽固性充血性心力衰竭伴水肿较明显者。

【禁忌证】

1. **绝对禁忌证**

（1）近期开腹手术。

（2）真菌性腹膜炎。

（3）脐膨出。

(4) 腹裂。

(5) 膀胱外翻。

(6) 膈疝。

(7) 腹膜腔阻塞和腹膜功能衰竭。

2. 相对禁忌证

(1) 近期腹部手术。

(2) 麻痹性肠梗阻。

(3) 开胸的心脏手术后。

(4) 腹腔间隔室综合征。

(5) 呼吸困难。

(6) 胸腹膜相通。

(7) 高代谢肾衰竭而小分子溶质清除不充分。

(8) 需要准确清除大量液体的临床状况。

(9) 腹壁蜂窝织炎或腹壁烧伤。

(10) 近期(不足 3 个月)计划行活体供肾肾移植。

(11) 缺乏家庭行 PD 的条件。

(12) 儿童患者/看护人选择血液透析,且适合血液透析及具备血液透析条件。

【导管和置管术】

导管是成功 PD 的关键。双涤纶套 Tenckhoff 导管为临床最常用的 PD 导管。当缺少 Tenckhoff 导管或急性腹透管时,临时导管如鼻胃管、血液透析导管等亦可使用。

置入 PD 导管时应考虑出口位置及大小、预防性使用抗生素、置管技术、术后导管护理及透析开始时间。

PD 导管置入技术包括经皮穿刺置管术、开放式外科手术置管术和腹腔镜下置管术三种。置管者的专业技术决定了 PD 导管置入技术。出口朝向下方的隧道能降低导管相关感染性并发症的风险。

【模式】

1. 持续不卧床腹膜透析　是缺乏自动化腹膜透析及血液透析中心的发展中国家终末期肾病儿童患者可选择的 PD 模式,可 24 小时连续不断地进行透析。每日进行4次:3次日间交换,每次持续约5小时,夜间交换则持续9小时。操作简单且耗材成本低是该模式的优点。

2. **自动化腹膜透析**　泛指所有使用PD机进行腹透液交换的各种PD形式。包括夜间间歇性腹膜透析(nightly intermittent peritoneal dialysis,NIPD)、持续循环性腹膜透析(continuous cycling peritoneal dialysis,CCPD)及潮式腹膜透析(tidal peritoneal dialysis,TPD)。对因腹腔压力增加而发生并发症以及高转运的儿童患者,NIPD较为合适,但该模式不适合没有或仅有极少残余肾功能的儿童患者。残余肾功能可忽略不计的儿童患者推荐行CCPD。低平均转运的CAPD患者可联合CCPD以增加对溶质的清除。TPD适应证同NIPD,无尿或腹膜低转运的患者可予以CAPD联合TPD治疗。

【透析液】

目前已有的基于葡萄糖的商业制备透析液的葡萄糖浓度为1.5%、2.5%及4.25%,容量为1L、2L、2.5L、3L、5L和6L袋装,含有可控制酸中毒的缓冲剂如乳酸盐和碳酸氢盐,以及电解质如钠、钙、氯和镁,通常不含钾。2020年,ISPD更新的指南推荐优先选择商业制备的透析液,其次为经过批准和认证的无菌单位/药房中制备的透析液,最后是在干净的环境中以最少的刺孔次数和最少的步骤制备的透析液。

【处方】

2020年,ISPD指南建议儿童PD处方的设计需满足患儿及其家庭医疗、社会心理和经济需求。透析方式的选择应依照儿童的年龄、体型、伴随的合并症、能得到的家庭支持、透析方式禁忌证、透析团队的专业性以及儿童和父母或看护人的选择而定。在为其选择了最合适的透析方式后,必须考虑保护透析通路,包括腹膜和血管通路。PD治疗的目标是使液体管理和溶质清除达到最佳,在了解儿童和家人对于透析和预期生活质量后,应鼓励患儿尽可能多地参与学校、家庭、朋友的休闲活动。上述建议证据级别均为实践要点。

PD透析液注入量根据儿童患者体表面积计算,同时兼顾其耐受性、清除溶质和液体的需求。留腹时间的长短取决于所选择的 PD 模式。

PD 患者腹膜转运能力是制订透析处方的一个重要依据。通过腹膜平衡试验(peritoneal equilibration test,PET)评估 PD 患者的腹膜转运功能,亦可进行透析充分性评估。进行标准的 PET 时,儿童患者采用 1 100ml/m^2(体表面积)注入量,婴幼儿(2 岁以下)不耐受此注入量时可采用临床上使用的注入量。PD 开始 4~8 周后应行 PET,以对初始 PD 处方进行评估和修改。

残余肾功能在 PD 对小分子溶质清除中起重要作用,且维持残余肾功能对透析患者的生存有益,因此应尽可能保护残余肾功能、延缓残余肾功能的减退。美国肾脏基金会肾脏病预后质量倡议(The National Kidney Foundation's Kidney Disease Outcomes Quality Initiative, KDOQI)定义明显的残余肾功能为 >100ml/d。PD 对残余肾功能的丧失影响很小。避免透析期间和透析后低血压,尽可能避免肾毒性物质,以及高血压患者使用 ACEI/ARB 保护残余肾功能。虽然利尿剂不影响残余肾功能,但只要患者有尿,均应通过利尿剂而非增加超滤来维持正常血容量。

【并发症】

1. 感染性并发症

(1) 腹膜炎:腹膜炎是儿童患者尤其是婴儿长期 PD 最常见的重要并发症。PD 导管出口处感染(exit-site infection,ESI)、胃造口、使用尿布,以及在 PD 置管围手术期行外科操作是腹膜炎的易感因素。PD 患者出现下述两条及以上时应诊断腹膜炎,①腹痛和透出液浑浊;②透出液白细胞计数 >100 个/mm^3 或留腹至少 2 小时后 $>0.1\times10^9$/L,并且中性粒细胞百分比 >50%;③透出液培养结果阳性。透出液浑浊的 PD 患儿即便缺乏其他病史和体格检查阳性发现,亦应考虑存在腹膜炎,接受经验性治疗直到确诊或排除诊断。对于疑似腹膜炎的 PD 患儿,留取透出液送检细胞计数和分类、革兰染色及培养。对导管出口处的脓性引流液行培养。尚有发热或考虑脓毒症的患儿还应检测全血细胞计数、C 反应蛋白和血培养。

(2) ESI 和隧道感染:PD 导管出口处或隧道感染为腹膜炎和导管失功的重要原因。预防措施包括无菌护理、每日评估和清洁出口部位、导管的固定以及保护出口部位和皮下导管隧道免受创伤,可以减少 ESI 和隧道感染的发生。对出口部位进行清洁者应采用正确的洗手方法。局部应用抗生素如莫匹罗星等可以降低 ESI 发生的风险。发生导管相关意外创伤后应预防性应用全身性抗生素。ESI 和/或隧道感染均应给予全身性抗生素治疗。症状未迅速改善时加用腹腔内抗生素。ESI 或隧道感染合并腹膜炎或发展为腹膜炎,经 3 周恰当抗生素治疗 ESI 或隧道感染仍无改善,或 ESI 或隧道感染因真菌所致,应进行拔管。

2. 非感染相关的并发症

(1) 机械性并发症:包括疝、透析液渗漏和胸腔积液。<1 岁的 PD 儿童患者发生疝的概率最高。发现并修补已有的疝、正确选择置管部位及术式和术后降低腹内压可以降低疝形成和透析液渗漏的风险。PD 开始后发生的疝尽量择期行修补术。透析液渗漏常见于不足 10kg 的 PD 儿童患者。胸腔积液罕见,可表现为经胸部 X 线检查偶然发现、容量正常情况下的呼吸困难或超滤失败。减少透析液注入量、外科手术纠正胸腹腔交通或暂停 PD,胸腔积液可消退。

(2) 技术相关并发症:症状性容量超负荷和腹膜透析技术失败可因超滤失败所致。PET 有助于明确腹膜转运能力,进而指导 PD 处方的调整。

(3) 导管相关性并发症:包括导管周围透析液渗漏、PD 导管移位、涤纶套脱出、导管引流不畅。导管放置后延迟开始 PD 或初次使用时予以小剂量腹透液注入可降低导管周围透析液渗漏风险。使用带有卷曲腹腔段的导管、鹅颈导管及出口处朝下的导管可降低 PD 导管移位风险。涤纶套脱出后视局部是否存在感染而进行涤纶套削刮或拔管。导管引流不畅往往因网膜引起或与肠系膜或其他腹内结构发生粘连引起。放置导管时可部分网膜切除以防止导管引流堵塞。

(4) 其他并发症:如腹腔积血、疼痛、包裹性腹膜硬化以及营养和代谢问题(包括蛋白质丢失、低钠血症、甲状腺功能减退)。腹腔积血的治疗取决于严重程度和根本原因;常规治疗包括在透析液中添加肝素以预防 PD 导管内凝血;使用室温透析液进行 2~3 次快速交换,以使腹膜血管收缩、减少出血。腹痛除常见于 PD 相关腹膜炎外,透析液灌入腹膜腔的过程中也可出现腹痛。后者引发疼痛的处理,包括注入透析液前往透析液袋内注入碳酸氢钠以中和溶液;减慢注入速度;注入前在透析液中加入局麻药如利多卡因;透析液留置一定时间后不完全引流;重新放置透析管;停止 PD。包裹性腹膜硬化症是罕见的 PD 并发症。PD 时间长、重度腹膜炎和长时间暴露于高渗透析液为包裹性腹膜硬化症的主要危险因素。当 PET 和临床护理显示溶质和液体清除减弱时,应怀疑这种严重的并发症。治疗 PD 儿童患者营养不良的方法包括提高目标尿素清除率、调整透析处方以增加食欲或提高依从性、使用膳食补充剂。

(王 芳)

参考文献

[1] NOURSE P,CULLIS B,FINKELSTEIN F,et al. ISPD guidelines for peritoneal dialysis in acute kidney injury:2020 Update(paediatrics). Perit Dial Int,2021,41(2):139-157.

[2] BROWN EA,BLAKE PG,BOUDVILLE N,et al. International Society for Peritoneal Dialysis practice recommendations:Prescribing high-quality goal-directed peritoneal dialysis. Perit Dial Int,2020,40(3):244-253.

[3] CRABTREE JH,SHRESTHA BM,CHOW KM,et al. Creating and maintaining optimal peritoneal dialysis access in the adult patient:2019 update. Perit Dial Int,2019,39(5):414-436.

[4] PRASAD N,RANGASWAMY D,PATEL M,et al. Long-term outcomes in children on chronic continuous ambulatory peritoneal dialysis:a retrospective cohort study from a developing country. Pediatr Nephrol,2019,34(11):2389-2397.

[5] WARADY BA,SCHAEFER F,BAGGA A,et al. Prescribing peritoneal

dialysis for high-quality care in children. Perit Dial Int, 2020, 40(3): 333-340.
[6] SWARTZ SJ, NEU A, SKVERSKY MASON A, et al. Exit site and tunnel infections in children on chronic peritoneal dialysis: findings from the Standardizing Care to Improve Outcomes in Pediatric End Stage Renal Disease (SCOPE) Collaborative. Pediatr Nephrol, 2018, 33(6): 1029-1035.
[7] RADTKE J, LEMKE A, KEMPER MJ, et al. Surgical complications after peritoneal dialysis catheter implantation depend on children's weight. J Pediatr Surg, 2016, 51(8): 1317-1320.
[8] MANNEMUDDHU SS, MORGANS HA, PEKKUCUKSEN NT, et al. Hypothyroidism due to iodine overload in children receiving peritoneal dialysis: a report of 4 cases. Am J Kidney Dis, 2020, 76(6): 889-892.

第三十二章　血液净化模式

一、血液透析

【概述】

小儿血液透析(hemodialysis,HD)始于1955年,仅用于急性肾衰竭及药物、毒物中毒的患儿。1960年,Quinton等人应用了动静脉分流(外瘘)后,维持性HD成为现实并涉及儿科。HD包括急性透析和慢性维持性透析。

【原理】

HD是利用半透膜原理,将患儿血液与透析液同时引进透析器,在透析膜两侧呈反方向流动,凭借半透膜两侧的溶质梯度、渗透梯度和水压梯度,通过弥散清除毒素;通过超滤清除体内多余的水分;同时补充需要的物质,纠正电解质和酸碱平衡紊乱。

【设备】

包括透析机、血管通路、透析器、透析用水处理及供应系统、辅助性设备如透析浓缩液配制设备。

1. **血液透析机**　由体外血液循环通路、透析液通路和控制监测电路三部分组成。有的透析机具有一些特殊功能:①在线血容量监测,血透机监控系统根据患者血细胞比容和血红蛋白浓度的变化,推算出患者相对血容量变化。②在线尿素清除指数(Kt/V),广泛用于终末期肾病患者透析充分性的评估。③钠曲线及超滤曲线,透析液中的钠和超滤随时间而变化,以减少HD并发症。④温度控制,调节透析液温度,如低温透析可以减少低血压并发症。⑤在线血液透析滤过,在线系统的置换液由透析液通过多重过滤器直接制备而成,优点是方便,无须特别的置换液准备工作。

2. **透析器**　分为三类:平板型、蟠管型和空心纤维型。空心纤维型是目前临床使用最多、效果最好的一类透析器。应根据患儿体重大小选择容量和清除率相应的透析器,如体重 <20kg,可使用 0.2~0.4m^2 膜面积的透析器;体重 20~30kg、30~40kg 患儿可分别选用 0.4~0.8m^2 和 0.8~1.0m^2 膜面积的透析器;体重 >40kg 者可选用成人透析器和血液管道。近年来,高流量透析器有空心纤维型和积层型两种,需要配合使用容量控制准确的透析机。

3. **透析液**　目前多采用碳酸氢盐透析液。透析液具体成分及浓度见表 32-1。

表 32-1　透析液的常用组分

成分	浓度
钠	135~144mmol/L
钾	0~3mmol/L
钙	1.25~1.75mmol/L
镁	0.25~0.75mmol/L
氯	98~112mmol/L
醋酸盐	30~45mmol/L(仅用于醋酸盐透析液)
碳酸氢盐	20~35mmol/L(用于碳酸氢盐透析液)
pH 值	7.20~7.35

4. **水处理**　透析用水的水质情况每年至少测定一次;每日检查反渗水电导度(允许范围 <50μs),至少每个月进行细菌培养一次。

【急性透析适应证】

HD 可以快速清除体内多余的水分和尿毒症毒素,纠正高钾血症、酸中毒等。急性透析指征需综合评估患儿情况,常规观察下列指标以决定是否需要进行急性透析治疗。近年来,由于透析膜相容性好,很多学者主张早期透析和预防性透析治疗,即在急性肾衰竭并发症出现之前行透析治疗,以最大限度地争取人、肾均存活。

1. 少尿或无尿 2 天以上。

2. 出现尿毒症症状，尤其是神经精神症状。

3. 严重水钠潴留或有充血性心力衰竭、肺水肿和脑水肿。

4. 血尿素氮 >35.7mmol/L（100mg/dl）或尿素氮每日增加速度 >9mmol/L（25.2mg/dl），血肌酐 >620μmol/L（7mg/dl）。

5. 难以纠正的酸中毒。

6. 高钾血症时血钾 >6.5mmol/L，是急诊透析的指征，HD 能迅速、有效地降低血钾浓度。

7. 急性中毒，对分子质量相对小、水溶性、蛋白结合率低、危及生命的毒物或药物中毒，保守治疗无效，血药浓度已达致死剂量时应紧急血液透析。

8. 代谢紊乱，高钙血症、高尿酸血症、代谢性碱中毒、乳酸性酸中毒、高渗性昏迷等。

【慢性维持性透析适应证】

2015 年，KDOQI 血液透析充分性临床实践指南强调，尿毒症相关临床表现对开始维持性透析时机的指导作用。指南指出，对于尿毒症相关症状和体征，一定注意除外其他引起类似临床表现的可逆性病因，在决定开始透析前一定要纠正这些可逆的因素。一般认为，尿毒症性心包炎或浆膜炎、尿毒症脑病危及患者生命，是终末期肾病患者开始透析治疗的绝对指征，甚至需要紧急透析。患者营养状况恶化、持续或难治性水负荷过重、严重的疲乏无力、轻度的认知损伤、难治性酸中毒、高钾血症及高磷血症等也常提示患者需要开始透析治疗。以上尿毒症相关临床表现是目前比较公认的开始透析治疗的指征。不推荐单纯依据特定的肾功能水平决定透析时机。当患者残余肾功能逐步恶化至［肾小球滤过率（GFR）<15ml/（min·1.73m^2）］时需要进行密切监测。如果患者有症状，没有最低的 GFR 作为开始透析治疗的绝对指征，但是大多数肾脏学家认为当 GFR<5ml/（min·1.73m^2）应考虑开始透析。在以上原则下，根据每个患者的具体病情用个体化的方案来决定开始透析的时机是今后的治疗趋势。

【禁忌证】

近年来，由于HD方法学的进展，医护技术水平的提高，HD无绝对禁忌证，在血流动力学不稳定和出现下列情况时应为相对禁忌证。

1. 严重感染，如败血症等。

2. 严重出血或严重贫血。

3. 严重低血压、休克及严重心功能不全。

4. 严重高血压及脑血管病或恶性肿瘤。

5. 未控制的严重糖尿病。

6. 精神不正常、不合作者或患儿家属不同意，上述情况最好选用其他血液净化方式。

【处方】

1. **首次透析**　终末期肾病的透析治疗与急性肾衰竭的急性透析有相似之处。

(1) 透析时间：首次透析血尿素水平下降不要超过30%~40%。对大多数患儿首次透析时间最好为1.5~2小时，后渐延长至3~4小时/次，最初2~3天可以连续透析以预防并发症的发生，以后根据病情改为间隔1~3天行HD治疗。

(2) 血流量：首次透析血流量为3~5ml/(kg·min)，如婴儿30~50ml/min，幼儿50~80ml/min，学龄儿童80~120ml/min。

(3) 透析液流量：透析液流速一般为500ml/min，婴幼儿可减为250ml/min。

(4) 超滤量：首次透析超滤量不应超过体重的3%~5%。

(5) 甘露醇的应用：为防止透析过程中渗透压下降，可静脉滴注甘露醇0.5~1g/kg，30%在透析开始前1小时内滴入，其余在透析过程中均匀滴入，以预防透析失衡综合征的发生。

(6) 透析液：①碳酸氢盐透析液，可以减少透析过程中低血压的发生；②钠，一般透析机透析液钠浓度为138mmol/L和140mmol/L，透析液钠浓度必须等于或略高于血浆钠浓度，低钠透析液可能会引起患儿体内血钠降低，导致水分进入组织间隙而引起低血压；③钾，对于高钾血症患儿透析液钾浓度一般以2.0mmol/L为宜，血钾正常或低血钾患儿，透析液钾浓度可以调整到 3.0mmol/L；④钙，避免使用低钙透析液，因其可能诱发低血压。

2. **维持性透析**　维持性透析的目的是使小分子毒素、中分子毒素、尿素的清除率及其代谢产生率达到相应的平衡。

(1) 透析次数：对残肾功能较好、刚开始透析的患儿，每周 2 次透析可能弥补残肾功能额外的滤过清除要求，然而随着残肾功能的丧失，很快需要每周 3 次透析。

(2) 时间：目前儿童维持性透析每次 3~4 小时。

(3) 血流速度：血流量 3~5ml/(kg·min)，应用永久性血管通路如动静脉瘘或血管移植者，血流量可达 6~8ml/(kg·min)。

(4) 超滤量：维持性透析除水量的设定不能仅限于体重的 3%~5%，应根据干体重调整，在血容量监测下超滤可达体重的 10%。为减少透析并发症，在 2 次透析间，患儿增加的体重最好不要超过体重的 5%。

(5) 透析充分性评价：最好每个月 1 次，至少每 3 个月 1 次。包括，①尿素下降率(urea reduction ratio，URR)=(1- 透前尿素氮/透后尿素氮)×100%，目标值 65%；②尿素清除指数(Kt/V)≥1.2，K 为某溶质的透析器清除率，t 为透析时间，V 为某溶质的容量分布；③标准蛋白分解率每日目标值 >1g/kg。

(6) 实验室检查：每个月检查血常规，C 反应蛋白，肝、肾功能，血电解质(包括血钾、血钙、血磷、HCO_3^-或 CO_2CP 等)，一旦发现异常应及时调整透析处方和药物治疗。血糖和血脂等代谢指标，建议有条件者每 1~3 个月检测一次。铁指标、甲状旁腺激素监测、整体营养评估及炎症状态评估，建议每 3 个月检查 1 次。病毒学监测包括肝炎病毒标记、HIV 和梅毒血清学指标，透析不满 6 个月的患儿，应每 1~3 个月检测一次；维持性透析 6 个月以上的患儿，应每 6 个月检测一次。心血管结构和功能测定包括心电图、心脏彩超、外周血管彩色超声波等，建议每 6~12 个月检查一次。

【血管通路】

小儿 HD 成功的关键在于血管通路的建立。

1. **临时性血管通路**　一般在需要尽快透析时建立,不能长期使用。主要适应证为急诊短期透析、等待永久血管通路手术及内瘘成熟前。

(1) 直接穿刺动静脉法:简单、快速,要求血管条件好,应用静脉穿刺留置针直接穿刺外周动静脉或位置相对表浅的中心静脉,可选用桡、足背、肱、股动脉,前臂正中及股静脉。

(2) 中心静脉置管:中心静脉插管是目前应用最多的临时性血管通路,血流量充分且稳定,维持时间一般为1个月。导管多放置在颈内静脉、股静脉、锁骨下静脉,儿童多应用股静脉或颈内静脉插管。①股静脉插管,操作简单、安全、便捷、创伤小、易于固定及护理、自行拔除危险性小;缺点是限制下肢活动及易合并感染。②颈内静脉插管,不易受体位影响,不限制患儿活动,感染机会相对少,右侧颈内静脉较粗,中段位置较表浅,操作较安全,多选此段作为穿刺点。

2. **半永久性血管通路**　颈内静脉是最常选择的颈部血管,可以保留应用2年左右。适用于内瘘或移植血管未成熟的过渡期或不可能建立者。

3. **永久性血管通路**　分为直接动静脉内瘘和移植血管内瘘两大类,儿童主要为自体动静脉内瘘。适用于需要进行慢性维持性HD的年长患儿。

【抗凝方案】

1. **常规肝素抗凝法**　负荷量25~50U/kg,每小时维持量10~25U/kg,根据凝血时间调整给药速度,使血液在体外循环中的凝血时间控制在20~30分钟,体内凝血时间保持在10分钟,透析结束前0.5~1小时停用。

2. **小剂量肝素抗凝**　有中度出血倾向的患儿可应用小剂量肝素抗凝即无首剂或低首剂肝素,之后每小时持续给药5~25U/kg,每30分钟监测活化凝血时间,目标值为基础值的1.4倍,肝素持续给药到透析结束前0.5小时。

3. **局部体外肝素化法**　肝素-鱼精蛋白法已经很少使用,具体方法是从动脉管路中持续注入肝素,从静脉管路中持续注入鱼精蛋白,使管路和透析器中活化凝血时间(activated coagulation time,ACT)保持在200~250秒,同时监测患儿体内血液活化凝血时间。1mg鱼精蛋白中和大约100U肝素。

4. **低分子量肝素**　透析前一次给予30~50U/kg,既有较强的抗凝效果,又能减轻患儿的出血倾向,透析前一次给药不需追加。

5. **无肝素透析**　主要用于活动性出血的患儿,包括凝血功能障碍、血小板减少症、颅内出血、近期手术及肾移植的患儿。常规方法是应用肝素盐水冲洗管路和透析器后再用盐水预充管路,透析中尽可能增加血流量,每15~30分钟用盐水25~200ml冲洗管路,超滤量应扣除冲洗盐水,密切观察透析器和管路以发现早期凝血迹象,透析中加强护理,避免输血、输注高张盐水、高张糖水等易导致凝血或增加血液黏滞度的液体和药物。吸附式无肝素透析目前已被广泛用于伴有高危出血倾向的透析患者。方法是透析前用生理盐水预冲透析器和管路后,使用含肝素25 000U/L的生理盐水1L密闭式循环吸附30分钟,泵速500ml/min,超滤率1 000ml/30min,随后用生理盐水500ml冲洗吸附剩余的肝素,防止肝素进入体内,随后开始透析,即吸附法无肝素透析。

【操作流程】

1. **物品准备**　血液透析器、透析管路、穿刺针、无菌治疗巾、生理盐水、碘伏和棉签等消毒物品、止血带、一次性手套、透析液等。护士治疗前核对A、B浓缩透析液浓度、有效期;检查A、B透析液连接。

2. **开机自检**　检查透析机电源线连接是否正常后打开机器电源总开关,按照要求进行机器自检。

3. **血液透析器和管路的安装**　首先检查血液透析器及透析管路外包装是否完好、查看有效日期及型号后打开包装,检查透析器及管路无破损后按照体外循环的血流方向依次安装,使其一端与动脉端相连,另一端与静脉端相连。透析液管道分别与透析器的透析液室出入口相连,使透析液与血液流动方向相反。再把动脉端段嵌在血泵上,将静脉补气室固定好,透析器静脉端朝上,测压管分别与相应连接口连接。

4. **密闭式预冲** 启动透析机血泵速度80~100ml/min，应用生理盐水先排净透析管路和透析器血室（膜内）气体。生理盐水流动方向为动脉端→透析器→静脉端，不能逆向预冲。之后将泵速调至200~300ml/min，连接透析液接头与透析器旁路，排净透析器透析液室（膜外）气体。生理盐水预冲量达到后再进行闭式循环或肝素生理盐水（100ml含4mg肝素）预冲。预冲的生理盐水直接流入废液收集袋中，废液收集袋放于机器液体架上，不得低于操作者腰部。冲洗完毕后根据医嘱设置治疗参数：透析时间、除水量、透析液钠浓度及曲线和超滤曲线（需要）、透析液温度。

5. **血管通路准备** 急性HD应用中心静脉留置导管，维持性HD应用动静脉内瘘。①动静脉内瘘穿刺：采用阶梯式、钮扣式等方法，以合适的角度穿刺血管，先穿刺静脉，再穿刺动脉，动脉端穿刺点距动静脉内瘘口3cm以上、动静脉穿刺点的距离5~10cm以上为宜，固定穿刺针。②中心静脉留置导管连接：打开静脉导管外层敷料，将无菌治疗巾垫于静脉导管下，取下静脉导管内层敷料，将导管放于无菌治疗巾上。分别消毒导管和导管夹子，放于无菌治疗巾内。先检查导管夹子处于夹闭状态，再取下导管肝素帽。分别消毒导管接头。用注射器回抽导管内封管肝素，推注在纱布上检查是否有凝血块，回抽量为动、静脉管各2~5ml。如果导管血流不畅时，认真查找原因，严禁使用注射器用力推注导管腔。根据医嘱从导管静脉端推注首剂肝素（使用低分子量肝素作为抗凝剂，应根据医嘱上机前静脉一次性注射），连接体外循环。

6. **查对** ①按照体外循环管路走向的顺序，依次查对体外循环管路系统各连接处和管路开口处，未使用的管路开口应处于加帽密封和夹闭管夹的双保险状态；②根据医嘱查对机器治疗参数；③自我查对后，与另一名护士或医师同时再次查对上述内容，并在治疗记录单上签字。

7. **HD过程中的监测** 体外循环建立前，测量血压、脉搏，大年龄儿询问患儿的自我感觉，详细记录在血液透析记录单上。HD开始后每0.5小时仔细观察1次，并询问患儿自我感觉，测量血压、心率，观察穿刺部位有无渗血、穿刺针有无脱出移位，并准确记录。如果患儿血压、心率等生命体征出现明显变化，应随时处理。

8. **回血下机**

(1) 基本方法：①消毒用于回血的生理盐水瓶塞和瓶口，插入无菌大针头，放置在机器顶部；②调整血液流量低于 50ml/min，关闭血泵；③夹闭动脉穿刺针夹子，拔出动脉针，按压穿刺部位，将动脉管路与生理盐水上的无菌大针头连接；④打开血泵，用生理盐水全程回血。回血过程中，可使用双手揉搓透析器，但不得用手挤压静脉端管路；当生理盐水回输至静脉壶、安全夹自动关闭后，停止继续回血；不宜将管路从安全夹中强制取出，将管路液体完全回输至患儿体内（否则易发生凝血块入血或空气栓塞）；⑤夹闭静脉管路夹子和静脉穿刺针处夹子，拔出静脉针，压迫穿刺部位 2~3 分钟；⑥用弹力绷带或胶布加压包扎动、静脉穿刺部位 10~20 分钟后，检查动、静脉穿刺针部位无出血或渗血后松开包扎带。听诊内瘘杂音良好。若为中心静脉留置导管，透析结束后用肝素盐水（625U/ml）或肝素封管并连接导管肝素帽后敷料包扎固定。

(2) 推荐密闭式回血（下机）：①调整血液流量至 50~100ml/min，打开动脉端预冲侧管，用生理盐水将残留在动脉侧管内的血液回输到动脉壶；②关闭血泵，靠重力将动脉侧管近心侧的血液回输入患者体内；③夹闭动脉管路夹子和动脉穿刺针处夹子；④打开血泵，用生理盐水全程回血，回血过程中，可使用双手揉搓滤器，但不得用手挤压静脉端管路，当生理盐水回输至静脉壶，安全夹自动关闭后，停止继续回血，不宜将管路从安全夹中强制取出，将管路液体完全回输至患者体内（否则易发生凝血块入血或空气栓塞）；⑤夹闭静脉管路夹子和静脉穿刺针处夹子；⑥先拔出动脉内瘘针，再拔出静脉内瘘针，压迫穿刺部位 2~3 分钟，用弹力绷带或胶布加压包扎动，静脉穿刺部位 10~20 分钟后，检查动、静脉穿刺针部位无出血或渗血后松开包扎带。

【其他技术】

1. **单纯超滤**（isolated ultrafiltration，IUF）　指仅进行超滤除水但不进行透析。现代透析机设有定容定时超滤装置，在超滤过程中不流透析液，处于旁路状态，即透析液不经过透析器，通过跨膜压（TMP）完成超滤。适用于高度水肿，对利尿剂不敏感者，如肾病综合征、肝硬化、慢性心力衰竭。

2. **序贯透析**（sequential dialysis，SD） 指一次治疗中透析与超滤分开进行，无论顺序先后还是时间长短。因单纯超滤的血流动力学稳定，序贯透析适用于透析中低血压和尿毒症伴有胸腔积液、腹水和心包积液间隙液体的患儿。

3. **低温透析**（low temperature hemodialysis，LHD） 降低透析液温度，可以有效地减少儿童血液透析中低血压的发生，增加透析过程中患儿心血管的稳定性，同时不影响毒素的清除。透析液温度35~35.5℃在临床中应用较为广泛。

4. **可调钠透析**（profiling hemodialysis，PHD） 指调节透析液钠浓度，通过弥散作用改变血钠浓度，通过血钠浓度改变发挥生物学效应的一种血液透析方法，除了透析液钠浓度变化导致血钠浓度变化外，PHD 与标准钠透析技术完全相同。HD 早期通过高钠透析液提高血钠浓度，以提高晶体渗透压，从而使细胞内水向细胞外转移，增加了细胞内除水，促进组织间液直接进入血管内，改善了血容量再充盈。多数报道 PHD 结合超滤模式对于儿童透析失衡综合征和低血压的预防有积极作用。

5. **高通量透析**（high flux dialysis，HFD） 指透析膜对水溶质通透性高。由高通透性膜制成的透析器往往面积较大，在较高血流量和透析液流量的情况下尿素清除率可以达到200ml/min。由疏水膜制成、尿素的透析器溶质转运系数高，超滤系数 >20ml/（h·mmHg·m^2）的透析临床称为高通量透析。

【急性并发症及处理】

1. **透析失衡综合征** 与全身溶质失衡继发水的异常分布有关。透析时当组织溶质浓度相对高于血浆时，形成血液和组织间渗透压力梯度，使水分进入细胞、肺和颅腔内，引起肺间质和颅内水分增多，前者表现为肺型；后者表现为脑型透析失衡综合征。脑型透析失衡综合征的发病机制有两种学说：尿素梯度学说、脑细胞酸中毒学说。重度尿毒症或透析前存在精神症状的患者在透析过程中若血尿素水平下降过快，无论是急性肾衰竭还是慢性肾衰竭都可以发生。透析失衡综合征是可以预防的，首先要控制血流速度和透析时间，以减少溶质排除效率和避免血 pH 值迅速改变。可通过缩短透析时间、增加透析频度来预防。首次透析过程中尿素降低应小于 30%。首次透析时间一般为 2 小时，连续每日透析 2~3 次后延长至每次 3~4 小时。如透析前患儿血尿素氮达到 35.7~71.4mmol/L，为防止透析过程中渗透压下降，可静脉滴注甘露醇 0.5~1g/kg，30% 在透析前 1 个小时内滴入，余在透析过程中均匀滴入。最近的研究发现应用 PHD 可减少失衡综合征的发生。

2. **低血压** 是小儿 HD 最常见的并发症，发生率为 15%~50%，多为阵发性，偶有持续性。低血压的发生原因主要有：①有效血容量减少。HD 时快速超滤而从组织间液至血液的再灌注不足，即超滤率大于血管的再充盈率，引起有效循环血容量减少，使回心血量减少，心输出量相应减少，导致低血压。②血浆渗透压下降。透析中溶质快速清除，血液渗透压下降，水分进入细胞内，加重血容量的减少。③血管反应性变化。由透析前服用降压药、透析液温度较高、透析中进食、自主神经功能紊乱等引起。④其他，重度贫血、低蛋白血症、出血、透析中发生心力衰竭、自身心血管病变等。低血压的发生一般是多因素的。透析过程中维持血容量的稳定，是保证小儿 HD 顺利进行、降低病死率的重要措施。透析中除监测血压、心率外需注意的是：①限制小儿体外循环的血容量小于 8ml/kg，采用小面积透析器及儿童专用血液管路。应根据患儿体重选择相应容量和清除率的透析器。透析前用肝素盐水预冲透析器和管路。小婴儿、有低血压倾向、重度贫血或有出血倾向的患儿，预冲液可改用新鲜全血。②控制超滤量和超滤速度。超滤脱水不超过体重的 5%，控制血流量 3~5ml/(kg·min)，维持性透析患儿正确评价干体重。③透析过程中进行血容量监测（在线血容量监测）。④提高透析液的钠浓度及程序超滤，高钠透析有增加钠负荷的危险，为防止钠负荷的增加可应用 PHD。⑤降低透析液温度（低温透析）；⑥合理使用降压药和镇静剂。一旦发生低血压，患儿采取平卧位，给予吸氧，减少或停止超滤，减慢血流量，立即输入生理盐水、高渗葡萄糖、白蛋白或血浆等措施予以纠正，持续低血压者使用升压药维持血压，如处理无效，应立即停止透析。

3. **高血压**　可以分为透析间期高血压和透析中高血压。透析间期高血压多与细胞外液容量增加有关。透析中的高血压与下列因素有关：①肾素-血管紧张素-醛固酮系统活性增加、交感神经活性增高；②失衡综合征；③高钙透析液，增加动脉血管张力及心肌收缩力，导致血压升高；④低钾或无钾透析液，可引起血管张力增加，或通过引起肾素活性增加导致血管张力增加；⑤透析中降压药的清除等因素。防治原则：首先要寻找原因、预防为主。如预防失衡综合征的发生，选择合适的透析液钙、钾离子浓度；其次要限制水钠摄入，正确评价干体重；降压药的应用也很重要，如血管紧张素转换酶抑制剂、钙通道阻滞剂等；精神过度紧张的患儿可给予镇静剂；如仍控制困难可改变血液净化方法如血液滤过、血液透析滤过等。

4. **透析器反应**　也被称为首次使用综合征，但复用透析器也可发生。发生原因与透析器消毒剂、透析器生物相容性不好、合用药物影响、补体激活等有关。临床表现为胸痛、背痛、恶心、呕吐、抽筋、呼吸困难、血管神经性水肿、皮肤瘙痒、胃肠道痉挛等。Daugirdas 等将透析器反应分为 A、B 两型。其处理主要是对症处理，严重者停止透析，应用肾上腺皮质激素。

5. **空气栓塞**　临床罕见，是由于空气逸入静脉，可由血泵前输液、血路管破裂、各管路连接不紧密或透析膜破损、肝素泵漏气等因素引起。轻者少量泡沫状空气慢入，临床无症状；若 1 次 5ml 以上空气进入可引起空气栓塞症状，临床表现为呼吸困难、咳嗽、发绀、胸部紧缩感、意识丧失甚至死亡。有空气栓塞者可立即停泵，夹住静脉管路；采取头低脚高、左侧卧位的体位防止脑栓塞；给予吸氧，必要时高压氧舱治疗。

6. **出血**　主要由肾衰竭毒素蓄积致血小板功能障碍、凝血功能异常、透析中肝素的应用以及中心静脉创口过大等原因引起。临床以置管渗血最常见；其他如呕血、便血、泌尿系出血等。治疗上予以止血对症治疗,静脉插管深度、创口大小适宜;有出血倾向者应用低分子量肝素或无肝素透析。

7. **痉挛** 90%以上的透析患者可能出现痉挛,多发生在透析后期,是提前终止透析的一个重要原因。可能与低钠血症、低血压、低血容量、低氧血症及肉碱缺乏有关。处理上尽可能减少透析间期体重增加,以避免过量超滤,预防低血压的发生,高钠透析液或可调钠透析均有帮助。

8. **恶心、呕吐和头痛** 通常与低血压有关,也见于失衡综合征或严重尿毒症。处理:治疗和预防低血压。如非低血压所致,透析的第1个小时减低血流量有时有效,但需延长整体透析时间以保证透析充分性。

9. **溶血** 少见,可引起胸痛、腹痛和背痛、头痛、恶心和不适。若几个患儿同时出现相似症状,注意透析用水的纯度。

10. **凝血** 抗凝剂量不足、低血压时间长、血流量不足、血液浓缩、血流缓慢等均可诱发透析器及血液管道凝血。表现为血流缓慢、静脉压升高或降低,管道内出现凝血块。防治:监测凝血时间、合理应用抗凝剂、提高血流量、防止低血压、严重凝血时立即停止透析,禁止将血液驱回体内。

11. **发热** 透析开始后不久出现寒战、高热,为管路污染或预充血液入体后引起的输血反应。透析1小时后出现的发热为致热源反应。防治:严格无菌操作、透析前仔细检查透析用品的包装是否完好及消毒有效期、做血培养,轻者给予地塞米松,重者停止透析;抗生素的应用。

12. **其他** 其他急性并发症可见心律失常、心力衰竭、穿刺部位血管痛等。

【慢性并发症及处理】

慢性并发症在长期维持性透析过程中出现,可涉及各个系统。小儿处于生长发育时期,故营养不良、贫血、生长迟缓及精神情绪障碍等并发症更为突出。

1. **营养不良** 主要表现为低蛋白血症,是影响HD患儿生存的指标之一。发生原因有营养摄入不足、蛋白异化增加、透析中营养成分丢失等。小儿代谢率较成人快，尤其是小于2岁的婴幼儿和青少年更易发生营养不良。为防止营养不良的发生，HD患儿蛋白摄入量保证在1.5~2.0g/(kg·d)，其中70%为优质蛋白，蛋白占总热量的8%~10%。能量摄入的供给，小儿需40~60kal/(kg·d)，婴儿需100kal/(kg·d)。

2. **生长发育迟缓**　其发生原因除引起营养不良的原因外，还有尿毒症时胰岛素的拮抗状态、并发症的存在等。可应用重组人生长激素。

3. **肾性骨病**　肾性骨病又称肾性骨营养不良(renal osteodystrophy，ROD)，儿童发生率高于成人。发生原因主要与继发性甲状旁腺功能亢进和铝中毒有关。慢性HD患儿注意监测血钙、磷、碱磷酶、碳酸氢根、甲状旁腺激素、骨龄以调整钙剂和维生素D的用量。治疗上控制血磷水平，限制饮食中磷的摄入，婴儿控制在300~400mg/d，儿童500~1 000mg/d。除饮食控制外可使用磷酸盐结合剂，主要用碳酸钙20~50mg/kg，其他可用醋酸钙、酮酸钙、盐酸聚丙烯酰胺等，使血钙维持在2.62~2.80mmol/L。避免使用氢氧化铝，因小儿更易发生铝中毒。

4. **贫血**　肾性贫血的原因有红细胞生成素合成障碍、HD过程中的失血及红细胞寿命缩短、溶血等。且多数透析儿童存在营养不良，贫血程度较成人更严重。治疗给予重组人促红细胞生成素，当血细胞比容(hematocrit，HCT)<0.3开始应用50~150U/kg，每周1~3次，皮下或静脉注射。维持量为每周50~100U/kg。HCT目标值为0.33~0.36。同时注意铁剂的补充。

5. **感染**　感染是造成透析患儿死亡的主要原因。易发生感染的相关因素有机体免疫功能低下、营养不良、应用免疫抑制剂、血制品；HD相关因素有血管通路、体外循环、透析液、供液管路污染。临床常见于细菌感染，如血管通路感染、败血症、尿路感染、呼吸道感染；其他如结核感染、血源病毒感染(庚型肝炎病毒、输血传播病毒)、巨细胞病毒及衣原体感染。

6. **高血压**　除上述引起高血压的原因外，慢性HD高血压需注意是否与促红细胞生成素(erythropoietin,EPO)应用有关。EPO可增加血液黏滞度、外周血管阻力,使缺氧所致的血管扩张作用减弱,从而引起高血压。对维持性HD患儿注意控制透析间期体重增长和充分透析,EPO从小剂量开始皮下给药,使HCT缓慢上升至33%,合理应用降压药。

7. **精神心理障碍**　长期接受HD的患儿,易发生精神抑郁、情绪低落、恐惧感,甚至失去生活信心和勇气,应注意预防和给予相应的心理治疗。

二、血液滤过

【概述】

血液滤过(hemofiltration,HF)是通过机器(泵)使血液流经体外回路中的一个滤器,在滤过压的作用下滤出大量液体和溶质,同时补充与血浆液体成分相似的电解质溶液,即置换液,以达到血液净化的目的。

【原理】

HF是模仿正常肾小球清除溶质的原理,以对流的方式滤过血液中的水分和溶质,当患者血液被引入血液滤过器时,血液内除蛋白质及细胞等有形成分外,水分和大多数中小分子溶质均被滤出(类似肾小球滤过功能),以达到清除潴留于血中过多水分和溶质的治疗目的。为了补偿滤过中丢失的水分和电解质,保持机体内环境的平衡,必须在滤器使用后(或前)补充相应的置换液(模仿肾小管的重吸收功能)。

【设备】

HF设备由血液滤过机、血液滤过器及置换液组成。

1. **血液滤过机**　因为不用透析液,不需透析液装置,而增加了超滤和输入置换液的装置即体液平衡装置。通常,血液滤过机有重量平衡装置以保证血液滤过中液体的出入平衡。HF治疗方式有两种;一种为挂袋式血液滤过(HF-Bag)也称非在线血液滤过:其置换液多为国内市场有售的袋装含乳酸盐的置换液,或自行配制的碳酸氢盐袋装置换液。另一种为在线式血液滤过(on line):血滤机具有流水式配制输入系统，可自动生成置换液，省去了置换液配制、包装、运输等环节，减少了污染并且操作简单、安全，同时因在线配制实现碳酸氢盐滤过更适合儿童。

2. **血液滤过器** 滤过器是血液净化设备的重要组成部分。

3. **置换液** HF时由于血浆中大量的水分和溶质被滤出，故必须补充相应量的置换液。

(1) 置换液配方：儿童HF中推荐用以碳酸氢盐为碱基的置换液配方。常用的置换液配方为钠135~145mmol/L、钾2.0~3.0mmol/L、钙1.25~1.75mmol/L、镁0.5~0.75mmol/L、氯103~110mmol/L、碳酸氢盐30~34mmol/L。置换液因直接入血，因此必须保证无菌、无致热源。在临床工作中采用3L静脉营养袋装配置换液，制备时注意无菌操作，现配现用。

(2) 置换液的使用：在HF中，以较大量的置换液注入滤过器的动脉端或静脉端（前稀释法或后稀释法）。标准的方法是后稀释法，其节省置换液用量、血液和滤过液溶质浓度相同，但由于水被快速清除，滤过器中的血液浓缩，容易凝血；而且滤器内易形成蛋白覆盖层，导致滤过率逐渐降低；使用后稀释法时，超滤率不要大于血流量的30%。前稀释法由于血液在进入滤器前即稀释，清除率显著降低；但因血流阻力小，血流量要求相对低，滤过量稳定，不易在膜上形成蛋白覆盖层是其优势；可通过大幅度增加超滤/输注率来提高清除率。

(3) 置换液补充量：每次HF治疗时置换液的用量在成人后稀释法基本是每周3次，每次置换液量为20~30L，可达到治疗目的。儿童则应根据体重来计算。目前，可采用以下几种计算方法。①根据残余肾功能计算法，一般认为对于慢性肾衰竭患者应使其总清除率维持在5ml/min以上，由于1ml的置换液相当于1ml滤过的尿素清除率，假设患者的残余肾功能是零，每日需要7.2L的置换液才能保持清除率为5ml/min；②Baldmus公式法，是基于把血尿素氮水平从治疗前浓度降低一半而计算的。其缺点是未将患者的蛋白质摄入和残余肾功能计算在内。计算公式，$V_{1/2}=0.47\times BW-3.03$。$V_{1/2}$是把血尿素氮降至治疗前的50%，每次所必要的超滤液量，BW为体重(kg)；③尿素动力学计算法，依据尿素动力学计算 HF 的置换液用量，对于残余肾功能、蛋白质摄入量及体重不同的患者，可使清除率达到理想水平。计算公式如公式 1。④根据透析血流量计算法，依据血滤过程中的血流量来计算，适用于后置换法，置换量 = 每分钟血流量 × 透析时间 ×30% – 超滤量，每分钟血流量 = 体重(g)×4。

$$L(L/周)=\frac{蛋白摄入量(g/d)\times 0.12\times 7}{0.7(g/L)} \qquad 公式1$$

L 为置换液量；0.12：1g 蛋白质所产生尿素氮的克数；7：每周 7 天；0.7：滤过液中尿素氮水平。

【适应证】

1. **急、慢性肾衰竭**　对于急、慢性肾衰竭伴有高血容量、严重心力衰竭者，HF 在去除过多液体的同时，对循环状态影响较小。

2. **顽固性高血压**　HF 无论是对容量依赖性高血压还是肾素依赖性高血压均能较好地控制。对于前者，HF 较 HD 能清除更多液体而不发生循环衰竭，且低血压发生频率大大降低；而对于后者，可能与肾素滤出增多或分泌减少而使血浆肾素水平下降有关。

3. **超滤不耐受症状性低血压和严重水、钠潴留**　较多的临床观察表明 HD 时患者较易发生低血压，而 HF 则可使低血压发生率明显降低。

4. **心力衰竭与肺水肿**　HF 可通过减少心脏的前后负荷来改善心功能。

5. **透析相关的周围神经病变**

6. **严重继发性甲状旁腺功能亢进**

7. **心血管功能不稳定、多脏器功能衰竭及病情危重**

【禁忌证】

HF 无绝对禁忌证，但下列情况应慎用。

1. **药物难以纠正的严重休克或低血压**
2. **严重心肌病变所致的心力衰竭**
3. **严重心律失常**
4. **精神障碍不能配合血液净化治疗**

【抗凝方案】

目前，在血液净化中临床最常用的抗凝剂是普通肝素或低分子量肝素。具体抗凝方法如下。

1. **普通肝素**　一般首剂肝素按 25~50U/kg 静脉注入；追加剂量 10~25U/(kg·h)。血液滤过结束前 30~60 分钟停止追加。注意应依据患者的凝血状态个体化调整剂量。普通肝素抗凝目标值是使活化凝血时间延长至基础值的 150%。

2. **低分子量肝素**　剂量 60~80U/kg，在治疗前 20~30 分钟静脉注射，一般无须追加剂量。

3. **阿加曲班**　一般首剂 250μg/kg 静脉推注，追加剂量 2μg/(kg·min)持续滤器前给药，应依据患者血浆活化部分凝血活酶时间的监测，调整剂量。透析中应使活化部分凝血活酶时间延长至正常的 1.5~3.0 倍。

4. **无抗凝剂**　适用于有出血倾向的患儿。治疗前给予 40mg/L 的肝素生理盐水预冲滤过器和管路，保留灌注 20 分钟后再给予生理盐水 500ml 冲洗。HF 治疗过程中每 30~60 分钟给予 100~200ml 生理盐水冲洗管路和滤器。

【操作流程】

1. **物品准备**　血液滤过器、血液滤过管路、安全导管(补液装置)、穿刺针、无菌治疗巾、生理盐水、一次性冲洗管、消毒物品、止血带、一次性手套、置换液等。

2. **开机自检**　检查血液滤过机电源线连接是否正常。打开机器电源总开关，按照要求进行机器自检。

3. **血液滤过器和管路的安装**　首先检查血液滤过器及管路有无破损，外包装是否完好及查看有效日期、型号。安装管路顺序按照体外循环的血流方向依次安装。置换液连接管安装按照置换液流向顺序安装。

4. **密闭式预冲**

(1) 静脉端向上安装血液滤过器，滤出口放置在滤器上方。

(2) 启动血滤机血泵 80~100ml/min，用生理盐水先排净管路和血液滤过器血室(膜内)气体。生理盐水流向为动脉端→透析器→静脉端，不得逆向预冲。

(3) 机器在线预冲通过置换液连接管，使用机器在线产生的置换液，按照体外循环血流方向密闭冲洗。

(4) 生理盐水预冲量应严格按照血液滤过器说明书中的要求，若需要进行闭式循环或肝素生理盐水预冲，应在生理盐水预冲量达到后再进行。

(5) 推荐预冲生理盐水直接流入废液收集袋中，并且废液收集袋放于机器液体架上，不得低于操作者腰部，不建议预冲生理盐水直接流入开放式废液桶中。

(6) 冲洗完毕后根据医嘱设置治疗参数。

5. **血管通路连接**　应用静脉留置导管或动静脉内瘘穿刺法，根据医嘱从导管静脉端推注首剂量肝素（使用低分子量肝素作为抗凝剂时，应根据医嘱在上机前一次性静脉注射），连接体外循环。

6. **查对**　首先自我查对：①按照体外循环管路走向的顺序，依次查对体外循环管路系统各连接处和管路开口处，未使用的管路开口应处于加帽密封和夹闭管夹的双保险状态；②根据医嘱查对机器治疗参数。自我查对后，与另一名护士同时再次查对上述内容，并在治疗记录单上签字。

7. **HF 中的监测**　给予心电监护，体外循环建立后立即测量血压、脉搏，询问患者的自我感觉，详细记录在血液滤过记录单上。HF 治疗过程中，每 0.5 小时一次仔细询问患者自我感觉，测量血压、脉搏，观察穿刺部位有无渗血，穿刺针有无脱出移位，并准确记录。

8. **回血下机**

(1) 静脉留置导管回血下机步骤：①消毒用于回血的生理盐水瓶塞和瓶口；②插入无菌大针头，放置在机器顶部；③调整血液流量至 50ml/min，关闭血泵；④关闭静脉留置导管动脉端的夹子，分离透析管路与静脉留置导管的动脉端，将透析管路的动脉端与肝素盐水连接；⑤开泵，血流量 50ml/min；⑥先用生理盐水 10~15ml 冲洗静脉留置导管的动脉端，再用肝素盐水 2ml（含肝素 40mg）正压封管，连接肝素帽；⑦肝素盐水回输至静脉壶时，停止回血，关泵，关上静脉留置导管静脉端的夹子，分离透析管路与静脉留置导管的静脉端；⑧先用生理盐水 10~15ml 冲洗静脉留置导管的静脉端，再用肝素盐水 2ml（含肝素 40mg）正压封管，连接肝素帽；⑨消毒静脉导管后，用无菌纱布包裹导管；⑩整理用物，测量生命体征，记录治疗单，签名。

(2) 推荐密闭式回血（下机）：①调整血液流量至 50~100ml/min，打开动脉端预冲侧管，用生理盐水将残留在动脉侧管内的血液回输到动脉壶；②关闭血泵，靠重力将动脉侧管近心侧的血液回输入患者体内；③夹闭动脉管路夹子和动脉穿刺针处夹子；④打开血泵，用生理盐水全程回血，回血过程中，可使用双手揉搓滤器，但不得用手挤压静脉端管路，当生理盐水回输至静脉壶，安全夹自动关闭后，停止继续回血，不宜将管路从安全夹中强制取出，将管路液体完全回输至患者体内（否则易发生凝血块入血或空气栓塞）；⑤夹闭静脉管路夹子和静脉穿刺针处夹子；⑥先拔出动脉内瘘针，再拔出静脉内瘘针，压迫穿刺部位 2~3 分钟，用弹力绷带或胶布加压包扎动、静脉穿刺部位 10~20 分钟后，检查动、静脉穿刺针部位无出血或渗血后松开包扎带。

【并发症及处理】

1. **由于技术问题所致并发症**　HF 时超滤液与置换液间的不平衡很容易导致危及生命的容量性循环衰竭。临床表现为血容量不足产生低血压，或血容量过多增加心脏负荷。因此，连续监测以保证体液平衡至关重要。通常，血液滤过机有重量平衡装置以保证血液滤过中液体的出入平衡。如果没有这种装置，而靠人工操作很难保持持续稳定的平衡。因此，选用具有高度精确的自动化容量平衡装置可避免该并发症发生。

2. **发热和败血症**　HF 时需要输入大量的置换液，如果置换液被细菌或致热源污染，则可出现发热或败血症。防治措施为：①置换液配制过程中应严格无菌操作；②使用前严格检查置换液、过滤器、管路的包装及有效使用期，检查置换液的颜色与透明度，严禁使用过期、包装破损的 HF 产品和混浊变色的置换液；③对于可自动在线生产置换液的血滤机注意无菌的超滤器在原位和机器一起消毒，并定期更换超滤器以防止过饱和并清除内毒素；④在置换液的输入通道上连接一微滤器过滤;⑤避免重复使用血滤器及透析管路;⑥出现发热者,应同时作血液和置换液培养;⑦给予抗生素治疗。

3. **耗减综合征**　HF 时一些中、高分子物质的滤过可引起耗减综合征。国外报道,平均每次 HF 治疗丢失 6.5g 氨基酸、3~14g 血浆蛋白。此外,长期 HF 治疗如置换液钙浓度低于 2mmol/L 易发生甲状旁腺功能亢进症。

4. **远期并发症**　长期 HF 的患儿,由于大量置换液的输入,可能发生某些难以检测的微量元素慢性中毒。注意置换液中各种元素的含量,尤其是微量元素应控制在允许范围内。

5. **其他**　HF 会发生轻度暂时性的血小板减少症和白细胞减少症,但一般经过一次 HF 后 24~48 小时内可恢复正常。

三、血浆置换

【概述】

血浆置换(plasmaphresis,PE)是将患者血液经血泵引出,经过血浆分离器,分离血浆和细胞成分,去除致病血浆或选择性地去除血浆中的某些致病因子,然后将细胞成分、净化后血浆及所需补充的置换液输回体内。PE 包括单重 PE,双重血浆置换(double filtration plasmapheresis,DFPP)。单重 PE 是利用离心或膜分离技术分离并丢弃体内含有高浓度致病因子的血浆,同时补充同等体积的新鲜冰冻血浆或新鲜冰冻血浆 + 少量白蛋白溶液。DFPP 是使血浆分离器分离出来的血浆再通过膜孔径更小的血浆成分分离器,将患者血浆中相对分子质量远远大于白蛋白的致病因子如免疫球蛋白、免疫复合物、脂蛋白等丢弃,将含有大量白蛋白的血浆成分回输至体内,它可以利用不同孔径的血浆成分分离器来控制血浆蛋白的除去范围。

【原理】

PE 通过离心或膜分离技术分离并清除患者体内大量的血浆,从而可以及时迅速有效地清除疾病相关性因子,如抗体、免疫复合物、各种副蛋白及循环毒素如过量的药物毒物等(表 32-2),这是 PE 治疗的主要机制。另外,血浆置换有非特异性的治疗作用,可降低血浆中炎症介质如补体产物、纤维蛋白原的浓度，改善相关症状；增加吞噬细胞的吞噬功能和网状内皮系统清除功能；可从置换液中补充机体所需物质。但血浆置换治疗不属于病因治疗，因而不影响疾病的基本病理过程。针对病因的处理不可忽视。

表 32-2　血浆置换清除的致病因子

疾病	致病因子
系统性红斑狼疮	抗 DNA 抗体、免疫复合物(immune complex，IC)
血友病	抗Ⅷ因子抗体
类风湿关节炎	类风湿因子 IC IgM
巨球蛋白血症	IgM
冷球蛋白血症	冷球蛋白
高黏滞综合征	免疫球蛋白
家族性高胆固醇血症	低密度脂蛋白
雷诺病	巨球蛋白
自身免疫血小板减少	抗血小板抗体
自身免疫性溶血性贫血	抗红细胞抗体
急性播散性脑脊髓炎	神经节苷脂类抗体、细胞因子等
Rh 血型不合	抗 RH 抗体
重症肌无力	抗 AchR 抗体
Guilain-Barr 综合征	周围神经髓磷脂抗体
多发性骨髓瘤	IgG、IgA、IgD
肺出血肾炎综合征	抗肾小球基底膜抗体
ANCA 相关急进性肾小球肾炎	抗中性粒细胞胞浆抗体
局灶节段性肾小球硬化复发	渗透性因子
溶血尿毒综合征(非典型性)	H 因子抗体
血栓性血小板减少性紫癜	vWF 多聚体
毒蕈中毒	与蛋白结合的毒素
甲亢危象	T_3、T_4

【设备】

PE 设备包括机器、血浆分离器或血浆成分分离器及配套管路。

【适应证】

PE 可治疗的疾病涉及神经系统疾病、自身免疫性疾病、肾脏疾病、血液病和肿瘤性疾病、肝脏病和代谢性疾病、结缔组织病、器官移植等多个领域。

2020 年，沈颖、吴玉斌教授主编的更新版《儿童血液净化标准操作流程》中提出儿童血浆置换适应证包括如下内容。

1. **肾脏疾病**　ANCA 相关的急进性肾小球肾炎（包括显微镜下多血管炎、肉芽肿性血管炎）、抗肾小球基底膜病（肺出血肾炎综合征）、急进性肾小球肾炎、新月体性 IgA 肾病、新月体性紫癜性肾炎、重症狼疮肾炎、肾移植术后复发局灶节段性肾小球硬化症、溶血尿毒综合征[包括非典型溶血尿毒综合征以及感染相关的溶血尿毒综合征（肺炎链球菌感染相关溶血尿毒综合征使用血制品应经过洗涤，以避免输注时附带抗 T 抗原抗体）]。

2. **风湿免疫性疾病**　重症系统性红斑狼疮（尤其是狼疮性脑病）、嗜酸性粒细胞肉芽肿性血管炎，皮肌炎或多发性肌炎、重症过敏性紫癜、抗磷脂抗体综合征、白塞综合征（Behcet syndrome，BD）等。

3. **免疫性神经系统疾病**　急性炎症性脱髓鞘性多发性神经病、慢性炎症性脱髓鞘性多发性神经病、重症肌无力、多发性硬化、视神经脊髓炎谱系疾病、激素抵抗的急性播散性脑脊髓炎、儿童链球菌感染相关性自身免疫性神经精神障碍等。

4. **消化系统疾病**　急性肝衰竭、肝性脑病、胆汁淤积性肝病、高甘油三酯血症、高胆红素血症等。

5. **血液系统疾病**　血栓性微血管病、多发性骨髓瘤、高 γ 球蛋白血症、冷球蛋白血症、高黏滞综合征（巨球蛋白血症）、自身免疫性溶血性贫血、新生儿溶血性疾病、肝素诱导的血小板减少症、难治性免疫性血小板减少症、血友病、纯红细胞再生障碍性贫血、噬血细胞综合征等。

6. **自身免疫性皮肤疾病**　大疱性皮肤病、天疱疮、中毒性表皮坏死松解症、硬皮病、特异性皮炎、特异性湿疹等。

7. **代谢性疾病**　家族性高胆固醇血症和高脂蛋白血症等。

8. **器官移植**　器官移植前去除抗体(ABO 血型不兼容移植、免疫高致敏受者移植等)、器官移植后排斥反应。

9. **药物/毒物中毒**　药物中毒(与蛋白结合率高的抗抑郁药物、洋地黄药物中毒等)、毒蕈中毒、动物毒液(蛇毒、蜘蛛毒、蝎子毒等)中毒等。

10. **其他疾病**　肝豆状核变性、特发性扩张型心肌病、突发性感音神经性聋、新生儿狼疮性心脏病、甲状腺危象、脓毒血症致多脏器功能衰竭等。

【禁忌证】

PE 并没有绝对禁忌证,相对禁忌证包括:

(1) 严重活动性出血或弥散性血管内凝血。

(2) 对吸附器的膜、管道、血浆、白蛋白等有严重过敏史。

(3) 严重低血压或休克,未稳定的急慢性心功能不全,重度脑水肿伴脑疝等濒危状态。

(4) 严重感染。

(5) 患儿低体重和滤器及体外管路血容量严重不匹配。

(6) 精神障碍不能配合。

【操作流程】

1. 治疗前评估

(1) 医院资质:建议双重血浆置换在三级甲等医院的血液净化中心进行。

(2) 常规检查:血常规及血型,出凝血指标,血清白蛋白,血清球蛋白,血电解质(钠、钾、氯、钙、磷),肝功能,肾功能,心肌酶谱,与血源传播疾病相关指标(HIV、梅毒、各种肝炎病毒标志物等)及与原发病相关的指标。

(3) 由有资质的肾脏和急救专科医师负责综合评估行 PE 的适应证、禁忌证以及治疗模式。

(4) 向家属及或患者交代病情，签署知情同意书。

2. 建立血管通路，多为临时血管通路

3. 确定治疗处方

(1) 血浆量的计算(estimated plasma volume，EPV)：EPV=65×体重(kg)×(1-HCT)或40~50ml/kg。40kg的患儿最多2 000ml。

(2) 置换液的选择：①人白蛋白溶液，常用浓度为4%~5%。白蛋白溶液中钾、钙、镁浓度均较低，应注意调整，以免引起低钾和/或低钙血症。②血浆制品，新鲜血浆、新鲜冰冻血浆、纯化的血浆蛋白，这些血浆制品含有大部分的凝血因子、白蛋白和免疫球蛋白，对于存在有凝血因子缺乏或其他因子缺乏的患者，可考虑使用，新鲜冰冻血浆含枸橼酸盐，治疗过程中需补充钙剂。③晶体液，生理盐水、葡萄糖生理盐水、林格液，用于补充血浆中各种电解质的丢失，晶体液的补充一般为丢失血浆的1/3~1/2，为500~1 000ml。④其他，低分子右旋糖酐、凝胶和羟乙基淀粉等合成的胶体替代物，可减少治疗的费用；但在体内的半衰期只有数小时，故总量不能超过总置换量的20%，并应在治疗起始阶段使用。

4. 物品的准备和核对　按医嘱准备血浆分离器及管路并核对型号、准备生理盐水、肝素生理盐水、抗凝剂(常用普通肝素、低分子量肝素)、体外循环用的必需物品，如止血钳、注射器、手套等。常规准备地塞米松、肾上腺素等急救药品和监护器材，对于婴幼儿应准备镇静药物(5%水合氯醛、苯巴比妥)。

5. 操作程序　单重PE为例。

(1) 开机，机器自检，按照机器要求进行管路连接。

(2) 预冲管路及血浆分离器：配制含0.04mg/ml的肝素生理盐水(生理盐水1 500ml+普通肝素20mg)预冲、保留灌注20分钟后，再给予生理盐水500ml冲洗。

(3) 设置PE参数：分离血浆量速度为200~600ml/h，置换时间2~3h/次。设置各种报警参数。主要为跨膜压，一般膜性血浆分离器所能承受最大压力为60mmHg(8kPa)，超过此值，则易发生破膜。

(4) 置换液的加温：置换液（新鲜冰冻血浆等）在 37℃水浴溶浆机（或简易热水容器）内复温后应用，防止发生血浆输入后寒战等。

(5) 血流速度：PE 治疗开始前要充分考虑儿童的生理特点，各器官发育尚不成熟、血流动力学不稳定以及血浆分离器和管路容量等因素，在治疗中尽量减少体外循环血容量，与患者连接前管路可用生理盐水或血浆预充。小年龄儿在治疗开始时同时给予静脉补充生理盐水或胶体液，治疗时注意血泵速度从低速开始，逐渐增加，血流量一般为 3~5ml/(kg·min)。这些措施能有效预防低血压。

(6) 防止血浆过敏：PE 开始前给予地塞米松 5~10mg，在置换过程中如出现皮疹等表现时可再次追加给予。

(7) 抗凝：根据治疗前患者凝血状态评估选择。①普通肝素，一般首剂量 0.5~1.0mg/kg，追加剂量 10~20mg/h，间歇性静脉注射或持续性静脉输注（常用）；预期结束前 30 分钟停止追加，肝素剂量应依据患者的凝血状态个体化调整。②低分子量肝素一般选择 60~80IU/kg，推荐治疗前 20~30 分钟静脉注射，无须追加剂量。③出血风险高的患者，也可在监测活化部分凝血活酶时间下，给予阿加曲班或无肝素 PE。

(8) 预防低钙血症：由于新鲜（冰冻）血浆所用抗凝剂为枸橼酸钠，枸橼酸钠能置换钙，使血液循环中游离钙浓度减低，可引起低钙血症而发生抽搐等并发症，故在 PE 过程中应常规补充钙剂。临床一般补充 10~20ml，静脉缓慢推注或滴注。

(9) 回输血浆速度：一般置换开始后以血浆“快出慢入”的原则进行，即尽量在患者耐受的前提下多排出病理血浆，根据患儿体重和血流动力学状态而定。如患儿体重大于 40kg 时可排出 300~500ml，再回输血浆。

(10) 密切监测患儿生命指标：全程监测血压、心率、呼吸、血氧饱和度，每隔 30 分钟记录一次。

(11) 密切观察机器运行情况：包括全血流速、血浆流速、动脉压、静脉压、跨膜压变化等。

(12) 置换达到目标量后回血，观察患者的生命体征，记录病情变化及血浆置换治疗参数和结果。

【并发症及处理】

1. **血管通路并发症**　包括穿刺部位出血、血肿、气胸、腹膜后出血、血栓形成等。操作时选择适合患者的导管，由技术熟练的医师操作，锁骨下静脉和颈内静脉置管需有超声引导。

2. **抗凝剂相关出血倾向**　对凝血功能减退的患者根据凝血指标减少肝素用量或用低分子量肝素抗凝。

3. **PE 治疗相关并发症**

(1) 过敏和变态反应：与大量输入异体血浆、白蛋白有关，临床表现为皮肤瘙痒、皮疹、发热、畏寒、气促等症状，严重者血压下降出现休克。通常在治疗前可适量给予激素和抗组胺药预防过敏，反应轻者可暂停或减慢血浆泵，给予抗过敏药物，待稳定后继续治疗，严重者应立即关闭血浆泵、予以吸氧及抗休克治疗。

(2) 出血：置换过程中血小板的破坏、抗凝药物的应用及使用白蛋白注射液导致凝血因子丢失等可导致出血。对于高危患者及短期内多次、大量置换者，必须补充适量新鲜血浆。

(3) 低血压：主要原因为血容量不足，如体外循环血量过多，置换过程中滤出过快、补充液补充过缓，置换中血浆胶体渗透压降低，过敏反应致血管扩张等，严重者出现休克。应选用与患者相匹配的滤器，如体外循环血量超过患者血容量 8% 可以用血浆或白蛋白液预冲管路。PE 过程用等量置换。儿童应避免使用晶体置换液，用白蛋白和血浆可避免胶体渗透压下降。

(4) 低钙血症：新鲜冰冻血浆或用枸橼酸抗凝的患者易出现低钙血症，患者可表现为口周及远端肢体麻木、感觉异常、肌肉抽搐等，严重者出现心律失常和呼吸困难，口周发绀。为预防低钙血症的发生，可在治疗前、治疗时口服或静脉输注钙剂防治；新鲜冰冻血浆不宜再用枸橼酸抗凝；注意血流速度和分浆比例不应过快，以免因枸橼酸盐快速输入导致血清游离钙急剧下降。

(5) 感染：操作过程中注意无菌观念，避免菌血症；PE 有感染肝炎病毒、巨细胞病毒和 HIV 的风险。反复多次用白蛋白置换可致免疫球蛋白丢失，每2~3次白蛋白置换后可静脉输注免疫球蛋白或使用一次冰冻血浆作为置换液。

(6) 血浆分离器或管路凝血：多因治疗开始时肝素用量不足及血流量不足、引流不畅所致，治疗过程中尽量保持动脉端血流量和血流速度，对高凝状态如弥散性血管内凝血和高脂血症要适当加大肝素剂量。如已出现分离器或管路凝血应更换分离器及管路。

(7) ACEI相关反应：服用ACEI的患者在PE过程中会出现面色潮红、低血压、腹部绞痛或其他胃肠道症状，这些反应多发生于使用乙烯醇或丙烯酸聚合物膜的滤器和硫酸葡聚糖作为吸附柱吸附脂类物质时，机制可能为阴性电荷的滤器将激肽元转换为缓激肽，而ACEI抑制了缓激肽的代谢而致缓激肽效应。建议PE前24小时停服短效ACEI，48小时前停服长效ACEI。

(8) 药物清除：PE对蛋白结合率高和分布容积小的药物清除率更高，通常药物都应在置换后使用。置换后基本不清除的药物包括泼尼松、泼尼松龙，清除较少的药物包括环磷酰胺、硫唑嘌呤、氨基糖苷类、妥布霉素、地高辛、洋地黄毒苷、万古霉素，置换后必须补充的药物包括苯妥英钠、阿司匹林、普萘洛尔、特洛新等。

(9) 维生素丢失：维生素B_{12}、B_6、A、C、E和β胡萝卜素，一次置换后损失24%~48%，但24小时后会反弹到置换前水平。叶酸、烟酸、核黄素、泛酸等在单次置换后无明显减少。长期置换后维生素丢失情况不详。

(10) 死亡：发生率为0.05%，多因严重心律不齐、肺水肿、肺栓塞和严重过敏反应。

四、血液灌流

【概述】

血液灌流(hemoperfusion，HP)是借助体外循环，将患者血液引入装有固态吸附剂的灌流器中，通过吸附作用清除血液中内源性或外源性毒物或致病物质，然后将净化的血液重新返回患者体内。

【原理】

HP 的基本原理是吸附。吸附是利用吸附剂对液体或气体中某一组分具有选择性吸附的能力，使其富集在吸附剂表面的过程。

【设备】

HP 设备主要由灌流器、吸附剂、管路和动力系统组成。

1. **灌流器**　灌流器分两类：①一次性灌流器，不能复用，操作简便、安全，临床多用此型；②复用式灌流器：临床已少用。

2. **吸附剂**　最常用的吸附材料是活性炭和树脂。近年来，有炭化树脂和免疫吸附剂。

3. **动力系统**　应用外源性辅助动力模式，如专用血液灌流机，或利用血液透析机和连续性血液滤过机的血泵也能完成 HP。如果病情需要与血液透析或血液滤过联合治疗时，灌流器应置于透析器或滤过器前，可避免透析或滤过后血液浓缩而发生灌流器堵塞。

【适应证】

1. **急性药物和毒物中毒**　HP 对脂溶性高、蛋白结合率高、分子量较大毒物的清除率远大于其他血液净化方式，故常成为急性药物或毒物中毒时首选的血液净化方式。HP 能吸附的药物和毒物见表 32-3。

表 32-3　HP 可清除的药物或毒物

种类		药物或毒物
镇静催眠药	巴比妥类	巴比妥，苯巴比妥，戊巴比妥，异戊巴比妥，庚巴比妥，司可巴比妥
	非巴比妥类	格鲁米特，甲丙氨酯，甲喹酮，水合氯醛，苯海拉明，甲乙哌酮，苯妥英钠，地西泮，氯氮卓，硝西泮
抗精神失常药		奋乃静，氯丙嗪，氯普噻吨
抗抑郁药		丙米嗪，氯米帕明

续表

种类	药物或毒物
解热镇痛药	阿司匹林,水杨酸盐,甲基水杨酸,非那西汀
抗生素	青霉素,链霉素,四环素,卡那霉素,庆大霉素,氨苄西林,新霉素,万古霉素,磺胺类药,氯霉素,多黏菌素,异烟肼,呋喃妥因,奎宁
心血管药物	洋地黄毒苷,地高辛,奎尼丁
其他药物	阿托品,酚类,氯喹,甲状腺素,类吗啡肽,硫氢酸盐,枸橼酸钾,四氯化碳,麦角胺,环磷酰胺,5-氟尿嘧啶,甲氨蝶呤,樟脑,三氯乙烯
卤化物	溴化物,氯化物,碘化物,氟化物
体内毒素	氨,尿酸,胆红素,乳酸,胱氨酸,内毒素
农药	乐果,有机磷,对硫磷,含氯杀虫剂,除草剂,百草枯,敌敌畏
金属	砷,铜,钙,铅,汞等
植物毒素	木通,蘑菇中毒,乌头
生物毒素	鱼胆,河豚毒素,蛇毒,蜂毒,蝎毒
灭鼠药	毒鼠强,氟乙酰胺
其他毒物	苯酚,邻甲苯胺,糠醛,茶碱类,酚类

2. **尿毒症**　血液透析法对水溶性小分子毒素,分子量 <500D 清除率较好,而对血液中分子量在 3 000~5 000D 的尿毒素则清除不佳,对大分子毒素等则完全不能去除。同时,也有一些小分子毒素如苯甲酚、马尿酸等紧密结合在血浆蛋白上,也不能清除。HP 可有效清除尿毒症血液中的尿酸、酚、吲哚、肽类及多种中分子物质,用于治疗尿毒症。

3. **肝性脑病**　HP可清除肝衰竭患者血液中的白细胞抑制因子、内毒素、抑制肝细胞生长的细胞毒物以及芳香族氨基酸、酚、吲哚、短链脂肪酸，清除胆红素以减少患者体内毒性物质堆积，改善内环境，减轻和阻止肝细胞的继续死亡。

4. **败血症**　HP通过：①活性炭、树脂非选择性吸附毒素；②固定多黏菌素B和固定抗内毒素抗体的新型吸附剂特异地吸附内毒素，治疗感染性休克，减轻或阻止多器官功能衰竭的发展。

5. **风湿、免疫性疾病**　HP利用生物亲和吸附的特性，在吸附材料的载体上固定抗原或抗体，能特异性吸附对应的抗体或抗原，或固定补体吸附免疫复合物，以达到清除血中免疫复合物的目的。其适应证为系统性红斑狼疮、重症过敏性紫癜、自身免疫性溶血性贫血、风湿性关节炎、变应性脉管炎、遗传性高胆固醇血症、急性炎症性脱髓鞘性多发性神经病、重症肌无力、多发性肌炎、川崎病等。

6. **海洛因成瘾**　HP治疗海洛因成瘾，可使戒断症状消失，患者脱瘾，是一种简便、安全、可靠的戒毒方法。

7. **肺间质疾病和急性肺损伤**　近年来研究发现，固定多黏菌素B纤维灌流治疗肺间质疾病和急性肺损伤、急性呼吸窘迫综合征患者，能有效改善其氧合功能，延长患者的生存时间。

8. **其他**　HP技术还可用于重症胰腺炎、牛皮癣、精神分裂症、银屑病、重症痤疮、湿疹、天疱疮、重症药疹、甲状腺危象、肾移植排斥反应、辅助癌症化疗等方面的辅助治疗。

【禁忌证】

目前，除对灌流器及相关材料过敏者外尚无绝对禁忌证。相对禁忌证：毒物作用迅速如氰化物中毒；毒物代谢清除率大于HP清除率；药物分布容积极大或不可逆者；药物无严重毒性者；伴有严重血小板减少、明显出血倾向、凝血障碍、严重心力衰竭和休克者慎用。另外，非脂溶性、伴酸中毒的毒物中毒如醇类(甲醇、乙二醇)，水杨酸，含锂化合物，溴化合物，HP不如常规血液透析效果好，如有必要时可联合血透进行治疗。

【操作流程】

1. **建立血管通路**　临时性血管通路常用股静脉、颈内静脉及锁骨下静脉等中心静脉置管。外周血管直接穿刺法：采用16G、18G留置针直接穿刺桡动脉、足背动脉、肱动脉或股静脉作血液出路，选择大隐静脉或肘正中静脉作血液回路，穿刺成功后用1mg/ml肝素液封管，每日通管一次，可保留一周。

2. **灌流器及血路管道准备及冲洗**　检查包装是否完整，是否在有效期内。把灌流器垂直固定在支架上，动脉端向下，静脉端向上。将血路管道动脉端连接于灌流器动脉端上，另一端连接冲洗吊瓶，静脉端连接于灌流器静脉端上，另一端连接废液袋，废液收集袋放于机器液体架上，不得低于操作者腰部。开通血泵。首先用5%葡萄糖溶液500ml预冲洗，再用4%肝素生理盐水2 000ml（生理盐水2 000ml+肝素80mg）冲洗。初以50ml/min流量，当冲洗液缓慢充满灌流器并从静脉管道流出时，血泵调到200~300ml/min流量。当剩下最后200ml盐水时，应用20%肝素盐水(500ml盐水加肝素100mg)冲洗后，将动、静脉管路连接，用180~200ml/min流量密闭循环20分钟。冲洗过程中，轻轻拍打灌流器，同时用止血钳反复钳夹静脉管道，以增大液流阻力，使盐水在灌流器内均匀分布，并将吸附剂可能脱落的细小颗粒冲掉，同时使吸附剂充分湿化并驱除灌流器的空气，可减少微粒栓塞和空气栓塞的发生。最后按上述方法用4%肝素生理盐水冲洗，准备连接患者。

3. **抗凝剂的应用**　抗凝剂用量较血液透析大。常用的为：①普通肝素，首剂0.5~1.0mg/kg；②低分子量肝素，60~80U/kg，在HP时只需首次静脉给药一次，不必追加给药；③枸橼酸钠，临床上有明确的活动性出血或有明显的出血倾向，或血浆部分凝血活酶时间、凝血酶原时间和国际标准化比值明显延长的患者，可选择枸橼酸钠作为抗凝药物或采用无抗凝剂的方式实施HP治疗。

4. **连接灌流器**　儿童多于灌流治疗开始前进行体外预充。预充液可采用生理盐水、羧甲淀粉、新鲜血浆或5%白蛋白，从而减少体外循环对患儿血压的影响。把灌流器垂直固定在相当于患儿心脏水平位的支架上，动脉端向下，静脉端向上，连接动脉管道到患儿血管通路动脉端，静脉管道连接血管通路静脉端。

5. **灌流开始**　血流量先慢，逐渐增大流量，通常儿童HP的血流量为50~130ml/min或3~5ml/(kg·min)。开动肝素泵，每小时追加肝素0.2~0.5mg/kg，年龄越小，使用肝素量相对较大，灌流结束前半小时可停用肝素。每次灌流时间以90~120分钟为宜，最长不宜超过4小时。

6. **HP结束**　HP结束时，把灌流器倒过来，即动脉端在上，静脉端在下，用生理盐水回血，不能敲打灌流器，以免被吸附的物质重新释放进入体内。对于有些吸附能力不强的树脂最好用空气回血，避免被吸附的物质重新解吸再释放入血。如患者有出血倾向，灌流结束时应使用鱼精蛋白，剂量与肝素等量，缓慢静脉推注。

7. **HP中监测**　HP过程中应严密监测各项生命体征、血流情况和有无空气栓塞。①监测生命体征：HP开始前记录患儿的血压、脉搏、体温，开始后即刻及此后每15~30分钟监测一次心率、血压；②监测动静脉压：HP中如动脉压低压报警，应注意动脉穿刺针或留置导管有无抵住血管壁或堵塞，及时调整穿刺针或留置导管位置或重新穿刺；动脉压高压报警提示灌流器内阻力增大，可能有凝血倾向，及时添加肝素。静脉低压报警提示血流量不足，灌流器凝血；高压报警提示除泡器内凝血，滤网堵塞。对于没有监护装置的HP，应密切观察是否有血流量不足或灌流器凝血。血流减慢、分层是肝素用量不足或灌流器早期凝血的征兆，可用生理盐水冲洗灌流器及管道，补充肝素用量。动脉除泡器凹陷提示动脉压低，血流量不足，注意有无动脉穿刺位置不当、动脉管道扭曲折叠或患儿血压下降。如动脉除泡器变硬、膨胀，血液进入除泡器侧管，提示动脉压过高，灌流器凝血。静脉除泡器变硬、膨胀提示静脉压过高、除泡器内凝血、滤网堵塞或静脉管道折叠。

【并发症及处理】

1. **低血压**　低血压是儿童HP过程中最常见的并发症，发生率为20%~50%。最常发生在HP初始阶段。当体外循环建立时，小儿的体外循环回路容量占有效循环量比例较大，有效血容量不足而引起血压下降，尤其婴幼儿、心血管功能不稳定者；在HP治疗中，血管加压物质部分丢失及血浆渗透压降低等因素都可能导致低血压。因此，当体外循环开始运行时，应马上监测血压，并间隔15~30分钟测量血压。年龄小或有贫血者，于HP治疗开始前，先用生理盐水或同型血浆或全血预充，可预防低血压发生。

2. **血小板减少**　血小板减少较常见，灌流器包膜不同，破坏程度也不同。主要发生在HP的2小时内，血小板减少10%~30%通常不需处理。如血小板下降到临界值（50×10^9/L）以下，必须输注血小板，并给予泼尼松龙。

3. **生物相容性差或热原反应**　多发生于治疗开始后0.5~1小时，表现寒战、发热、血小板及白细胞下降。可静脉推注地塞米松或苯海拉明，吸氧，不需中断治疗。如果反应重，出现低血压、休克者，应停止HP并对症治疗。

4. **栓塞**　治疗过程中患儿突然出现明显的胸闷、呼吸困难、发绀者，则要高度警惕炭粒栓塞。一旦确诊，立即中止HP治疗，迅速予以吸氧，必要时给高压氧治疗。空气栓塞的原因：①HP治疗前的灌流器、管路未排清气体。多在连接静脉通路后很快出现症状；②体外循环管路或连接口漏气；③HP结束时空气回血，血泵流速过快误入空气。一旦发生空气进入体内，应立即钳夹静脉管路、关闭血泵，患者左侧卧位，抬高下肢，予以高浓度吸氧或高压氧治疗等，观察患者的同时，可轻拍患者背部。并根据具体情况对症处理。

5. **出血或出血倾向**　包括消化道出血、皮肤瘀点、瘀斑、穿刺部位出血或血肿形成或原有的出血灶加重等。原因有：①HP过程中应用肝素；②HP可吸附一定量的血小板和凝血因子；③重症患者存在凝血功能障碍。因此在HP治疗中及治疗后必须严密观察患者出血情况，动态监测出凝血时间、血小板变化，必要时输血或血小板。灌流结束后应用鱼精蛋白中和肝素。

6. **凝血**　在HP过程中，发生凝血将严重影响HP的效果，甚至被迫终止治疗。其原因为：①肝素用量不足；②血流量不足，血流量低于 50ml/min 易发生灌流器堵塞;③环境温度过低也发生容易凝血,应保持血流温度在 37℃左右,室温为 23~28℃。治疗过程中,必须严密观察,早期发现凝血现象并及早对症处理。

五、免疫吸附

【概述】

免疫吸附(immuneabsorption,IA)是将高度特异性的抗原、抗体或有特定物理化学亲和力的物质(配体)与吸附材料(载体)结合制成吸附剂(柱),选择性或特异性地清除血液中的致病因子,从而达到净化血液、缓解病情的目的。IA 是在血浆置换基础上发展起来的新技术。

免疫吸附分为血浆吸附和血液吸附。临床上常用的血液灌流时全血流经灌流器通过吸附作用排除毒素的血液净化方法,就是血液吸附。而多数免疫吸附疗法是先使用膜型血浆分离器使血液的有形成分与血浆分开,分离的血浆再流经各种具有特异吸附作用的吸附剂,吸附特定的致病物质,然后与细胞成分汇合并回输体内,即称血浆吸附。

【原理】

根据吸附剂与被吸附物之间的作用原理,免疫吸附剂可分为两大类,即生物亲和吸附剂和物理化学亲和吸附剂。在生物亲和吸附剂中有抗原抗体结合型、补体结合型、Fc 结合型三种。在物理化学亲和吸附剂中有静电结合型、疏水结合型两种。免疫吸附治疗疾病原理即清除致病性抗体和循环免疫复合物、清除炎症因子、调节异常的细胞免疫等。

【设备】

主要由免疫吸附柱、血浆分离器、管路和动力系统组成。血液吸附动力设备只需一台血泵即可;血浆吸附必须具备两个血泵的设备,常用连续性肾脏替代治疗机或人工肝机。

【适应证】

免疫吸附疗法的关键部分是免疫吸附剂,现按免疫吸附剂种类分述如下。

1. **蛋白A免疫吸附柱**　吸附方式为血浆吸附，适用于：①肾脏疾病，局灶节段性硬化性肾小球肾炎，急进性肾炎（抗中性粒细胞胞质抗体、抗肾小球基底膜抗体阳性型），溶血尿毒综合征（血浆置换治疗无效、肿瘤相关），脂蛋白肾病等；②风湿性疾病，系统性红斑狼疮、重症类风湿关节炎、混合性结缔组织病、抗磷脂抗体综合征、系统性血管炎等；③血液系统疾病，特发性血小板减少性紫癜、血栓性血小板减少性紫癜、血友病等；④神经系统疾病，重症肌无力、急性炎症性脱髓鞘性多发性神经病等；⑤肾移植，ABO血型不合受者的肾移植、高PRA血症受者的肾移植、肾移植后排斥反应等；⑥其他适应证，扩张型心肌病、天疱疮等。

2. **多克隆抗人IgG抗体吸附柱（Ig-Therasorb吸附）**　吸附原理是利用抗原-抗体反应，抗人Ig抗体吸附免疫球蛋白及免疫复合物，吸附方式为血浆吸附。临床用于溶血性贫血、重症肌无力、急性炎症性脱髓鞘性多发性神经病、系统性红斑狼疮等。

3. **苯丙氨酸吸附柱（PH-350和PH-250）**　吸附方式为血浆吸附，适用于多发性硬化症、急性炎症性脱髓鞘性多发性神经病、Miller-Fisher综合征、类风湿性关节炎、系统性红斑狼疮和慢性炎性脱髓鞘性多发性神经根炎（chronic inflammatory demyelinating polyneuropathy，CIDP）。

4. **色氨酸吸附柱（TR-350）**　为血浆吸附，适用于重症肌无力、多发性硬化症、急性炎症性脱髓鞘性多发性神经病、慢性炎性脱髓鞘性多发性神经根炎和高PRA血症的肾移植受者等。

5. **C1q吸附柱（MIRO）**　治疗系统性红斑狼疮患者是安全有效的。

6. **VRT101层黏连蛋白吸附柱**　可作为特异性免疫吸附系统性红斑狼疮患者病理抗体新的治疗手段。

7. **硫酸葡聚糖纤维素吸附柱**　选择性移出循环中的DNA抗体、抗心磷脂抗体、IgG和免疫复合物，但不吸附总蛋白、白蛋白和补体。用于对单一药物治疗无反应的重症狼疮肾炎。

8. **DNA 免疫吸附柱**　其可直接做血液灌流。迄今为止，治疗系统性红斑狼疮以特异性吸附 DNA 抗体更多见，取得了很好的疗效，但免疫吸附柱大多为国外生产，价格昂贵。目前国产 DNA 免疫吸附柱可应用于临床，治疗重症系统性红斑狼疮。

9. **低密度脂蛋白(low density lipoprotein，LDL)吸附柱**　在临床上应用较多的此类免疫吸附柱有两种：LDL-Lipopak 及 LDL-Therasorb。可应用于与高胆固醇血症相关的疾病，如纯合子型或杂合子型家族性高胆固醇血症，冠心病的预防与治疗，脑动脉硬化，颈动脉粥样硬化，周围动脉粥样硬化闭塞性疾病，心脏移植后预防冠心病复发，视网膜血管动脉硬化性闭塞等。

10. **HA280 树脂血液灌流器(吸附柱)**　能有效地清除 TNF-a、IL-1、IL-6 等致病因子。国内用于儿童重型过敏性紫癜的治疗。

11. **全血吸附脂蛋白的吸附柱**　是一种选择性和有效降低低密度脂蛋白胆固醇的方法，可以用全血吸附，不需要分离血浆，有极好的生物相容性。

12. **胆红素吸附柱(Medisorba BL-300)**　可降低胆汁酸、总胆红素、直接胆红素，而总蛋白和白蛋白下降很少。

【禁忌证】

无绝对禁忌证，相对禁忌证如下。

1. 对血浆分离器、吸附器材料有过敏史。

2. 严重活动性出血或弥散性血管内凝血，药物难以纠正的全身循环衰竭。

3. 非稳定期的心、脑梗死，颅内出血或重度脑水肿伴脑疝。

【操作流程】

由于血浆吸附疗法存在不同的吸附剂类型和不同的治疗模式，其操作程序也有不同，应参照不同治疗方法、不同吸附柱及不同的机器设备的相关说明书进行。主要程序如下。

1. **治疗前评估**

(1) 医院资质：建议在三级甲等儿童医院的儿童血液净化中心、三级甲等综合医院儿科的儿童血液净化室或依附成人血液净化中心设立的由儿科管理的儿童血液净化室进行。

(2) 常规检查:血常规及血型,出凝血指标,血清白蛋白,血清球蛋白,血电解质(钠、钾、氯、钙、磷),肝功能,肾功能,心肌酶谱,与血源传播疾病相关指标(HIV、梅毒、各种肝炎病毒标志物等)及与原发病相关的指标。

(3) 由有资质的儿童血液净化治疗专业的医师综合评估患者适应证和禁忌证,并确定选择何种吸附模式及吸附器。

(4) 向患者监护人交代病情,并签署知情同意书。

2. **建立血管通路** 多采用临时血管通路。

3. **物品准备** 根据患儿年龄、体重准备适宜型号的血浆分离器、专用血液吸附管路并核对其型号;根据不同疾病所需吸附成分的不同选择适宜的血浆吸附柱。准备生理盐水、葡萄糖溶液、抗凝剂,配制含有抗凝剂的生理盐水;常规准备地塞米松、肾上腺素等急救药品和器材;对于年龄偏小及情绪不稳定的患儿应准备镇静药物;对正在使用降压药物的患儿应准备速效降压药物,以防止吸附影响降压药物血药浓度而出现高血压。准备体外循环所用的必须物品,如止血钳、注射器、手套等。

4. **血浆吸附流程**

(1) 血浆吸附量的计算:治疗剂量,一般单次吸附治疗的剂量为2~3倍血浆容量,治疗持续时间2~3小时为宜。若有必要可更换一只吸附器继续吸附,或定时、定期再进行吸附,具体疗程可根据患者致病的抗体、免疫球蛋白G等致病因子水平来评定。患者的血浆容量可以按照下述公式进行计算和估计,血浆容量=0.065×体重×(1−血细胞比容),体重的单位为kg。

(2) 物品核对:核对血浆分离器、血浆成分吸附器、血浆免疫吸附柱(目前没有儿童型)、管路等型号,按治疗方式、治疗方式及机器、各种耗材的产品说明书进行安装连接。

(3) 开机:机器自检,按照机器要求进行管路连接。

(4) 预冲管路及血浆分离器:配制含0.04mg/ml的肝素生理盐水(生理盐水1 500ml加普通肝素20mg)预冲洗,在闭路循环下保留灌注血浆分离器和血浆免疫吸附柱20分钟后，再给予生理盐水500ml冲洗，有助于增强抗凝效果。开始前要充分考虑儿童的生理特点，各器官发育尚不成熟，血流动力学不稳定，以及血浆分离器和管路容量等因素，在治疗中尽量减少体外循环血容量，与患者连接前管路用生理盐水或血液预充，以防止低血压。

(5) 查对患者姓名：检查生命体征并记录。

(6) 抗凝：①普通肝素，首剂量需0.5~1mg/kg，其后根据患儿的凝血功能情况追加肝素剂量，维持量为0.05~0.1mg/(kg·h)，间歇性静脉注射或持续性静脉输注（常用）；预期结束前30分钟停止追加。肝素剂量应依据患者的凝血状态个体化调整。凝血功能通过活化凝血时间和凝血酶原时间测定控制在正常值范围的2倍以内，超过时需减量或停用抗凝剂。②低分子量肝素，一般选择50~100U/kg，推荐在治疗前20~30分钟静脉注射，无须追加剂量。③出血风险高的患儿，也可在监测活化部分凝血活酶时间下，给予阿加曲班。

(7) 设置血浆置换参数：分离血浆量速度为200~600ml/h，置换时间为2~3h/次。

(8) 血流速度：治疗开始时血流量，成人一般从50~80ml/min逐渐增加至100~150ml/min，分离的血浆以25~50ml/min的流速流经吸附器，吸附后血浆回输体内。儿童年龄不同，起始血流量的速度要比成人慢，并逐渐增加至3~5ml/(kg·min)。

(9) 防止过敏：开始前给予地塞米松5~10mg。

(10) 连接患儿的中心静脉插管，引血至管路，密切观察机器运行状况，包括全血流速、血浆流速、动脉压、静脉压、跨膜压变化。特别是开始治疗半小时内的充分抗凝非常重要。

(11) 密切观察患者生命体征，包括每15分钟测血压、心率及血氧饱和度等。

(12) 达到治疗量后，进入回收程序，观察并记录患者生命体征、病情变化、治疗参数及治疗经过。

【操作流程】

以 DNA 全血免疫吸附为例，目前国内比较常用 DNA 全血免疫吸附治疗系统性红斑狼疮。治疗步骤如下。

1. **免疫吸附柱预冲** ①用 5% 葡萄糖注射液 500ml 灌注吸附柱和管道，静置 30 分钟（静止期间，每隔 10 分钟用手轻拍并转动吸附柱 1~2 分钟）；②再用 4 000ml 肝素生理盐水（内含肝素 20mg/500ml）自下而上对吸附柱和管道进行预冲，预冲流量为 50~100ml，预冲时用手轻拍并转动吸附柱，排出吸附柱内的空气（如有一个大气泡不能排尽不会影响治疗，且可被捕气阀捕获不会进入患者体内）；③最后用 500ml 内含 100mg 肝素的生理盐水以 150~200ml/min 的流量闭式循环 30 分钟以上，以使吸附柱充分肝素化。整个冲洗过程中，均轻轻敲打吸附器，以促进气体排除，同时可在静脉端用止血钳反复钳夹，以增大流体阻力，使肝素生理盐水在吸附器内分布更均匀，由于 DNA 免疫吸附柱为干柱（即柱内无填充液体），预冲时间一定长于其他湿柱，使吸附剂尽量吸湿膨胀，同时可以有效防止凝血。

2. **抗凝** 由于 DNA 免疫吸附柱为全血吸附容易发生凝血，首次肝素剂量大于血浆免疫吸附的抗凝剂量，一般为 1.0mg/kg，每隔 0.5~1 小时用 8~10mg/次，患儿有出血倾向时酌情减少肝素用量，对于血小板显著降低者优先选用低分子量肝素。有高凝因素（高脂血症、血小板显著增高及应用激素治疗时）可适当增加首次肝素剂量，灌流结束前半小时停用肝素，必要时用半量肝素的鱼精蛋白中和。

3. **血液流量** 同上。

4. **吸附时间** 2~2.5 小时。

5. **回血** 采用空气回血法回血。

【并发症及处理】

1. **低血压** 多由体外循环引起。目前临床使用的是成人的吸附柱，体外循环血量约 200ml，在治疗开始引血时血容量快速减少，常常出现血压下降。其预防处理：①治疗开始缓慢引血，或将预冲液不放掉直接接上静脉回流端，以保证血容量平衡，必要时可适当补充血浆、白蛋白、生理盐水等，对贫血患儿应用血液预冲管路，以维持血容量平衡；②严密观察血压，动态血压监测，血压下降时要及时处理，必要时用升压药物；③血压下降明显，经各种方法治疗无改善者立即停止治疗改用其他方法。

2. **过敏反应**　治疗前各种滤器要充分预冲，以冲洗可能存在的吸附剂微粒。过敏反应在治疗开始后短时间内即可出现，轻者出现皮疹，重者出现呼吸困难、发绀等。治疗过程中出现上述症状时给予糖皮质激素和抗组胺类药物、吸氧等对症治疗，必要时终止血浆吸附治疗，严重者出现休克时按过敏性休克处理。

3. **溶血**　查明原因，并予以纠正，如为滤器破膜，及时更换。

4. **出血**　多为抗凝剂过量所致。

5. **凝血**　包括血浆分离器、血浆吸附器、透析器内凝血和留置管凝血，多与术前肝素使用剂量不足，或患者处于高凝状态，或伴有高脂血症有关。术中密切观察跨膜压变化，调整肝素追加量。如跨膜压短时间内迅速升高，可临时追加肝素量。若出现滤器破膜，应立即更换。

6. **穿刺局部血肿、气胸、腹膜后出血**　肝衰竭患者凝血功能差，可酌情于治疗前输血浆、凝血酶原复合物等补充凝血因子。治疗中注意肝素用量。术中、术后要卧床休息，减少穿刺部位的活动或局部止血。

（沈　颖）

参考文献

[1] 沈颖，吴玉斌．儿童血液净化标准操作规程．2版．北京：人民卫生出版社，2020.

[2] 沈颖，易著文．儿科血液净化技术．北京：清华大学出版社，2012：509-545.

[3] 赵新菊，左力．KDOQI 血液透析充分性临床实践指南 2015 更新版-开始

血液透析的时机解读 . 中国血液净化,2016(8):385-387.
[4] 万兴运,陈意志,陈香美 . 2019 年美国血浆置换学会血浆置换和免疫吸附临床实践指南(第 8 版)解读 . 中华肾病研究电子杂志,2021,10(1):8-13.

第三十三章 肾 移 植

【概述】

肾移植是终末期肾病患儿的首选肾脏替代治疗方式。与透析相比，不仅能提高患儿远期存活率，还能明显改善患儿生活质量。外科移植技术、免疫抑制药物的进步，围手术期及术后临床管理的改善，器官供体来源的扩大，极大地提高了儿童肾移植患者和移植肾的存活率。儿童和成人肾移植后的免疫抑制药物和治疗方案是类似的，但儿童不是缩小版的成人，在免疫因素、导致肾衰竭的原发性肾脏疾病、常合并泌尿系统问题、小年龄儿童的手术技术问题、药物代谢及肾移植前需要完成免疫接种、社会心理等方面异于成人。此外，儿童肾移植存在独有的特点，如器官捐献供体的分配政策、移植后需要优化儿童的身高增长去激素化治疗、肾移植后更高的原发病毒感染发生率等问题，均需引起临床高度关注。

【适应证】

适用于各种疾病导致的终末期肾病。

1. 先天性肾脏和尿路畸形。

2. 各类慢性肾小球肾炎，如狼疮肾炎、IgA肾病、溶血尿毒综合征、紫癜性肾炎等。

3. 各类遗传性肾脏疾病，如先天性肾病综合征、Alport综合征、肾单位肾痨、多囊肾、肾结石/肾钙质沉着症。

4. 慢性间质性肾炎。

5. 药物或其他有害物中毒性肾炎等。

【禁忌证】

1. 尚未治愈的恶性肿瘤。

2. 尚未控制的严重感染。

3. 活动期结核病。

4. 活动期肝炎(尤其是伴有肝功能损害)。

5. 活动期艾滋病。

6. 伴发其他重要脏器终末期疾病,如心力衰竭、肺衰竭、肝衰竭等,不作为单纯肾移植的适应证,不排除在充分权衡利弊后作为脏器联合移植的对象。

7. 尚未控制的精神病。

【移植前评估】

潜在的儿童移植受者的评估与成人相似,但由于某些问题在儿童中发生频率更高,因此重点可能不同。在儿童中,确定尿毒症原发病因非常重要,因为这可能与移植后原发疾病复发相关。移植前某些泌尿系统结构异常可能需要外科手术矫正。此外,社会和心理评估也很重要,依从性差的患儿移植物失功和移植后病死率较高。移植前必须对儿童受者进行评估,以确定是否存在影响肾移植预后的潜在医学问题。

1. 神经精神发育

(1) 婴儿:出生后第一年患尿毒症的婴儿可能并发神经系统异常,包括心理功能的改变、神经认知延迟、小头畸形和非自主运动现象,如肌阵挛、小脑共济失调、震颤、癫痫发作和肌张力减退等。目前认为,与尿毒症毒素、早产、高血压危象和透析相关的癫痫发作有关,但确切的发病机制尚不清楚。在发育迟缓的早期迹象出现时,优先肾移植或透析对改善神经精神症状有益。以往研究提示,婴儿成功肾移植可显著改善精神运动发育迟缓,其中很大一部分婴儿恢复至正常的发育阶段。

(2) 年龄较大的儿童:通常很难评估尿毒症在多大程度上导致儿童认知延迟和损害,但尿毒症对儿童的心理功能通常产生不利影响,常引起抑郁表现。而肾移植相较于透析,可有效改善患儿的心理障碍。此外,严重发育延迟的儿童对移植后护理通常不理解和不配合。在这种情况下,家庭必须参与疾病支持治疗决策的制订。

2. **心理状态** 精神疾病和情绪障碍本身并不是透析和移植的禁忌证，但是，必须有熟练照顾受影响儿童的医疗保健专业人员参与。原发性精神疾病可能适合药物治疗和心理咨询，不应将儿童排除在考虑移植之外。积极经验性使用精神药物如选择性 5-羟色胺再摄取抑制剂。与抗癫痫药物一样，要认识到某些精神药物可能会干扰部分免疫抑制剂代谢。依从性不佳是青少年移植受者中特别普遍存在的问题。药物服用和透析依从性应作为移植受者评估的一部分。应在高风险病例中进行精神病学评估。如果发现或预期不依从，则应在移植前采取干预措施，包括可能的社会和精神干预措施，必须确定和培养心理-社会支持系统，医疗、心理和社会工作监测至关重要。此外，移植和透析团队在准备移植前保持密切沟通也尤为重要。

3. **心血管疾病** 儿童和青少年不太可能患有需要进行侵入性诊断检查的明显心血管疾病。透析期间的高血压和慢性体液超负荷易导致左心室肥厚（left ventricular hypertrophy，LVH）、高血压性心肌病和充血性心力衰竭。约 75% 的儿童移植前存在 LVH，并且外周血管阻力指数通常会增高。和成人相似，儿童肾移植也将有益于心脏功能的改善。高血压控制在尿毒症患儿中极其重要。在移植前评估中，必须仔细评估血压并加强透析管理。透析儿童伴高血压者，每年需行超声心动图评估心室肥厚指数和瓣膜功能。联合使用多种降压药物的患儿，如果血压仍控制不理想，接受肾移植前可能需要行双侧肾脏切除术。早发性心血管疾病是患有儿童期尿毒症的成年人的共同特征，对该人群关注成人心血管疾病危险因素可能有助于最大限度地降低远期发病率和死亡率。在移植前控制钙磷代谢是改善移植后冠心病的潜在手段。KDIGO 指南推荐儿童慢性肾脏病人群也可考虑使用他汀类药物以减少心血管事件。

4. **感染** 防止肾移植相关感染并发症的措施至关重要。应仔细检查尿路、皮肤、牙齿和鼻窦等部位的感染征象，并检查发生慢性感染的部位。

（1）常见细菌病原体：尿路感染和与腹膜透析相关的感染是尿毒症患儿最常见的细菌感染源。积极的抗生素治疗和预防儿童尿路感染可以有效地抑制感染。

(2) 巨细胞病毒(cytomegalovirus,CMV):CMV 感染的发病率随着年龄的增长而增加,幼儿通常 CMV 血清阴性。移植前应评估 CMV IgM 和 IgG 水平,并且可作为移植后计划性预防 CMV 感染时的参考。

(3) EB 病毒(Epstein-Barr virus,EBV):完善儿童 EBV 抗体状态很重要。与 CMV 感染相似,EBV 感染和由此产生的血清阳性特点随年龄的增长而增加。在强效免疫抑制的情况下,原发性 EBV 感染可能与移植后淋巴增殖性疾病(post transplant lymphoproliferative disorder,PTLD)发生相关。

5. **预防接种** 尽可能在移植前对儿童进行并完成计划免疫接种,以尽量减少可预防的传染病风险。因为患有尿毒症的儿童具有不理想的免疫应答,可能需要更高的初始剂量和用加强剂量的疫苗监测抗体滴度。移植前尽可能完成各类疫苗接种,包括灭活疫苗和减毒活疫苗。移植前未及时完成的疫苗接种,移植后可补种灭活疫苗,通常建议移植后 6 个月开始接种,但不推荐减毒活疫苗,包括麻疹、腮腺炎、风疹和水痘在内的减毒活疫苗在接受免疫抑制剂治疗的患者中是禁忌。对可检测抗体滴度的疫苗如乙肝病毒疫苗等,应定期监测抗体滴度,必要时复种。规定每年接种的疫苗如流感疫苗等,移植前、移植后需定期接种。

6. **凝血功能状态** 约 7% 的儿童移植物失功是由移植物血栓形成引起的。因此,识别出处于高凝状态的患者尤为重要,如患儿出现反复发生的血液透析管路凝血。儿童患者中,血栓形成危险因素的完整检查包括凝血酶原时间、部分凝血酶原时间、血小板计数、蛋白 S 水平、蛋白 C 水平、抗凝血酶Ⅲ水平、*G20210A* 凝血酶原突变、同型半胱氨酸水平、*MTHFR T677* 突变、抗心磷脂抗体水平、β_2-糖蛋白 1 水平、脂蛋白 A 水平和第Ⅷ凝血因子水平等。如果血栓形成倾向检查结果为阳性或使用儿童整块肾脏进行肾移植者,围手术期和术后较长期抗凝治疗可最大限度地减少移植物血栓形成。

7. **尿毒症原发病因**

(1) 原发病复发问题:原发病复发是儿童移植物失功的危险因

素,是儿童和青少年受体面临的一个重要问题。局灶节段性肾小球硬化(非遗传因素所致者)、非典型溶血尿毒综合症、原发性高草酸尿症、ANCA 相关性血管炎、抗肾小球基底膜抗体肾炎、系统性红斑狼疮等疾病易出现移植后复发。因此,原发疾病病因未明的患儿应进行相关检测包括补体 C3、补体 C4、抗核抗体、抗双链 DNA 抗体、抗肾小球基底膜抗体和 ANCA 滴度,必要时基因检测以明确诊断,以确定移植时机和移植方式。

(2) 泌尿系统发育问题:梗阻性泌尿系统疾病是 10%~15% 移植儿童尿毒症的原发病因。其他与泌尿道异常相关的尿毒症病因,还包括反流性肾病、神经源性膀胱、Prune-Belly 综合征和肾发育不良等,占移植儿童的 20%~30%。由于泌尿系统畸形高发,应将其视为儿童和青少年病因不明尿毒症的可能病因之一。排尿异常、夜遗尿症或复发性尿路感染的病史可能是潜在泌尿系统发育异常的线索。下尿路异常并不是移植的禁忌证,但在移植前最好尽可能明确并解除泌尿系统问题。如果可能,应尽可能识别并改善如神经源性膀胱、膀胱协同功能失调、后尿道瓣膜、尿道狭窄等的尿路结构畸形和排尿异常。部分泌尿系统发育异常的疾病通常需要多次手术以优化泌尿道解剖和功能,如输尿管再植术以纠正膀胱输尿管反流,膀胱扩大或重建术,Mitrofanoff 手术(膀胱造瘘以扩大膀胱容积并开展间歇性清洁导尿),切除可能导致反复尿路感染的重复集合系统或异位输尿管囊肿等。此外,尿流动力学检查可以提供有关膀胱容量和功能的重要信息,并有助于判定是否需要行膀胱扩大术。如果儿童患有神经源性膀胱,通常需教导父母或患者实施清洁间歇性导尿,这可以在移植受者中安全且成功地开展,以改善远期移植物功能。

(3) 肾病综合征:在患有肾小球疾病的儿童中,蛋白尿通常随着肾功能恶化的发生而逐渐减少。持续大量蛋白尿会导致高凝状态,增加手术时移植肾血栓形成和血栓栓塞并发症的风险。使肾移植围手术期液体管理变得困难,因低蛋白血症液体会渗出至血管外,可能导致移植肾功能延迟恢复且对移植肾产生不利影响。在移植前控制大量蛋白尿较为重要,有时可以用前列腺素抑制剂来实现。

8. **营养** 营养不良是儿童尿毒症的一个突出特征。最佳的营养支持是必不可少的。早期胃造瘘术或鼻胃管喂养常可提高热量摄入和促进生长,尤其是在儿童早期开始透析治疗时。

【免疫抑制剂治疗特点】

免疫抑制治疗是术后预防移植肾排斥反应及维持良好移植肾功能的关键。肾移植的免疫抑制治疗总体可分为三个阶段:免疫诱导治疗、免疫维持治疗和排斥反应的免疫治疗。糖皮质激素被认为是减少排斥反应的关键用药,但长期使用激素会带来诸多不良反应,尤其对儿童生长发育产生不利影响。因此,避免或撤除激素一直是儿童肾移植的重要目标之一。环孢素 A 自 20 世纪 80 年代早期开始应用于肾移植后,移植物的短期、长期存活率均获得明显提高,移植医生开始探索如何在不增加急性排斥反应的同时,减少维持治疗方案中激素的用量,甚至探索是否可用无激素免疫抑制方案,以避免激素的不良反应。

随着越来越多新型免疫抑制剂的出现,使肾移植后激素用量减少和快速撤减激素成为可能。越来越多的移植中心开始接受激素撤减甚至无激素治疗方案,2013 年,美国器官获取和移植网络(Organ Procurement and Transplantation Network,OPTN)和器官移植受者科学登记系统(Scientific Registration System for Organ Transplant Recipients,SRTR)数据显示,约 40% 的儿童肾移植术后撤除激素。激素撤减已成为移植免疫抑制治疗的趋势,但激素撤减方案在不同国家、不同移植中心仍未达成共识,目前常用的儿童肾移植中不同的激素撤减方案包括无激素方案、早期撤减激素方案(<7 天)、中期撤除激素方案(7 天至 1 年)、晚期撤减激素方案(>1 年)。目前,儿童肾移植免疫方案中无激素/激素早期撤减方案获得的益处有良好的前景,但仍需要大样本的研究证实其对长期移植肾功能的影响,并制定较为具体的标准。

【预后】

随着外科移植技术的进步、完善的移植前准备、免疫诱导和免疫维持方案的优化、更好的供受体匹配,移植物存活率持续改善。国内外的资料显示，儿童肾移植受者术后1年、5年、10年的生存率分别为96%~98%、93%~99%、88%，移植肾1年、5年、10年存活率分别为88%~92%、71%~85%、58%~63%。移植失败的原因主要包括排斥反应、原发病复发、移植物血栓形成及患者依从性差等。

移植物血栓形成是儿童肾移植术后第一年移植失败的最常见原因，其次是急性排斥反应。移植物血栓形成的总体发病率为2%~3%，在5岁以下儿童中高达10%。移植物血栓形成与移植前腹膜透析治疗、供体为尸肾、二次/多次移植及冷缺血时间有关。干肾移植（pre-emptive kidney transplantation，是指未经透析而直接进行肾移植）患者的长期移植物存活率优于先透析再移植的患者，且与透析持续时间相关。一组来自欧洲儿童肾移植的数据显示，移植前经过2年以上透析的儿童受者移植失败的风险比干肾移植患者增加了67%。免疫抑制剂用药依从性差也是移植物丢失的部分原因。

此外，移植肾的预后亦与原发疾病相关。原发病为先天性肾脏和尿路畸形的受者，比原发病为局灶节段性肾小球硬化（FSGS）、膜增生性肾小球肾炎（MPGN）或溶血尿毒综合征（HUS）者预后更好。原发病为FSGS的受者中，因移植后30%~40%存在原发病复发，5年移植物存活率较其他原发病受者降低约10%；原发病为HUS的患者，移植后50%~70%的移植患者易出现HUS复发，且移植后早期发生血栓的风险相对较高，超过50%的移植物丢失发生在移植后一年内。

尿毒症患儿尤其是低龄、低体重儿童有其自身特点，肾移植术前评估、术中处理和术后管理等环节均有别于成人，故需要请儿童肾脏科医师介入，与成人移植科医师密切配合，术前-术中-术后闭环管理儿童肾移植，以提高儿童肾移植预后。肾移植作为尿毒症儿童的最佳肾替代治疗方式，显著改善尿毒症患儿生存质量，使其长期获益。“儿童供肾优先分配给儿童受者”这一器官移植分配策略，保障了尿毒症儿童在器官分配中的优先地位，促进了儿童肾移植的发展。完善的移植前准备（明确原发病、等待移植过程中给予充分有效的透析、积极纠正慢性肾脏病并发症、移植前完善疫苗接种等）和细致的移植后随访（免疫及感染状态检测、及时调整免疫抑制剂及控制感染、生长发育的管理等)有助于进一步改善儿童肾移植的长期预后。

➤ 附:儿童肾移植术前评估流程图

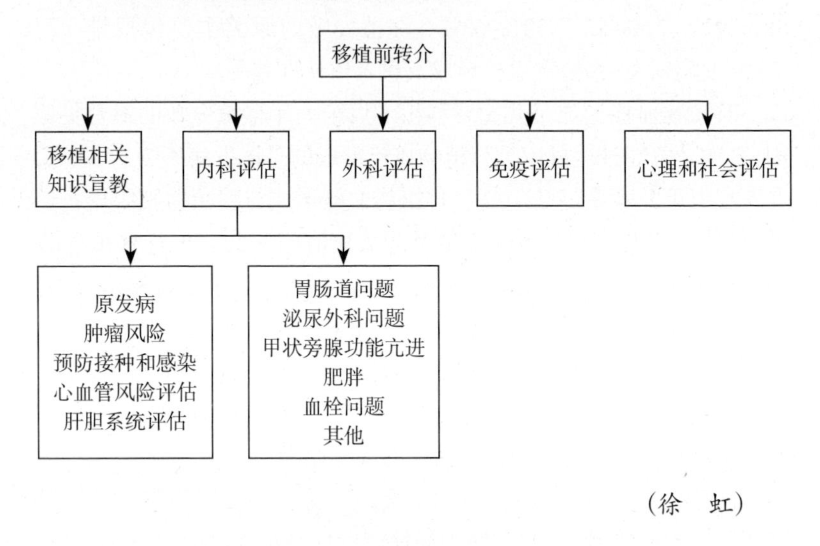

(徐　虹)

参考文献

[1] ELLIS D AVNER, WILLIAM E HARMON, PATRICK NIAUDET, et al. Pediatric Nephrology. 7th ed. Berlin: Springer, 2016.

[2] 中华医学会器官移植学分会,中国医师协会器官移植医师分会. 中国儿童肾移植临床诊疗指南(2015版). 中华移植杂志(电子版),2016,10(1):12-23.

[3] 国家卫生健康委员会. 关于印发中国人体器官分配与共享基本原则和核心政策的通知. 中华人民共和国国家卫生健康委员会公报,2018(7):11-24.

[4] SHEN Q, FANG X, MAN X, et al. Pediatric kidney transplantation in China: an analysis from the IPNA global kidney replacement therapy registry. Pediatric nephrology, 2021, 36: 685-692.

[5] 沈茜,刘娇娇,翟亦晖,等. 儿童肾移植多学科管理模式的探讨. 肾脏病与透析肾移植杂志,2020,29(1):20-25.

[6] North American Pediatric Renal Trials and Collaborative Studies. (2014) Annual report. North American Pediatric Renal Trials and Collaborative Studies, 2014.

附　　录

附录一　体重、身高百分位数表

附表 1-1　0~18 岁儿童身高、体重的百分数标准值

年龄/岁	男						女					
	体重/kg			身高/cm			体重/kg			身高/cm		
	P_3	P_{50}	P_{97}	P_3	P_{50}	P_{97}	P_3	P_{50}	P_{97}	P_3	P_{50}	P_{97}
0.0	2.62	3.32	4.12	47.1	50.4	53.8	2.57	3.21	4.04	46.6	49.7	53.0
0.5	6.80	8.41	10.37	64.0	68.4	73.0	6.34	7.77	9.59	62.5	66.8	71.2
1.0	8.16	10.05	12.37	71.5	76.5	81.8	7.70	9.40	11.57	70.0	75.0	80.2
1.5	9.19	11.29	13.90	76.9	82.7	88.7	8.73	10.65	13.11	76.0	81.5	87.4
2.0	10.22	12.54	15.46	82.1	88.5	95.3	9.76	11.92	14.71	80.9	87.2	93.9
2.5	11.11	13.64	16.83	86.4	93.3	100.5	10.65	13.05	16.16	85.2	92.1	99.3
3.0	11.94	14.65	18.12	89.7	96.8	104.1	11.50	14.13	17.55	88.6	95.6	102.9
3.5	12.73	15.63	19.38	93.4	100.6	108.1	12.32	15.16	18.89	92.4	99.4	106.8
4.0	13.52	16.64	20.71	96.7	104.1	111.8	13.10	16.17	20.24	95.8	103.1	110.6
4.5	14.37	17.75	22.24	100.0	107.7	115.7	13.89	17.22	21.67	99.2	106.7	114.7
5.0	15.26	18.98	24.00	103.3	111.3	119.6	14.64	18.26	23.14	102.3	110.2	118.4
5.5	16.09	20.18	25.81	106.4	114.7	123.3	15.39	19.33	24.72	105.4	113.5	122.0
6.0	16.80	21.26	27.55	109.1	117.7	126.6	16.10	20.37	26.30	108.1	116.6	125.4
6.5	17.53	22.45	29.57	111.7	120.7	129.9	16.80	21.44	27.96	110.6	119.4	128.6
7.0	18.48	24.06	32.41	114.6	124.0	133.7	17.58	22.64	29.89	113.3	122.5	132.1
7.5	19.43	25.72	35.45	117.4	127.1	137.2	18.39	23.93	32.01	116.0	125.6	135.5
8.0	20.32	27.33	38.49	119.9	130.0	140.4	19.20	25.25	34.23	118.5	128.5	138.7
8.5	21.18	28.91	41.49	122.3	132.7	143.6	20.05	26.67	36.69	121.0	131.3	141.9
9.0	22.04	30.46	44.35	124.6	135.4	146.5	20.93	28.19	39.41	123.3	134.1	145.1
9.5	22.95	32.09	47.24	126.7	137.9	149.4	21.89	29.87	42.51	125.7	137.0	148.5

续表

年龄/岁	男						女					
	体重/kg			身高/cm			体重/kg			身高/cm		
	P_3	P_{50}	P_{97}	P_3	P_{50}	P_{97}	P_3	P_{50}	P_{97}	P_3	P_{50}	P_{97}
10.0	23.89	33.74	50.01	128.7	140.2	152.0	22.98	31.76	45.97	128.3	140.1	152.0
10.5	24.96	35.58	52.93	130.7	142.6	154.9	24.22	33.80	49.59	131.1	143.3	155.6
11.0	26.21	37.69	56.07	132.9	145.3	158.1	25.74	36.10	53.33	134.2	146.6	159.2
11.5	27.59	39.98	59.40	135.3	148.4	161.7	27.43	38.40	56.67	137.2	149.7	162.1
12.0	29.09	42.49	63.04	138.1	151.9	166.0	29.33	40.77	59.64	140.2	152.4	164.5
12.5	30.74	45.13	66.81	141.1	155.6	170.2	31.22	42.89	61.86	142.9	154.6	166.3
13.0	32.82	48.08	70.83	145.0	159.5	174.2	33.09	44.79	63.45	145.0	156.3	167.6
13.5	35.03	50.85	74.33	148.8	163.0	177.2	34.82	46.42	64.55	146.7	157.6	168.6
14.0	37.36	53.37	77.20	152.3	165.9	179.4	36.38	47.83	65.36	147.9	158.6	169.3
14.5	39.53	55.43	79.24	155.3	168.2	181.0	37.71	48.97	65.93	148.9	159.4	169.8
15.0	41.43	57.08	80.60	157.5	169.8	182.0	38.73	49.82	66.30	149.5	159.8	170.1
15.5	43.05	58.39	81.49	159.1	171.0	182.8	39.51	50.45	66.55	149.9	160.1	170.3
16.0	44.28	59.35	82.05	159.9	171.6	183.2	39.96	50.81	66.69	149.8	160.1	170.3
16.5	45.30	60.12	82.44	160.5	172.1	183.5	40.29	51.07	66.78	149.9	160.2	170.4
17.0	46.04	60.68	82.70	160.9	172.3	183.7	40.44	51.20	66.82	150.1	160.3	170.5
17.5	46.61	61.10	82.88	161.1	172.5	183.9	40.58	51.31	66.86	150.3	160.5	170.6
18.0	47.01	61.40	83.00	161.3	172.7	183.9	40.71	51.41	66.89	150.4	160.6	170.7

注:3 岁之前测卧位身高,3 岁之后(包含 3 岁)测立位身高;表中年龄为整岁龄,如 0.5 指半岁(即 6 月龄),7.5 岁为 7 岁半整

(蒋小云)

参考文献

[1] 李辉,季成叶,宗心南,等. 中国 0~18 岁儿童、青少年身高、体重的标准化生长曲线. 中华儿科杂志,2009,47(7):487-492.

附录二 体表面积计算公式

附表 2-1 7个代表性的体表面积计算公式

序号	作者	发表时间	患者数	公式
1	DuBois 和 DuBois	1916年	9例	$BSA=0.007\ 184 \times H^{0.725} \times W^{0.425}$
2	Boyd	1935年	411例	$BSA=0.017\ 82 \times H^{0.5} \times W^{0.483\ 8}$
3	Gehan 和 George	1970	401例	$BSA=0.023\ 5 \times H^{0.422\ 46} \times W^{0.514\ 56}$
4	Haycock et al	1978	81例	$BSA=0.024\ 65 \times H^{0.396\ 46} \times W^{0.537\ 8}$
5	Mosteller	1987	*	BSA=根号下(H × W/3 600)
6	Takahira	1925	不详	$BSA=0.007\ 241 \times H^{0.725} \times W^{0.425}$
7	Fujimoto	1968	201例	$BSA=0.008\ 883 \times H^{0.663} \times W^{0.444}$

注:BSA. 体表面积;H. 身高(cm);W. 体重(kg);* 修改了 Gehan 和 George 的公式。公式1~5来自西方国家,公式6、7来自日本。公式1在西方国家被作为标准公式使用。

(王 芳)

参考文献

[1] DU BOIS D, DU BOIS EF. A formula to estimate the approximate surface area if height and weight be known. 1916.Nutrition, 1989, 5(5): 303-311.

[2] BOYD E. Experimental error inherent in measuring growing human body. Am J Physiol, 1930, 13: 389-432.

[3] GEHAN EA, GEORGE SL. Estimation of human body surface area from height and weight. Cancer Chemother Rep, 1970, 54(4): 225-235.

[4] HAYCOCK GB, SCHWARTA GJ, WISTOSKY DH. Geometric method for measuring body surface area: A height-weight formula validated in infants, children, and adults. J Pediatr, 1978, 93(1): 62-66.

[5] MOSTELLER RD. Simplified calculation of body surface area. N Engl J Med, 1987, 317(17): 1098.

[6] FUJIMOTO S, WATANABE T, SAKAMOTO A, et al. Studies on the physical surface area of Japanese. 18. Calculation formulae in three stages over all ages. Nihon Eiseigaku Zasshi, 1968, 23(5): 443-450.

附录三 儿童血压正常值

附表 3-1 3~17 岁女童年龄别及身高别的血压参照标准

年龄/岁	身高范围/cm	收缩压/mmHg				舒张压/mmHg			
		P_{50}	P_{90}	P_{95}	P_{99}	P_{50}	P_{90}	P_{95}	P_{99}
3	<95	87	99	102	108	55	63	67	74
	95~96	88	99	103	109	55	63	67	74
	97~99	88	100	103	110	55	64	67	74
	100~102	89	101	104	111	55	64	67	74
	103~105	90	102	105	112	55	64	67	74
	106~107	91	103	106	113	55	64	67	75
	≥108	91	103	107	113	56	64	67	75
4	<101	89	101	105	111	56	64	67	75
	101~103	89	101	105	111	56	64	67	75
	104~106	90	102	106	112	56	64	67	75
	107~109	91	103	107	113	56	64	67	75
	110~112	92	104	107	114	56	65	68	75
	113~114	93	105	109	115	56	65	68	76
	≥115	93	105	109	115	56	65	68	76
5	<108	91	103	106	113	56	65	68	76
	108~109	91	103	107	113	56	65	68	76
	110~112	92	104	107	114	56	65	68	76
	113~116	93	105	109	115	57	65	68	76
	117~119	93	106	109	116	57	66	69	77

续表

年龄/岁	身高范围/cm	收缩压/mmHg				舒张压/mmHg			
		P_{50}	P_{90}	P_{95}	P_{99}	P_{50}	P_{90}	P_{95}	P_{99}
5	120~122	94	107	111	117	58	66	70	77
	≥123	95	108	111	118	58	67	70	78
6	<113	92	104	108	115	57	65	69	76
	113~114	92	105	108	115	57	66	69	77
	115~118	93	106	109	116	57	66	69	77
	119~121	94	107	110	117	58	67	70	78
	122~125	95	108	112	118	58	67	71	79
	126~128	96	109	113	119	59	68	71	79
	≥129	97	110	114	121	59	69	72	80
7	<116	93	105	109	115	57	66	69	77
	116~118	93	106	109	116	57	66	69	77
	119~122	94	107	110	117	58	67	70	78
	123~126	95	108	112	119	59	68	71	79
	127~130	96	109	113	120	59	69	72	80
	131~133	97	111	114	122	60	69	73	81
	≥134	98	112	115	122	61	70	73	82
8	<120	94	106	110	116	58	67	70	78
	120~122	94	107	111	117	58	67	71	79
	123~126	95	108	112	119	59	68	71	79
	127~131	96	109	113	120	60	69	72	80
	132~135	98	111	115	122	61	70	73	82
	136~138	99	112	116	123	61	71	74	83
	≥139	100	113	117	124	62	71	75	83
9	<124	95	108	111	118	59	68	71	79
	124~127	95	108	112	119	59	68	72	80

续表

年龄/岁	身高范围/cm	收缩压/mmHg				舒张压/mmHg			
		P_{50}	P_{90}	P_{95}	P_{99}	P_{50}	P_{90}	P_{95}	P_{99}
9	128~132	97	110	113	120	60	69	73	81
	133~136	98	111	115	122	61	71	74	82
	137~141	100	113	117	124	62	72	75	84
	142~145	101	114	118	125	63	72	76	84
	≥146	102	115	119	126	63	73	76	85
10	<130	96	109	113	120	60	69	73	81
	130~133	97	110	114	121	61	70	73	82
	134~138	99	112	116	123	62	71	75	83
	139~143	100	113	117	124	63	72	76	84
	144~147	101	115	119	126	63	73	76	85
	148~151	103	116	120	128	63	73	77	85
	≥152	103	117	121	129	64	73	77	86
11	<136	98	112	115	122	62	71	75	83
	136~139	99	113	116	123	62	72	75	84
	140~144	101	114	118	125	63	73	76	85
	145~149	102	116	120	127	64	73	77	86
	150~154	103	117	121	128	64	74	77	86
	155~157	104	118	122	129	64	74	77	86
	≥158	104	118	122	130	64	74	77	86
12	<142	100	113	117	124	63	73	76	85
	142~145	101	114	118	125	63	73	77	85
	146~150	102	116	120	127	64	74	77	86
	151~154	103	117	121	129	64	74	78	86
	155~158	104	118	122	130	64	74	78	87
	159~162	105	119	123	130	64	74	78	87
	≥163	105	119	123	131	64	74	78	87

续表

年龄/岁	身高范围/cm	收缩压/mmHg				舒张压/mmHg			
		P_{50}	P_{90}	P_{95}	P_{99}	P_{50}	P_{90}	P_{95}	P_{99}
13	<147	101	115	119	126	64	74	77	86
	147~149	102	116	120	127	64	74	78	87
	150~153	103	117	121	128	64	74	78	87
	154~157	104	118	122	129	65	74	78	87
	158~161	105	119	123	130	65	74	78	87
	162~164	105	119	123	131	65	74	78	87
	≥165	105	119	123	131	65	75	78	87
14	<149	102	116	120	127	65	74	78	87
	149~152	103	117	121	128	65	75	78	87
	153~155	104	118	122	129	65	75	78	87
	156~159	104	118	122	130	65	75	78	87
	160~163	105	119	123	130	65	75	78	87
	164~166	105	119	123	131	65	75	79	87
	≥167	106	120	124	131	65	75	79	88
15	<151	103	116	120	128	65	75	79	87
	151~152	103	117	121	128	65	75	79	88
	153~156	104	118	122	129	65	75	79	88
	157~160	105	119	123	130	65	75	79	88
	161~163	105	119	123	131	65	75	79	88
	164~166	105	120	124	131	65	75	79	88
	≥167	106	120	124	131	65	75	79	88
16	<151	103	117	121	128	65	75	79	88
	151~153	103	117	121	129	65	75	79	88
	154~157	104	118	122	130	65	75	79	88
	158~160	105	119	123	130	65	75	79	88

续表

年龄/岁	身高范围/cm	收缩压/mmHg				舒张压/mmHg			
		P_{50}	P_{90}	P_{95}	P_{99}	P_{50}	P_{90}	P_{95}	P_{99}
16	161~164	105	119	123	131	66	76	79	88
	165~167	106	120	124	131	66	76	79	88
	≥168	106	120	124	132	66	76	79	88
17	<152	103	117	121	129	66	76	79	88
	152~154	104	118	122	129	66	76	79	89
	155~157	104	118	122	130	66	76	80	89
	158~161	105	119	123	130	66	76	80	89
	162~164	105	119	124	131	66	76	80	89
	165~167	106	120	124	132	66	76	80	89
	≥168	106	120	124	132	66	76	80	89

注：收缩压有效数据为 52 392 人，舒张压有效数据为 20 742 人。各年龄 7 个身高范围分别表示该年龄身高 $<P_{7.5}$、$P_{7.5}$~$(P_{17.5}-1)$、$P_{17.5}$~$(P_{37.5}-1)$、$P_{37.5}$~$(P_{62.5}-1)$、$P_{62.5}$~$(P_{82.5}-1)$、$P_{82.5}$~$(P_{92.5}-1)$和 $P_{92.5}$。测量的身高若包含小数，应四舍五入取整数后再查表。

附表 3-2　3~17 岁男童年龄别及身高别的血压参照标准

年龄/岁	身高范围/cm	收缩压/mmHg				舒张压/mmHg			
		P_{50}	P_{90}	P_{95}	P_{99}	P_{50}	P_{90}	P_{95}	P_{99}
3	<96	88	99	102	108	54	62	65	72
	96~97	88	100	103	109	54	63	65	72
	98~100	89	101	104	110	54	63	66	72
	101~103	90	102	105	112	54	63	66	73
	104~106	91	103	107	113	55	63	66	73
	107~108	92	104	107	114	55	63	66	73
	≥109	93	105	108	115	55	63	66	73
4	<102	89	101	104	111	55	64	67	74
	102~104	90	102	105	111	55	64	67	74

续表

年龄/岁	身高范围/cm	收缩压/mmHg				舒张压/mmHg			
		P_{50}	P_{90}	P_{95}	P_{99}	P_{50}	P_{90}	P_{95}	P_{99}
4	105~107	91	103	106	113	55	64	67	74
	108~110	92	104	108	114	56	64	67	74
	111~113	93	106	109	115	56	64	67	74
	114~116	94	107	110	117	56	65	68	75
	≥117	95	107	111	117	56	65	68	75
5	<109	92	104	107	114	56	65	68	75
	109~110	92	104	107	114	56	65	68	75
	111~113	93	105	109	115	56	65	68	75
	114~117	94	106	110	117	57	65	69	76
	118~120	95	108	111	118	57	66	69	76
	121~123	96	109	112	119	58	67	70	77
	≥124	97	110	113	120	58	67	70	77
6	<114	93	105	109	115	57	66	69	76
	114~116	94	106	110	116	57	66	69	76
	117~119	95	107	111	117	58	66	69	77
	120~123	96	108	112	119	58	67	70	78
	124~126	97	110	113	120	59	68	71	78
	127~129	98	111	115	121	59	69	72	79
	≥130	99	112	116	123	60	69	73	80
7	<118	94	106	110	117	58	67	70	77
	118~120	95	107	111	118	58	67	70	78
	121~123	96	108	112	119	59	68	71	78
	124~127	97	110	113	120	59	68	72	79
	128~131	98	112	115	122	60	70	73	81
	132~135	100	113	117	124	61	71	74	82
	≥136	100	114	117	125	62	71	74	82

续表

年龄/岁	身高范围/cm	收缩压/mmHg				舒张压/mmHg			
		P_{50}	P_{90}	P_{95}	P_{99}	P_{50}	P_{90}	P_{95}	P_{99}
8	<121	95	108	111	118	59	68	71	78
	121~123	95	108	112	119	59	68	71	79
	124~127	97	110	113	120	60	69	72	80
	128~132	98	111	115	122	61	70	73	81
	133~136	99	113	117	124	62	71	74	82
	137~139	101	114	118	125	62	72	75	83
	≥140	102	115	119	127	63	73	76	84
9	<125	96	109	112	119	60	69	72	80
	125~128	96	109	113	120	60	69	73	80
	129~132	98	111	115	122	61	71	74	82
	133~137	99	113	117	124	62	72	75	83
	138~142	101	115	119	126	63	73	76	84
	143~145	102	116	120	128	64	73	77	85
	≥146	103	117	121	129	64	74	77	85
10	<130	97	110	114	121	61	70	74	81
	130~132	98	111	115	122	62	71	74	82
	133~137	99	113	116	124	62	72	75	83
	138~142	101	115	119	126	63	73	77	85
	143~147	102	117	120	128	64	74	77	85
	148~151	104	118	122	130	64	74	77	86
	≥152	105	119	123	131	64	74	77	86
11	<134	98	111	115	122	62	72	75	83
	134~137	99	112	116	124	63	72	76	84
	138~142	100	114	118	126	64	73	77	85
	143~148	102	116	120	128	64	74	78	86

续表

年龄/岁	身高范围/cm	收缩压/mmHg				舒张压/mmHg			
		P_{50}	P_{90}	P_{95}	P_{99}	P_{50}	P_{90}	P_{95}	P_{99}
11	149~153	104	119	123	130	64	74	78	86
	154~157	106	120	124	132	64	74	78	86
	≥158	106	121	125	133	64	74	78	86
12	<140	100	113	117	125	64	73	77	85
	140~144	101	115	119	126	64	74	78	86
	145~149	102	117	121	128	65	75	78	86
	150~155	104	119	123	131	65	75	78	86
	156~160	106	121	125	133	65	75	78	86
	161~164	108	123	127	135	65	75	78	87
	≥165	108	124	128	136	65	75	78	87
13	<147	102	116	120	128	65	75	78	86
	147~151	103	117	121	129	65	75	78	87
	152~156	104	119	123	131	65	75	79	87
	157~162	106	121	125	133	65	75	79	87
	163~167	108	123	128	136	65	75	79	87
	168~171	110	125	130	138	66	76	79	87
	≥172	110	126	130	139	66	76	79	88
14	<154	103	118	122	130	65	75	79	87
	154~157	104	119	124	132	65	75	79	87
	158~162	106	121	125	133	65	75	79	87
	163~167	108	123	128	136	65	75	79	87
	168~172	109	125	130	138	66	76	79	88
	173~176	111	127	131	140	66	76	80	88
	≥177	112	128	133	141	67	77	80	89
15	<158	105	120	124	132	65	76	79	87
	158~161	106	121	125	133	65	76	79	87

续表

年龄/岁	身高范围/cm	收缩压/mmHg				舒张压/mmHg			
		P_{50}	P_{90}	P_{95}	P_{99}	P_{50}	P_{90}	P_{95}	P_{99}
15	162~166	107	122	127	135	66	76	79	88
	167~170	109	124	128	137	66	76	80	88
	171~174	110	126	131	139	66	77	80	89
	175~178	112	128	132	141	67	77	81	89
	≥179	113	129	133	142	67	77	81	90
16	<161	105	121	125	133	66	76	79	88
	161~164	106	121	126	134	66	76	79	88
	165~168	107	123	127	136	66	76	80	88
	169~172	109	125	129	138	66	76	80	88
	173~176	111	126	131	140	67	77	80	89
	177~179	112	128	133	141	67	77	81	90
	≥180	113	129	134	142	67	78	81	90
17	<163	106	121	126	134	66	76	80	88
	163~165	107	122	126	135	66	76	80	88
	166~169	108	124	128	136	66	76	80	88
	170~173	109	125	130	138	67	77	80	89
	174~177	111	127	131	140	67	77	81	89
	178~180	112	129	133	142	67	78	81	90
	≥181	113	129	134	143	68	78	82	90

注：收缩压有效数据为 53 731 人，舒张压有效数据为 21 279 人。各年龄 7 个身高范围分别表示该年龄身高 $<P_{7.5}$、$P_{7.5}$~$(P_{17.5}-1)$、$P_{17.5}$~$(P_{37.5}-1)$、$P_{37.5}$~$(P_{62.5}-1)$、$P_{62.5}$~$(P_{82.5}-1)$、$P_{82.5}$~$(P_{92.5}-1)$ 和 $\geqslant P_{92.5}$。测量的身高若包含小数，应四舍五入取整数后再查表。

（蒋小云）

参考文献

[1] 范晖,闫银坤,米杰.中国3~17岁儿童性别、年龄别和身高别血压参照标准.中华高血压杂志,2017,25(5):428-435.

附录四 常用生化及免疫指标正常值

附表 4-1 血生化及血清电解质正常值

项目	年龄/岁	正常值
谷丙转氨酶 (加磷酸吡哆醛法)	<1	4.1~45.30U/L
	1	3.30~39.70U/L
	2	3.70~28.30U/L
	3	4.40~24.40U/L
	4	4.50~23.60U/L
	5~9	5.47~20.90U/L
	10~11(男)	5.10~30.20U/L
	10~11(女)	4.90~24.00U/L
	12~13(男)	5.50~30.80U/L
	12~13(女)	5.20~30.70U/L
	14~16(男)	6.20~39.30U/L
	14~16(女)	5.30~30.50U/L
谷丙转氨酶 (不加磷酸吡哆醛法)	<1	4.40~35.70U/L
	1	4.00~30.50U/L
	2	4.70~23.30U/L
	3	5.20~18.70U/L
	4	5.00~18.00U/L
	5~9	5.64~14.43U/L
	10~11(男)	5.10~25.10U/L
	10~11(女)	5.60~20.20U/L
	12~13(男)	5.30~29.60U/L
	12~13(女)	5.50~26.00U/L
	14~16(男)	5.30~33.90U/L
	14~16(女)	5.30~22.70U/L

续表

项目	年龄/岁	正常值
肌酸激酶	<1	28.00~287.60U/L
	1	27.60~237.70U/L
	2	28.70~206.70U/L
	3	29.70~185.60U/L
	4	30.80~193.10U/L
	5~9	44.11~211.69U/L
	10~11（男）	33.40~220.60U/L
	10~11（女）	29.60~198.50U/L
	12~13（男）	32.50~274.00U/L
	12~13（女）	36.80~209.50U/L
	14~16（男）	41.70~368.70U/L
	14~16（女）	34.20~177.70U/L
碱性磷酸酶	<1	125.10~399.10U/L
	1	123.70~358.10U/L
	2	115.20~327.10U/L
	3	114.60~313.90U/L
	4	113.00~324.80U/L
	5	122.10~334.60U/L
	6	133.50~347.10U/L
	7	128.60~352.40U/L
	8	126.40~362.00U/L
	9	119.50~386.90U/L
	10~11（男）	130.60~422.90U/L
	10~11（女）	102.70~426.70U/L
	12~13（男）	109.90~477.40U/L
	12~13（女）	67.40~427.20U/L
	14~16（男）	62.80~468.00U/L
	14~16（女）	51.40~244.70U/L
总胆固醇	1~3	1.15~4.70mmol/L
	4~6	2.8~4.80mmol/L
	6~9	3.26~4.94mmol/L
	10~14	3.36~5.28mmol/L

续表

项目	年龄/岁	正常值
甘油三酯	<5	0.38~0.99mmol/L
	6~11	0.31~1.14mmol/L
	12~15	0.36~1.38mmol/L
高密度脂蛋白胆固醇	1~13	0.9~2.15mmol/L
	14~19	0.9~1.65mmol/L
低密度脂蛋白胆固醇	1~9	1.55~3.89mmol/L
	10~19	1.30~4.40mmol/L
总蛋白		60~80g/L
白蛋白		34~54g/L
球蛋白		20~30g/L
蛋白电泳		
白蛋白		30~54g/L 55%~61%
球蛋白		
α_1		2~3g/L 4%~5%
α_2		5~10g/L 6%~9%
β		5~11g/L 9%~12%
γ		3~12g/L 15%~20%
钠		135~145mmol/L
钾		3.5~5.1mmol/L
氯化物		96~108mmol/L
磷		1.30~1.78mmol/L
钙		2.24~2.75mmol/L
镁		0.74~0.99mmol/L

附表 4-2 尿常规及生化正常值

项目	年龄/岁	正常值
蛋白		
定性		阴性
定量		<40mg/24h
糖		
定性		阴性
定量	新生儿	<1.10mmol/L
	儿童	<0.28mmol/L
比重		1.010~1.030
渗透压	婴儿	50~700mOsm/kg
	儿童	300~1 400mOsm/kg
pH 值		4.8~7.8
沉渣		
白细胞		<5 个/HP
红细胞		<3 个/HP
管型		无或偶见透明管型
Addis 计数		
白细胞		<100 万/12h
红细胞		0~50 万/12h
管型		0~5 000/12h
隐血		阴性
酮体		阴性
胆红素		阴性
尿总蛋白		10~140mg/L
		50~80mg/24h
		<250mg/24h（剧烈运动后）

续表

项目	年龄/岁	正常值
尿蛋白电泳		
白蛋白		0.379
α_1		0.273
α_2		0.195
β		0.088
γ		0.033
钠		95~310mmol/24h
钾		35~90mmol/24h
氯		80~270mmol/24h
钙		2.5~10.0mmol/24h
磷		16~48mmol/24h
镁		2.5~8.3mmol/24h
铅		<0.39μmol/L
锌		2.3~19.9μmol/24h
17-羟皮质类醇	0~1	1.4~2.8μmol/d
	儿童	2.8~15.5μmol/d
17-酮皮质类醇	<2	≤3.5μmol/d
	2~6	≤7μmol/d
	6~10	3.5~14.0μmol/d
	10~12	3.5~21.0μmol/d
	12~14	10~35μmol/d
尿肾上腺素	1~4	0~32.8nmol/d
	4~10	0~54.6nmol/d
	10~15	2.7~109.0nmol/d

续表

项目	年龄/岁	正常值
尿去甲肾上腺素	1~4	0~171nmol/d
	4~10	47~384nmol/d
	10~15	89~473nmol/d
尿多巴胺	1~4	261~16 981nmol/d
	>4	425~2 610nmol/d
尿苦杏仁酸		7~85nmol/d
肌酸		0.08~2.06mmol/24h
肌酐		9~18μmol/24h
尿酸		1.48~4.43mmol/24h
尿素		250~600mmol/24h
尿胆原		1：20 以上的稀释为阴性 <4mg/24h

附表 4-3　儿童血肌酐正常值

单位：μmol/L

<table>
<tr><th>年龄</th><th>男</th><th>女</th></tr>
<tr><td>28 天~<2 岁</td><td colspan="2">13~33</td></tr>
<tr><td>2 岁~<6 岁</td><td colspan="2">19~44</td></tr>
<tr><td>6 岁~<13 岁</td><td colspan="2">27~66</td></tr>
<tr><td>13 岁~<16 岁</td><td>37~93</td><td>33~75</td></tr>
<tr><td>16 岁~18 岁</td><td>52~101</td><td>39~76</td></tr>
</table>

附表 4-4　6 月龄至 16 岁的表观正常儿童血肌酐参考区间

检验项目	组别/岁（性别）[a]	例数[b]	参考区间下限低值	参考区间下限高值	参考区间下限	均值	参考区间上限	参考区间上限低值	参考区间上限高值
肌酐/（μmol·L^{-1}）（苦味酸法）	<1	203	28.60	31.90	30.30	39.90	49.20	47.90	50.40
	1	334	29.70	32.70	31.20	41.20	50.70	49.60	51.70
	2	370	31.30	34.30	32.80	43.20	52.00	51.00	52.90
	3	332	35.00	37.40	36.20	44.70	52.90	51.70	54.00
	4	291	37.10	39.80	38.50	45.80	54.60	53.20	55.90
	5	271	37.10	39.90	38.50	47.40	56.40	55.10	57.70
	6	293	38.40	40.90	39.60	49.50	59.10	58.00	60.30
	7	305	40.00	42.60	41.30	51.40	60.20	59.00	61.40
	8	307	41.10	43.90	42.50	52.50	61.60	60.50	62.80
	9	276	41.00	44.40	42.70	53.70	62.70	61.60	63.90
	10~11（男）	157	41.20	48.30	44.70	56.90	67.70	65.80	69.50
	10~11（女）	174	41.90	45.60	43.70	54.60	63.20	61.80	64.70
	12~13（男）	151	46.20	52.30	49.20	62.40	80.80	76.80	84.70
	12~13（女）	151	41.50	48.60	45.10	58.40	69.70	66.50	72.80
	14~16（男）	162	49.40	54.90	52.20	72.70	92.80	88.90	96.60
	14~16（女）	155	48.30	55.00	51.60	63.40	76.60	73.40	79.80

续表

检验项目	组别/岁（性别）[a]	例数[b]	参考区间下限低值	参考区间下限高值	参考区间下限	均值	参考区间上限	参考区间上限低值	参考区间上限高值
肌酐/（$\mu mol \cdot L^{-1}$）（酶法）	<1	205	18.64	20.43	19.53	26.11	36.29	34.36	38.21
	1	338	19.01	20.93	19.97	27.38	38.74	36.87	40.61
	2	377	20.06	21.93	21.00	30.05	42.56	41.20	43.91
	3	336	21.76	23.78	22.77	32.77	44.06	42.90	45.22
	4	292	24.91	27.20	26.06	35.76	46.57	44.78	48.36
	5	274	25.07	28.30	26.68	38.18	50.12	47.53	52.72
	6	294	27.76	30.79	29.28	41.48	54.13	52.25	56.01
	7	309	29.93	33.67	31.80	44.00	55.36	53.76	56.96
	8	308	30.52	35.28	32.90	45.66	57.30	55.88	58.72
	9	281	32.34	36.75	34.55	47.39	60.38	58.38	62.39
	10~11（男）	156	33.37	41.62	37.49	52.25	68.81	65.24	72.38
	10~11（女）	178	32.43	37.59	35.01	48.96	64.08	60.82	67.35
	12~13（男）	153	43.53	45.57	44.55	60.19	98.25	93.78	102.71
	1~13（女）	157	32.07	38.43	35.25	54.88	76.49	72.72	80.26
	14~16（男）	165	45.95	51.86	48.90	77.76	105.13	101.82	108.44
	14~16（女）	156	40.46	48.08	44.27	62.35	82.48	78.98	85.98

注：[a] 年龄 = 调查日期 – 出生日期，如1岁~1岁11月龄均计为1岁（年龄组）；[b] 部分儿童静脉取血量不足（<2ml），导致部分指标的检测值缺失。由全国15个省、市（北京、广东、湖北、江苏、福建、陕西、山东、浙江、湖南、河南、天津、上海、重庆、四川、吉林）20家医学中心合作完成的6月龄至16岁的表观正常儿童血肌酐参考区间。

附表 4-5　源自日本的酶比色法测定的儿童血肌酐参考区间

检验项目	组别/岁(性别)	例数	$P_{2.5}$	P_{50}	$P_{97.5}$
肌酐 /(mg·dl) 转化为 μmol/L 需乘以 88.4(酶法)	3~5 个月	18	0.14	0.20	0.26
	6~8 个月	19	0.14	0.22	0.31
	9~11 个月	31	0.14	0.20	0.34
	1	70	0.16	0.23	0.32
	2	73	0.17	0.24	0.37
	3	88	0.21	0.27	0.37
	4	81	0.20	0.30	0.40
	5	96	0.25	0.34	0.45
	6	102	0.25	0.34	0.48
	7	85	0.28	0.37	0.49
	8	56	0.29	0.40	0.53
	9	36	0.34	0.41	0.51
	10	44	0.30	0.41	0.57
	11	58	0.35	0.45	0.58
	12(男)	15	0.40	0.53	0.61
	12(女)	54	0.40	0.52	0.66
	13(男)	30	0.42	0.59	0.80
	13(女)	38	0.41	0.53	0.69
	14(男)	17	0.54	0.65	0.96
	14(女)	40	0.46	0.58	0.71
	15(男)	15	0.48	0.68	0.93
	15(女)	22	0.47	0.56	0.72
	16(男)	30	0.62	0.73	0.96
	16(女)	27	0.51	0.59	0.74

附表 4-6　其他肾功能检查正常值

项目	年龄/岁	正常值
肾小球功能检查		
尿素氮	新生儿	1.0~3.6mmol/L
	婴儿、儿童	1.8~6.4mmol/L
	儿童	3.6~5.4mmol/L
血尿酸	<1	154.00~398.00μmol/L
	1~4	170.11~376.76μmol/L
	5~9	180.49~408.92μmol/L
	10~11（男）	192.00~491.00μmol/L
	10~11（女）	169.00~455.00μmol/L
	12~13（男）	228.00~617.00μmol/L
	12~13（女）	173.00~473.00μmol/L
	14~16（男）	246.00~606.00μmol/L
	14~16（女）	175.00~437.00μmol/L
半胱氨酸蛋白酶抑制剂 C	<1	0.73~1.48mg/L
	1	0.72~1.41mg/L
	2	0.71~1.29mg/L
	3	0.69~1.20mg/L
	4	0.68~1.16mg/L
	5~9	0.67~1.10mg/L
	10~11（男）	0.68~1.20mg/L
	10~11（女）	0.66~1.17mg/L
	12~13（男）	0.75~1.27mg/L
	12~13（女）	0.63~1.10mg/L
	14~16（男）	0.72~1.27mg/L
	14~16（女）	0.58~1.02mg/L
内生肌酐清除率	新生儿	25~70ml/（min·1.73m^2）
	<1	65~80ml/（min·1.73m^2）
	>2	80~126ml/（min·1.73m^2）
β_2 微球蛋白		0.8~2.0mg/L

续表

项目	年龄/岁	正常值
肾小管功能		
近端肾小管功能		
酚红排泄试验		15 分钟 25%~40% 30 分钟 13%~24% 60 分钟 9%~17% 120 分钟 3%~10% 2 小时总排出量 60%~85%
远端肾小管功能		
尿浓缩试验		
禁水试验		尿比重 1.022~1.035 尿渗透压 800~1 400mOsm/kg
垂体后叶加压浓缩试验		比重 >1.020 尿渗透压 >800mOsm/kg
尿稀释试验		比重 <1.003(最高与最低比重差:渗透压 <50mOsm/kg 应 >0.009)

附表 4-7　免疫学检查正常值

项目	年龄/岁	正常值
免疫球蛋白 G(IgG)	<1	3.15~11.41g/L
	1	3.10~11.65g/L
	2	3.99~11.90g/L
	3	4.82~12.79g/L
	4	5.40~13.44g/L
	5	5.93~13.78g/L
	6	6.26~14.26g/L
	7	5.97~14.54g/L
	8	6.21~14.81g/L
	9	6.52~15.11g/L
	10~11(男)	6.61~15.08g/L
	10~11(女)	7.84~16.29g/L
	12~13(男)	7.05~16.76g/L
	12~13(女)	7.64~16.41g/L
	14~16(男)	7.70~16.84g/L
	14~16(女)	8.13~17.79g/L

续表

项目	年龄/岁	正常值
免疫球蛋白 A(IgA)	<1	0.23~1.14g/L
	1	0.24~1.51g/L
	2	0.27~1.68g/L
	3	0.36~2.05g/L
	4	0.48~2.35g/L
	5	0.58~2.61g/L
	6	0.64~2.93g/L
	7	0.63~2.95g/L
	8	0.72~2.98g/L
	9	0.79~3.30g/L
	10~11(男)	0.91~3.22g/L
	10~11(女)	0.73~3.31g/L
	12~13(男)	0.87~3.39g/L
	12~13(女)	0.75~3.55g/L
	14~16(男)	1.07~3.90g/L
	14~16(女)	0.91~3.62g/L
免疫球蛋白 M(IgM)	<1	0.32~1.88g/L
	1	0.36~1.92g/L
	2	0.51~2.13g/L
	3	0.59~2.20g/L
	4	0.63~2.38g/L
	5~9(男)	0.55~2.06g/L
	5~9(女)	0.71~2.46g/L
	10~11(男)	0.47~2.28g/L
	10~11(女)	0.69~2.77g/L
	12~13(男)	0.51~2.33g/L
	12~13(女)	0.73~2.93g/L
	14~16(男)	0.50~2.36g/L
	14~16(女)	0.65~3.02g/L
补体成分		
总溶血补体活性		75~160kU/L(>0.33CH_{50})
补体 C3	<1	0.64~1.70g/L
	1	0.68~1.68g/L
	2~16	0.83~1.61g/L

续表

项目	年龄/岁	正常值
补体 C4	<1	0.10~0.43g/L
	1	0.11~0.43g/L
	2~16	0.13~0.41g/L
抗核抗体		阴性或 <1∶160
抗双链 DNA 抗体		阴性
抗 ENA 抗体		
抗 Sm 抗体		阴性
抗 RNP 抗体		阴性
C 反应蛋白	2~12	67~1 800μg/L
抗链球菌溶血素效价		<500IU/ml

（毛建华　王 芳）

参考文献

[1] 钟旭辉,丁洁,周建华,等.中国儿童15项常用临床检验指标的生物参考区间研究.中华儿科杂志,2018,56(11):835-845.

[2] 杨霁云,白克敏.小儿肾脏病基础与临床.北京:人民卫生出版社,2000:475-476.

[3] 易著文,何庆南.小儿临床肾脏病学.2版.北京:人民卫生出版社,2016:535-536.

[4] 中华人民共和国国家卫生健康委员会.儿童临床常用生化检验项目参考区间.(2021-04-09)[2022-04-05].http://www.nhc.gov.cn/wjw/s9492/202105/170ca00246014d18b82a61cabf9fdb2f/files/6c1c64223cb741dba722e90ad689fc54.pdf.

[5] UEMURA O,HONDA M,MATSUYAMA T,et al. Age,gender,and body length effects on reference serum creatinine levels determined by an enzymatic method in Japanese children:a multicenter study. Clin Exp Nephrol,2011,15(5):694-699.

附录五　肾脏大小的超声检查值

附表 5-1　右侧肾脏大小超声检查参考值

单位：mm

	土耳其 1998					塞尔维亚 2007					印度 2012			尼泊尔 2016					中国香港 2010			
年龄	例数	均值	标准差	P_5	P_{95}	例数	均值	标准差	P_3	P_{97}	例数	均值	标准差	例数	均值	标准差	P_5	P_{95}	年龄	例数	均值	标准差
0~<3 个月	50	50	5.8	40	58	582	48	5.6	38	60	71	43.0	6.0	36	48	4.8	40.0	60.0	0~1 岁	13	55.5	4.0
3~<6 个月	39	53	5.3	50	64	448	57	4.0	50	65	49	47.0	7.0						1~2 岁	88	61.5	4.5
6~<9 个月	17	59	5.2	52	66	496	58	4.1	51	67	61	55.0	7.0	35	54	6.4	44.0	68.0	2~3 岁	236	66.3	5.2
9~<12 个月						458	61	5.0	50	69	81	56.0	6.0						3~4 岁	332	69.8	5.2
1~<2 岁	18	61	3.4	55	65						122	57.0	4.0	62	56	5.5	49.1	66.5	4~5 岁	379	72.3	5.3
2~<4 岁	22	67	5.1	59	75						133	64.0	6.5	43	63	6.8	52.0	74.0	5~6 岁	360	74.9	5.6
4~<6 岁	26	74	5.5	65	83						129	67.5	6.0	28	69.8	5.6	60.0	80.1	6~7 岁	317	77.5	5.9
6~<8 岁	32	80	6.6	70	91						102	69.5	5.0	38	74.5	6.2	62.5	84.5	7~8 岁	304	80.0	5.8
8~<10 岁	27	80	7.0	69	89						115	78.0	6.5						8~9 岁	304	82.3	5.8
10~<12 岁	15	89	6.2	82	100						75	82.5	7.5	19	83	7.2	68.0	95.0	9~10 岁	233	84.7	6.6
12~<14 岁	22	94	5.9	85	102						62	86.0	8.0	11	91	5.3	82.0	97.0	10~11 岁	200	87.4	6.8
14~<18 岁	11	92	7.0	83	102														11~12 岁	199	91.6	7.5
																			12~13 岁	66	93.8	7.1

附表 5-2 左侧肾脏大小超声检查参考值

单位：mm

年龄	土耳其 1998					塞尔维亚 2007					印度 2012			尼泊尔 2016					中国香港 2010			
	例数	均值	标准差	P_5	P_{95}	例数	均值	标准差	P_3	P_{97}	例数	均值	标准差	例数	均值	标准差	P_5	P_{95}	年龄	例数	均值	标准差
0~<3 个月	50	50	5.8	42	59	582	48	5.6	38	60	71	43.0	6.0	36	50.3	5.0	41.7	59.1	0~1 岁	13	56.7	4.0
3~<6 个月	39	56	5.5	47	64	448	57	4.0	50	65	49	47.0	7.0						1~2 岁	88	63.5	4.5
6~<9 个月	17	61	4.6	54	68	496	58	4.1	51	67	61	55.0	7.0	35	55.8	5.2	48.6	67.2	2~3 岁	236	67.7	5.2
9~<12 个月						458	61	5.0	50	69	81	56.0	6.0						3~4 岁	332	70.8	5.2
1~<2 岁	18	66	5.3	57	72						122	57.0	4.0	62	59.2	5.4	51.0	67.5	4~5 岁	379	73.9	5.3
2~<4 岁	22	71	4.5	61	76						133	64.0	6.5	43	66.4	8.0	53.8	81.4	5~6 岁	360	76.3	5.6
4~<6 岁	26	79	5.9	70	87						129	67.5	6.0	28	71.2	5.8	63.0	83.1	6~7 岁	317	79.1	5.9
6~<8 岁	32	84	6.6	73	93						102	69.5	5.0	38	77.1	6.4	64.8	88.5	7~8 岁	304	81.5	5.8
8~<10 岁	27	84	7.4	75	97						115	78.0	6.5						8~9 岁	304	83.6	5.8
10~<12 岁	15	91	8.4	77	102						75	82.5	7.5	19	85.6	6.2	74.0	98.0	9~10 岁	233	86.5	6.6
12~<14 岁	22	96	8.9	84	110						62	86.0	8.0	11	94.0	6.2	86.0	105.0	10~11 岁	200	89.1	6.8
14~<18 岁	11	99	7.5	90	110														11~12 岁	199	92.6	7.5
																			12~13 岁	66	94.5	7.1

（毛建华）

参考文献

[1] Calle-Toro JS, Back SJ, Viteri B, et al. Liver, spleen, and kidney size in children as measured by ultrasound: A systematic review. J Ultrasound Med, 2020, 39(2): 223-230.

[2] LUK WH, LO AX, AU-YEUNG AW, et al. Renal length nomogram in Hong Kong Asian children: sonographic measurement and multivariable approach. J Paediatr Child Health, 2010, 46(4): 310-315

附录六　估计肌酐清除率的 Schwartz's 公式及 K 值

附表 6-1　估计肌酐清除率的 Schwartz's 公式及 *K* 值

Schwartz's 公式名称	*K* 值
2009-Schwartz	36.5
Schwartz-Lyon	
>13 岁的男性	36.5
其余人群	32.5

注：Schwartz's 公式为估计肌酐清除率(eGFR)= $K\times$ 身高(cm)/血肌酐(μmol/L)。

（张爱华）

参考文献

[1] SCHWARTZ GJ, MUÑOZ A, SCHNEIDER MF, et al. New equations to estimate GFR in children with CKD. J Am Soc Nephrol, 2009, 20(3): 629-637.

[2] SOUZA VC, RABILLOUD M, COCHAT P, et al. Schwartz formula: is one k-coefficient adequate for all children? PLOS one, 2012, 7(12): e53439.

附录七 肾衰竭时药物剂量调整

附表 7-1 肾衰竭时药物剂量调整

药物	代谢途径	调整剂量间隔/h 或相当于正常剂量			血透或腹透后应否补充剂量
		GFR>50ml/(min·1.73m²)	GFR 10~50ml/(min·1.73m²)	GFR<10ml/(min·1.73m²)	
抗生素类					
氨基糖类					
阿米卡星	肾	8~12	12	>24	HD、PD
庆大霉素	肾	8	12	>24	HD、PD
妥布霉素	肾	8	12	>24	HD、PD
抗分枝杆菌类					
氯法齐明	肝	无	无	无	无
环丝氨酸	肾	12	12~24	24	无
乙胺丁醇	肾	24	24~36	48	HD、PD
乙硫异烟胺	肝	无	无	50%	无
异烟肼	肝、肾	无	无	无	HD、PD
吡嗪酰胺	肝、肾	无	无	50%	HD、PD
利福布汀	肝	无	无	无	无
利福平	肝	无	无	无	无
头孢菌素类					
头孢羟氨苄	肾	12	12-24	24~48	HD

续表

药物	代谢途径	调整剂量间隔/h 或相当于正常剂量			血透或腹透后应否补充剂量
		GFR>50ml/(min·1.73m^2)	GFR 10~50ml/(min·1.73m^2)	GFR<10ml/(min·1.73m^2)	
头孢唑林	肾	8	12	24~48	HD
头孢地尼	肾	12	24	48	HD
头孢吡肟	肾	12	16~24	24~48	HD
头孢克肟	肾	12~24	75%	50%	无
头孢尼西	肾	无	50%	25%	无
头孢哌酮	肝肾	无	无	无	无
头孢噻肟	肝、肾	6~8	8~12	24	HD
头孢替坦	肾	12	24	24	HD、PD
头孢西丁	肾	8	8~12	24~48	HD
头孢泊肟	肾	12	16	24~48	HD
头孢丙烯	肾	12	16	24	HD
头孢他啶	肾	8~12	24~48	48	HD
头孢布烯	肾	24	50%	25%	HD
头孢唑肟	肾	8~12	12~24	24	HD
头孢曲松	肾、肝	无	无	24	无
头孢呋辛	肾	8	8~12	24	HD
头孢氨苄	肾	8	12	12	HD、PD
头孢噻吩	肾	6	6~8	12	HD、PD

续表

药物	代谢途径	调整剂量间隔/h 或相当于正常剂量			血透或腹透后应否补充剂量
		GFR>50ml/(min·1.73m²)	GFR 10~50ml/(min·1.73m²)	GFR<10ml/(min·1.73m²)	
头孢拉定	肾	6	50%，每6小时1次	25%，每6小时1次	HD、PD
氯碳头孢	肾	12	50%	3~5天	HD
青霉素类					
阿莫西林-克拉维酸	肾、肝	8	8~12	12~24	HD
氨苄西林	肾、肝	6	6~12	12~24	HD
氨苄西林/舒巴坦	肾、肝	6~8	12	24	HD
羧苄青霉素	肾、肝	8~12	12~24	24~48	HD、PD
双氯唑西林	肾、肝	无	无	无	无
美洛西林	肾、肝	4~6	6~8	8~12	HD
苯唑西林	肾、肝	无	无	无	无
青霉素G	肾、肝	无	75%	25%~50%	HD
哌拉西林	肾	4~6	6~8	12	HD
哌拉西林/他唑巴坦	肾、肝	6	8	12	HD
替卡西林	肾	8	8~12	24	HD
替卡西林/克拉维酸	肾、肝	3.1g，每4小时1次	2g，每6~8小时1次	2g，每12小时1次	HD
喹诺酮类					
环丙沙星	肾	无	12~24	24	无

续表

药物	代谢途径	调整剂量间隔/h 或相当于正常剂量			血透或腹透后应否补充剂量
		GFR>50ml/(min·1.73m²)	GFR 10~50ml/(min·1.73m²)	GFR<10ml/(min·1.73m²)	
依诺沙星	肾	无	50%	50%,每24小时1次	无
加替沙星	肾	无	50%	50%	HD、PD
左氧氟沙星	肾	8~12	24	48	无
洛美沙星	肾	无	75%	50%	无
莫西沙星	肝	无	无	无	无
诺氟沙星	肾	无	12~24	避免	无
氧氟沙星	肾	无	12~24	24	无
其他抗生素					
阿奇霉素	肝	无	无	无	无
氨曲南	肾	无	50%~75%	25%	HD、PD
氯霉素	肾、肝	无	无	无	无
克拉霉素	肾、肝	无	75%	50%	无
克林霉素	肝	无	无	无	无
多西环素	肾、肝	无	无	无	无
红霉素	肝	无	无	无	无
亚胺培南	肾	无	50%	25%	HD
利奈唑胺	肝、肾	无	无	无	HD

续表

药物	代谢途径	调整剂量间隔/h 或相当于正常剂量			血透或腹透后应否补充剂量
		GFR>50ml/(min·1.73m^2)	GFR 10~50ml/(min·1.73m^2)	GFR<10ml/(min·1.73m^2)	
美罗培南	肾	无	50%	50%,每24小时1次	HD
甲硝唑	肾、肝	无	无	50%	HD
喷他咪	?	无	无	24~48	无
磺胺甲噁唑	肾、肝	12	18	24	HD
四环素	肾、肝	12	12~18	18~24	无
甲氧苄啶	肾、肝	12	18	24	HD
万古霉素(静脉注射)	肾	6~12	24~48	48~96	无
抗真菌药类					
两性霉素 B	无	24	24	24~36	无
卡泊芬净	肝	24	24	24	无
氟康唑	肾、肝	无	50%	25%	HD
氟胞嘧啶	肾	6	24	24~48	HD、PD
伊曲康唑	肝、肾	无	无	50%	无
酮康唑	肝	无	无	无	无
咪康唑	肝	无	无	无	无
特比萘芬	肾、肝	无	?	?	?
抗病毒药					
阿巴卡韦	肝	无	无	无	?

续表

药物	代谢途径	调整剂量间隔/h 或相当于正常剂量			血透或腹透后应否补充剂量
		GFR>50ml/(min·1.73m^2)	GFR 10~50ml/(min·1.73m^2)	GFR<10ml/(min·1.73m^2)	
阿昔洛韦(静脉)	肾	6	24	48	HD
阿昔洛韦(口服)	肾	无	12=24	24	HD
金刚烷胺	肾	12~24	24~72	72~168	无
去羟肌苷	肾	12	24	48	无
泛昔洛韦	肾	8	12~24	48	HD
膦甲酸	肾	25mg/kg，每8小时1次	15mg/kg，每8小时1次	6mg/kg，每8小时1次	HD
更昔洛韦	肾	12	24	24	HD
茚地那韦	肝、肾	8	?	?	?
拉米夫定	肾	12	24	33%,每24小时1次	?
司坦夫定	肝、肾	无	50%,每12~24小时1次	?	?
伐昔洛韦	肾	8	12~24	50%,每24小时1次	HD
齐多夫定	肝	无	无	无	HD
抗凝药类					
抗凝血药类					
达肝素	肾	无	?	?	无

续表

药物	代谢途径	调整剂量间隔/h或相当于正常剂量			血透或腹透后应否补充剂量
		GFR>50ml/(min·$1.73m^2$)	GFR 10~50ml/(min·$1.73m^2$)	GFR<10ml/(min·$1.73m^2$)	
伊诺肝素	肾	无	?	?	无
那屈肝素	肾	无		避免	—
肝素	肝	无	无	无	无
华法林	肝	无	无	无	无
心血管药物类					
血管紧张素转化酶抑制剂类					
贝那普利	肝、肾	无	75%	50%	无
卡托普利	肾、肝	无	无	50%	HD
依那普利	肾	无	25%	50%	HD
福辛普利	肝	无	无	无	无
赖诺普利	肾	无	50%	25%	HD
莫昔普利	肾、肝	无	50%	50%	?
培朵普利	肾、肝	无	50%	25%	HD
奎那普利	肝、肾	无	75%	50%	无
雷米普利	肾、肝	无	50%	50%	HD
培哚普利	肾、肝	无	50%	避免	无
血管紧张素受体阻滞药类					
坎地沙坦	肝、肾	无	50%	50%	无

续表

药物	代谢途径	调整剂量间隔/h 或相当于正常剂量			血透或腹透后应否补充剂量
		GFR>50ml/（min·1.73m²）	GFR 10~50ml/（min·1.73m²）	GFR<10ml/（min·1.73m²）	
依普沙坦	肝	肝	肝	肝	?
厄贝沙坦	肝	肝	肝	肝	肝
氯沙坦	肝	肝	肝	肝	肝
替米沙坦	肝	肝	肝	肝	肝
缬沙坦	肝、肾	肝	肝	肝	肝
β受体阻滞剂类					
阿替洛尔	肾	无	50%	25%	HD
信他洛尔	肝、肾	无	无	50%	无
比索洛尔	肝、肾	无	50%	25%	无
卡替洛尔	肾	24	48	72	?
拉贝洛尔	肝	无	无	无	无
美托洛尔	肝	无	无	无	HD
喷布洛尔	肝	无	无	无	无
普萘洛尔	肝	无	无	无	无
索他洛尔	肾	无	24~48	?	?
噻吗洛尔	肝	无	无	无	无
卡维地洛	肾	无	无	无	无
钙通道阻滞剂类					
氨氯地平	肝	无	无	无	无

续表

药物	代谢途径	调整剂量间隔/h 或相当于正常剂量			血透或腹透后应否补充剂量
		GFR>50ml/(min·1.73m²)	GFR 10~50ml/(min·1.73m²)	GFR<10ml/(min·1.73m²)	
地尔硫䓬	肝	无	无	无	无
非洛地平	肝	无	无	无	无
伊斯拉地平	肝	无	无	无	无
尼卡地平	肝	无	无	无	无
硝苯地平	肝	无	无	无	无
维拉帕米	肝	无	无	50%~75%	无
利尿剂类					
乙酰唑胺	肾	6	12	避免	—
布美他尼	肾、肝	无	无	无	—
呋塞米	肾	无	无	无	—
吲达帕胺	肝	无	无	无	—
螺内酯	肾	6~12	12~24	避免	—
噻嗪类	肾	无	无	避免	—
托拉塞米	肝、肾	无	无	无	—
其他抗高血压药类					
可乐定	肾	无	无	无	无
多沙唑嗪	肝	无	无	无	无
肼屈嗪（口服）	肝	8	8	8~16	无

续表

药物	代谢途径	调整剂量间隔/h 或相当于正常剂量			血透或腹透后应否补充剂量
		GFR>50ml/(min·1.73m^2)	GFR 10~50ml/(min·1.73m^2)	GFR<10ml/(min·1.73m^2)	
甲基多巴	肾、肝	8	8~12	12~24	HD、PD
米诺地尔	肝	无	无	无	HD
硝普钠	肝、肾	无	无	无	无
哌唑嗪	肝、肾	无	无	无	无
特拉唑嗪	肾	无	无	无	无
抗惊厥药类					
卡马西平	肝、肾	无	无	75%	无
乙琥胺	肝、肾	无	无	75%	HD
奥卡西平	肝、肾	无	无	无	无
苯巴比妥	肝、肾	无	无	12~16	无
苯妥英	肝	无	无	无	无
扑米酮	肝、肾	8	8~12	12~24	HD
丙戊酸	肝	无	无	无	无
镇静药类					
阿普唑仑	肝	无	无	无	无
氯氮䓬	肝	无	无	50%	无
地西泮	肝	无	无	无	无
劳拉西泮	肝	无	无	无	无

续表

药物	代谢途径	调整剂量间隔/h 或相当于正常剂量			血透或腹透后应否补充剂量
		GFR>50ml/(min·1.73m²)	GFR 10~50ml/(min·1.73m²)	GFR<10ml/(min·1.73m²)	
咪达西泮	肝	无	无	50%	无
替马西泮	肝	无	无	无	无
抗糖尿病药类					
阿卡波糖	胃肠道	无	避免	避免	无
格列美脲	肝、肾	无	无	无	无
格列吡嗪	肝、肾	无	无	无	无
格列本脲	肝、肾	无	避免	避免	无
二甲双胍	肝	避免	避免	避免	无
吡格列酮	肝	无	无	无	无
瑞格列奈	肝	无	无	无	无
罗格列酮	肝	无	无	无	无
抗组胺药类					
西替利嗪	肝、肾	无	50%	50%	?
氯雷他定	肝	无	48	48	无
降脂药类					
考来烯胺	无	无	无	无	无
贝特类	肝	6~12	12~24	24~48	无
氟伐他汀	肝	无	无	?	无

续表

药物	代谢途径	调整剂量间隔/h或相当于正常剂量			血透或腹透后应否补充剂量
		GFR>50ml/(min·1.73m²)	GFR 10~50ml/(min·1.73m²)	GFR<10ml/(min·1.73m²)	
吉非贝齐	肾、肝	无	50%	25%	无
洛伐他汀	肝	无	无	无	无
普伐他汀	肾、肝	无	无	50%	无
辛伐他汀	肝	无	无	50%	无
胃肠药物类					
西咪替定	肾	6	8	12	无
艾索美拉唑	肝	无	无	无	无
法莫替丁	肾、肝	无	无	50%	?
美沙拉嗪	肝	无	无	?	无
甲氧氯普胺	肝、肾	无	75%	50%	?
米索前列醇	肾	无	无	无	无
尼扎替丁	肝	无	24	48	无
奥美拉唑	肝	无	无	无	?
雷尼替丁	肾	无	18~24	24	HD

注：GFR. 肾小球滤过率；HD. 血液透析；PD. 腹膜透析；？. 尚无资料。

（张爱华）

参考文献

[1] ARONOFF G, BENNET W, BERNS J, et al. Drug prescribing in renal failure: dosing guidelines for adults. Am J Kidney Dis, 1983, 3(3): 155-193.

[2] MC EVOY GK. Am hospital formulary service drug information. Bethesda: Am Society of Health-System Pharmacists, 2003.